药食同源
中药小分子成分定量数据集

主编 高兵 柳青

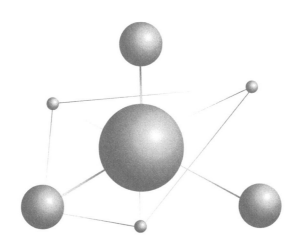

科学出版社

北京

内 容 简 介

本书基于大量文献调查，对《中华人民共和国药典》（2020 版）中收录的 189 种药食同源中药，按不同提纯方法对其小分子成分的定量数据进行汇编，并对不同地域的中药小分子成分含量进行比较，有助于读者快速查阅药食同源中药及其候选小分子，选择不同地域适合的中药，助力计算机虚拟筛选技术筛选中药资源中的天然防治药物，从而加速药物发现过程，提高药物和保健食品研发的经济效率。

本书可作为药物和保健食品研发的实用手册，供广大医药院校师生和企业新药研发人员阅读参考。

图书在版编目（CIP）数据

药食同源中药小分子成分定量数据集 / 高兵，柳青主编 . --北京：科学出版社，2024.11. --ISBN 978-7-03-079215-0

Ⅰ. R284

中国国家版本馆 CIP 数据核字第 2024QX7117 号

责任编辑：马晓伟 凌 玮 / 责任校对：张小霞
责任印制：赵 博 / 封面设计：有道文化

科 学 出 版 社 出版

北京东黄城根北街 16 号
邮政编码：100717
http://www.sciencep.com

三河市骏杰印刷有限公司印刷
科学出版社发行 各地新华书店经销

*

2024 年 11 月第 一 版 开本：787×1092 1/16
2025 年 9 月第二次印刷 印张：14 1/4
字数：317 000

定价：128.00 元

编 者 名 单

主　编　高　兵　柳　青

副主编　芦秀丽　滕恩达　张　屹　李　洋

编　者　（按姓氏笔画排序）

王　瑜（沈阳医学院）

王文瑞（沈阳市红十字会医院）

王晓琳（沈阳市红十字会医院）

王浩臻（辽宁大学）

付静宜（沈阳医学院）

齐　迹（沈阳医学院）

闫　石（沈阳市红十字会医院）

吕航禹（沈阳医学院）

汤雪晴（沈阳医学院）

芦秀丽（辽宁大学）

李　洋（沈阳医学院）

李可心（沈阳医学院）

杨欣瑞（沈阳医学院）

张　屹（沈阳市红十字会医院）

宋治杰（沈阳医学院）

冷　静（沈阳医学院）

吴　琼（沈阳医学院）

胡雯琦（沈阳医学院）

柳　青（沈阳市红十字会医院）

段超杰（辽宁大学）

徐文玥（沈阳医学院）

高　兵（沈阳医学院）

高茗东（京都大学）

郭梦茜（沈阳医学院）

彭佳琦（沈阳医学院）

韩　亮（沈阳市红十字会医院）

韩晖映（沈阳医学院）

傅冰絮（沈阳医学院）

滕恩达（沈阳医学院）

序

　　近年来，计算机和结构医学技术的迅猛发展为快速模拟和筛查有效药物小分子提供了强大工具。其中，利用计算机通过分子对接进行药物小分子成分的筛选尤为重要。虚拟筛选通过分子对接将天然产物和合成化合物与靶点蛋白结合，计算结合能和结构匹配度，从而筛选出潜在的有效药物小分子成分，为新药开发提供重要的辅助作用。

　　我国拥有丰富的中药资源，这些中药具有巨大的经济价值，如何将这些中药资源与现代计算机技术相结合，充分发挥其潜在作用，成为研究人员一项重要课题。目前，利用计算机虚拟筛选技术筛选我国中药资源中的天然防治药物的工作仍处于起步阶段，存在一些不足，如中药小分子成分的定量数据信息不全，不同地域的中药小分子成分含量数据信息缺乏等。这些不足限制了我国对中药资源的进一步开发和利用。

　　为了解决上述问题，沈阳医学院高兵教授和沈阳市红十字会医院柳青主任带领编写组，通过收集大量文献，对我国 189 种药食同源中药通过常用的水提法和醇提法得到的小分子成分及其在中药中的定量数据进行整理，首次完成了我国药食同源中药小分子成分的定量数据汇编，并对不同地域的中药小分子含量进行比较，为广大医药院校师生和企业新药研发人员提供了宝贵资料，是一本在药物和保健食品研发方面难得的参考书和实用手册。

毕建斌

2024 年 4 月

前　言

计算机虚拟药物筛选和小分子配体数据库是当今药物研发领域不可或缺的重要工具。随着计算机和结构医学技术的迅猛发展，这些工具为研究人员筛选和评估候选药物分子的活性及亲和性提供了高效、快速的方法，为新药开发提供了重要的辅助作用。

计算机虚拟药物筛选是利用计算机模拟和预测技术，通过分子对接和计算结合能等方法，对候选药物分子与靶标蛋白进行筛选和评估的过程。相比传统的实验筛选方法，计算机虚拟筛选具有时间和成本效益高、筛选范围广等优势，可以帮助研究人员快速评估大量化合物的潜在活性，缩小筛选范围，从而减少实验工作量和资源消耗。这种筛选方法广泛应用于药物发现、药物再设计和药物优化等领域。

与计算机虚拟药物筛选密切相关的是小分子配体数据库。小分子配体数据库是包含大量小分子化合物信息的集合，如 ZINC、ChEMBL、ChEBI、DrugBank、PubChem等数据库，其中包括已知药物分子、天然产物、合成化合物等多种类型的小分子。通过查询这些数据库，进行分子对接和构效关系分析，寻找潜在的药物候选分子，可发现新的药物靶标和作用机制。

我国拥有丰富的中药资源，尤其是经千百年经验总结出的特有的药食同源中药，既可以作为药物使用，也可以作为食物供人们食用。《中华人民共和国药典》（2020版）收录了 189 种药食同源中药，它们含有丰富的小分子成分，如生物碱、多糖、黄酮类化合物、挥发油等，可以通过与人体细胞或靶标蛋白的相互作用发挥药物效应，具有潜在的药用价值。中药小分子成分具有复杂性和多样性，不同的中药含有不同种类和含量的小分子成分。

然而，目前利用计算机虚拟筛选技术筛选我国中药资源中的天然防治药物的工作仍处于起步阶段，存在以下不足：第一，缺乏中药小分子成分的定量数据库，导致利用现有数据库筛选出的小分子成分难以提纯或提纯成本过高；第二，不同地域的同种中药的小分子成分含量存在差异，可能导致药物成分选择出现偏差。

针对上述问题，笔者团队通过大量文献调查，对每种药食同源中药按不同提纯方法进行总结和归纳，获得其所含小分子成分及其最大和最小含量（注：如果只有单一文献，且该文献只提供了单一含量数据，则含量最大值等于含量最小值），并进行统一化定量处理，并对不同地域的中药小分子含量进行比较，使读者能够快速查阅中药和候选小分子，选择不同地域适合的中药。此外，笔者团队获取了每种小分子的 2D 和 3D 结构，构建了我国药食同源中药小分子成分定量数据库，以便进行分子对接和进一步筛选。这项工作填补了我国中药领域小分子定量方面数据库的空白，加速了药物发现过程，提高了药物和保健食品研发的经济效率，对中药天然产物开发具有重要意义。

鉴于中药小分子成分的复杂性，不同文献中同一物质的中英文名称可能不一致，笔者基于专业判断，尽量在书中进行了统一化、规范化处理，但由于自身专业水平限制，仍可能存在缺漏或不明确之处，比如我们无法判断西红花苷和藏红花苷（英文名称均为 crocin）是否即同一种物质（可能是产地不同的同一种物质，或者是别名）。对于书中存在的错漏或不足，希望读者不吝赐教，以便再版时修订。

高 兵

2024 年 4 月

目　　录

第一章 计算机虚拟筛选与数据库

1.1 计算机虚拟筛选技术

药物有效成分筛选是药物开发的重要步骤，传统的药物筛选方法需要经过药物成分确定、有效组分验证、单体分离、临床试验、成药上市等烦琐的过程，除了研发周期长、样品需求量大、效率低、阳性率低以外，还浪费人力、物力、财力。随着科技的发展，通过计算机辅助进行的虚拟筛选技术应运而生。计算机辅助药物设计的常用工作流程如图 1.1 所示。

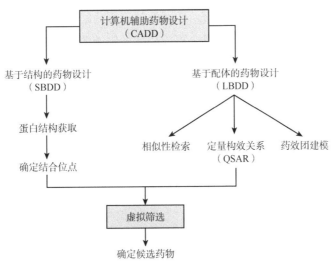

图 1.1 计算机辅助药物设计的常用工作流程

1.1.1 基于结构的药物设计

与基于配体的药物设计不同，基于结构的药物设计（structure-based drug design，SBDD）方法使用配体和靶蛋白的结构计算配体与靶蛋白（特别是结合口袋）之间的结合亲和力[1]。该方法包括分子对接、基于片段的对接和用于预测结合亲和力的分子动力学模拟[2]。许多正在临床试验或已获得美国食品药品监督管理局（food and drug administration，FDA）批准的药物都是使用 SBDD 方法成功开发的[3]。沙奎那韦和安普那韦是美国 FDA 批准的首个使用 SBDD 方法开发的 HIV-1 蛋白酶药物[4]。作为 20 世纪 90 年代早期的突破性成功应用，这些药物改善了 HIV 感染者的预后[5]。SBDD 方法也已被成功用于预测 AmpC β-内酰胺酶的结合位点，这对于设计小分子非常重要[6]。SBDD 方法的另一个成功应用是美国 FDA 批准的多佐胺，该药是一种用于治疗青光眼的碳酸酐酶Ⅱ抑制剂[7]。SBDD 方法主要包含以下几个步骤。

（1）目标蛋白结构获取：SBDD 的第一步是获得靶蛋白的高分辨率三维结构，该结构可能在蛋白质数据库（protein data bank，PDB）中被提供[8]。如果结构尚未解析，可以利用具有相似序列的同源结构或从头结构预测，如进行同源建模。同源建模假设序列一致性较高的蛋白质具有相似的 3D 结构构象和功能。用于同源建模的工具和在线资源包括MODELER[9]、SWISS-MODEL[10]、Mod web[11]和 Phyre2[12]等。如果没有合适的模板结构，可以使用蛋白质从头设计建模方法[13]。无模板建模技术通过能量函数来找到最稳定（能量最低）的构象，可以预测短蛋白质（<100 个氨基酸），其均方根偏差（root mean square deviation，RMSD）为 2~5 Å[14]。负责精确结构预测的两个主要因素是找到热力学最稳定构象的精确能量函数，以及通过大量可能的构象识别最低能态。I-TASSER[15]、Robetta 服务器[16]和 QUARK[17]是可用于从头结构预测的 Web 服务器。在结构预测关键评估（critical assessment of structure prediction，CASP）中，基于人工智能（artificial intelligence，AI）的蛋白质结构预测方法 AlphaFold 2 排名第一，其能够构建与实验结构精度相当的结构模型。

（2）结合位点预测：结合位点是蛋白质的凹陷区域或口袋，配体分子在其中结合来发挥功能（激活、抑制或调节）[18]。与蛋白质共结晶配体的结构可以为 SBDD 提供有益的信息。如果没有关于结合口袋的结构信息，可以用计算机方法预测潜在的结合口袋[19]。虽然这些工具在预测结合位点方面可以发挥关键作用，但它们的预测准确性受到各种因素的影响，如模板相似性和口袋的大小[20]。常用的结合位点预测工具有 CASTp、SiteMap、Fpocket、3DLigandSite、PocketDepth 等[21]。

（3）分子对接：当确定目标蛋白的 3D 结构后，下一步就是通过分子对接鉴定具有高亲和力的配体。通过分子对接算法，可以虚拟筛选大量配体。分子对接算法预测目标蛋白结合袋内给定配体的最优结合取向，并通过静电相互作用和范德华相互作用计算其亲和力，以找到与靶蛋白具有高亲和力的配体[22]。对接方式可分为刚性对接和柔性对接。刚性对接只考虑静态物理化学互补性和几何互补性，不考虑靶标和配体之间的灵活性[23]。在初始虚拟筛选期间快速筛选大量化合物时，通常采用这种方法，然后采用柔性对接方式对刚性对接结果进行细化和优化。

对接方法还可以帮助预测蛋白质-蛋白质相互作用及评估复合物的亲和力，从而更好地了解信号通路。因此，预测蛋白质-蛋白质对接复合物可以帮助我们了解它们在细胞中的功能机制和作用[24]。表 1.1 列出了常用的分子对接工具。

表 1.1 常用的分子对接工具及描述

工具	描述
AutoDock Vina	被广泛使用，被称为快速准确的对接程序
	使用多种随机全局优化方法，包括模拟退火、遗传算法和粒子群优化，以加速优化对接
	允许受体侧链在对接期间被视为柔性
GOLD	使用遗传算法预测配体结合构象，并提供多种评分函数对预测的结合构象进行排名，包括 GoldScore、ChemScore 和 ASP 适应度评分

续表

工具	描述
Glide	是一种快速对接方法，它使用一系列分层过滤器和 3 种不同的评分函数（SP、XP 和 HTV）对受体结合腔中的预测配体结合构象进行排名
FlexX	将配体分解成片段，并将它们放入结合口袋的多个区域，然后建立配体并进行评分
DOCK	提供多种功能：配体和受体去溶剂化、配体构象熵校正、Hawkins-Cramer-Truhlar GB/SA 溶剂化、分子动力学模拟及对接分析过程中的受体灵活性
HADDOCK	是一种灵活的对接方法，用于解决多个建模问题，适用于蛋白质-配体对接、蛋白质-蛋白质对接和蛋白质-核酸对接的预测
Surflex-dock	是一个提供多种功能的平台，如从 2D 到 3D 的分子转换，蛋白质结构比对和制备，用于虚拟筛选的分子对接及配体建模
FITTED	是一种基于遗传算法的对接程序，可以在对接分析过程中有效处理柔性大分子和桥接水分子的存在
MOE	是用于高效分子建模、QSAR 模型生成、虚拟筛选和基于结构的药物设计的集成药物发现软件
FlipDock	可以将柔性配体分子对接到柔性受体分子的结合位点
pyDOCK	是一个快速高效的 Web 服务器，用于刚性对接预测，使用先进的 pyDock 评分算法
Discovery Studio	是一个综合药物发现平台，用于分子动力学/量子力学/分子力学模拟、大分子设计、基于结构和配体的药物发现及药效团和 QSAR 建模
ZDock	可以预测蛋白质-蛋白质相互作用
GEMDOCK	提供了一种高度准确的方法，通过使用其经验评分函数来预测受体结合位点内的配体构象
LigandFit	使用空腔检测算法来检测活性位点区域，并使用蒙特卡罗构象搜索在活性位点内生成配体构象
PatchDock	基于几何的分子对接算法预测蛋白质-蛋白质和蛋白质-配体对接构象
ClusPro	基于傅里叶变换的快速对接方法，用于快速准确的肽-蛋白质对接预测

（4）基于片段的对接：借助分子对接，基于片段的对接改变了药物发现的过程。药物化合物含有亚结构（片段），其中一些片段，如药效团，对于显示生物学功能至关重要，还有一些片段仅用于组装结构。传统的分子对接方法利用化合物的完整结构来计算它们与结合口袋的结合亲和力。相比之下，基于片段的对接方法检测片段的亲和力通常低于整个配体结构[25]。然后，对片段进行优化，通过向片段添加官能团或与其他片段连接来提高其结合亲和力[26]。

对于基于片段的对接，第一步是构建结构多样化的片段库[27]。一般来说，"三法则"通常用于构建可成药片段：分子量<300kDa，cLog$P$≤3，氢键供体≤3，氢键受体≤3[28]。接下来，根据传统分子对接算法中计算的结合亲和力筛选有效的片段。由于筛选片段通常包括基本的亚结构，如药效团，它们的亲和力通常较弱。因此，为了增强其效力，筛选的片段通过添加官能团或其他片段进行修饰。Zelboaf（PLX$_4$032）是美国 FDA 批准的第一个通过基于片段的对接方法开发的药物[29]。迄今为止，通过这种方法发现的 40 种化合物已进入临床试验阶段[30]。

（5）分子动力学模拟：蛋白质是柔性的，它们的柔韧性在配体结合中很重要，但由于靶蛋白和配体分子之间复杂的原子相互作用，预测蛋白质结合口袋和配体的运动涉及很高的计算成本。分子动力学（molecular dynamics，MD）模拟于 1970 年首次引入，以克服这一限制[31]。MD 涉及求解运动方程以模拟原子运动并降低计算复杂性[32]。在药物发现方面，MD 模拟能够了解蛋白质的结构特征和蛋白质-配体复合物的稳定性，可用于虚拟筛选化合物。它还有助于鉴定其他药物结合位点，如变构位点，从而设计更有效的药物化合物[33]。

在计算药物发现中，通常将对接结果最好的复合物进行 MD 模拟来确认其结合情况。简而言之，蛋白质和配体拓扑文件是使用 Amber 或 CharmGUI 标准参数生成的[34]。使用 NAMD[35]、Amber[36]、CHARMM[37]和 GROMOS[38]中的力场模拟复合体的动力学（原子运动）。模拟完成后，使用 vmd、Xmgrace 或 Qtgrace 等工具分析原子运动的轨迹，以进行图形分析。通常通过分析均方根波动（RMSF）、均方根偏差（RMSD）、回转半径和氢键形成方式来确定复合物稳定性。配体-蛋白质复合物自由能的结合可以用分子力学泊松-玻尔兹曼表面积（MM/PBSA）和分子力学广义波恩表面积（MM/GBSA）来计算，因为它们比大多数分子对接评分函数更准确，计算成本更低[39]。这些方法成功地再现了实验结果，从而可以改善分子对接结果。结合自由能包括静电能，如范德华能、分子力学的内能及对溶剂化能的极性贡献，能量可以使用 Ambertools 中的 MMPBSA.py 模块计算。

为了进一步改进 MD 模拟，需要更精确的分子力场来模拟靶蛋白和配体复合物中原子的运动。然而，这也可能增加计算负担，从而限制超过 1 微秒的模拟[40]。为了解决这一限制，最近使用了具有大量内核的图形处理单元来提高 MD 的速度[41]。传统的 MD 模拟基于分子力学（molecular mechanics，MM）[42]，但需要量子力学（quantum mechanics，QM）来更准确地预测化学反应[43]，这也造成更大的计算负担。因此，混合 QM/MM 方法被用于在分子水平上了解化学反应的动态行为[44]。通常，QM 势函数用于预测直接参与化学反应的蛋白质部分，MM 势函数用于系统中剩余的原子，这种混合方法可以在合理的时间范围内提供可靠的精度。几十年来，QM/MM 方法得到了进一步改进，并用于研究许多生物和化学反应[45]。MM/QM 仿真的几个流行软件包包括 Gromacs、NAMD，Amber 和 CHARMM 等。

1.1.2 基于配体的药物设计

基于配体的药物设计（ligand-based drug design，LBDD）方法利用活性药物的相关信息（如其结构，物理和化学特征）来预测具有类似生物学效应的新药物化合物[46]。药物化合物活性的预测基于化合物之间特征的相似性（如芳香性、氢键受体、氢键供体、疏水性、阴离子和阳离子残基），假设具有高度结构和物理化学相似性的化合物更有可能具有相似的生物活性。当目标蛋白的 3D 结构未知时，通常使用 LBDD。药效团建模和定量构效关系（quantitative structure-activity relationship，QSAR）等方法在缺乏蛋白质结构知识的情况下提供了有关靶点-配体相互作用的有用信息。

（1）相似性搜索：化合物相似性搜索是鉴定与已知活性化合物相似的新化合物的常见且有效的方法。该方法基于这样一种观点，即具有相似物理化学性质的分子更有可能具有相似的生物活性[47]。

（2）药效团建模：药效团是一组电子和空间位阻特征，对于蛋白质靶标识别化合物至关重要。药效团模型用作筛选化合物库以识别具有相似结构特征和理化特性的化合物。为了鉴定药效团，计算结构多样化的活性配体以产生能量稳定的构象，然后排列和叠加它们的结构以鉴定活性配体共有的相似官能团。含有这些药效团的化合物可能是新的候选药物。药效团建模工具有 LigandScout[48]、3D 药效团建模软件（HipHop）[49]、3D QSAR 药效团生成软件（HypoGen）[50]和商业药效团建模平台（PHASE）[51]等。

（3）定量构效关系：QSAR 方法生成将化合物的结构和物理化学性质与其生物活性相关联的数学模型。QSAR 于 1962 年由 Hansch 和 Fujita 首次开发，是药物发现的经典方法。在该方法中，代表化合物结构和化学性质的分子描述符用于训练 QSAR 模型，然后使用训练模型来预测给定化学物质的生物活性，以预测新候选药物或优化先导化合物。对于 QSAR 模型构建[52]，收集具有已知生物活性的化合物，并将这些化合物用于模型训练和评估。为了提高预测精度，应确保化合物的结构多样性。对于模型训练，计算收集的化合物的分子描述符（特征），生成描述符与生物活性最相关的数学公式（模型），然后使用不用于训练模型的化合物评估模型。

最近，3D-QSAR 方法已被开发为经典 QSAR 方法的扩展，以克服其局限性[53]。3D-QSAR 方法可分为比较分子场分析（CoMFA）[54]和比较分子相似性指数分析（CoMSIA）[55]。CoMFA 是一种线性 3D-QSAR 方法，专注于静电和空间位阻等配体性质。CoMFA 通过分子的叠加或排列来确定每个小分子的生物活性构象。CoMFA 方法的缺陷为其势能函数不完善，疏水性不能很好地被量化，并且仅适用于体外数据[56]。CoMSIA 是通过使用源自 SEAL 对齐算法的指数函数形式来克服这些限制，以计算空间位阻和静电网格及疏水和氢键特性。在 CoMSIA 中，使用高斯型函数在每个网格节点上评估探针与对齐数据集中分子或原子的距离依赖相似性，并且还考虑了落在分子体积内的网格节点，以避免基于网格的探针-原子相互作用的突然变化。

1.1.3　基于小分子数据库的虚拟筛选应用实例

近年来，老药新用理论和基于结构的化合物库虚拟筛选技术的联合极大地改善了药物的开发模式。NIMA 相关激酶 7（NEK$_7$）在细胞分裂和 NLRP$_3$ 炎症激活中起多功能作用。*NEK$_7$*基因的差异性表达或突变会导致恶性肿瘤和炎症性疾病的发展，如乳腺癌、非小细胞肺癌、痛风、类风湿关节炎和肝硬化等。因此，NEK$_7$ 是针对各种癌症药物开发的有希望的靶点之一。Mubashir 等通过选择和验证 NEK$_7$ 蛋白（PDB ID：7WQN）晶体结构，对从 PubChem 数据库中检索到的 1200 种苯磺酰胺衍生物进行基于分子对接的虚拟筛选，并进行对应的分子动力学模拟。预测结果显示化合物 762 与上市药物达拉非尼相比，具有更优的结合能和结合稳定性[57]。β-葡糖醛酸糖苷酶（β-Glucuronidase，βGUS）可以去除葡糖醛酸部分，产生重新激活的药物并引发剂量限制的副作用。因此 βGUS 小分子抑制剂可以减少这种药物诱导的肠道毒性。Anup 等构建了 βGUS 的同源结构，并将其应用于针对化学库中近 400 000 种化合物的大规模虚拟高通量筛选。在筛选出的 291 种小分子化合物中，有 69 种在体外活性验证中表现出明显的 βGUS 抑制活性[58]。

中药作为世界药学的重要组成部分，其所含的多种分子化合物是设计和筛选新药物的宝贵来源。然而，由于中药中的天然分子化合物数量无法估计，以及中药中的天然分子化合物精确筛选或功效、理化性质、含量和药代动力学的评价等相关药物发现问题的多样性，研究人员很难通过传统方法设计或筛选适用的化合物。随着近年来计算机技术的快速发展，计算机技术在虚拟筛选领域的创新有助于提高新药发现的效率和准确性。计算机和人工智能辅助虚拟筛查在中药开发中的多次应用，彰显了其在中药开发中的重要性，这可能是未来的新发展趋势[59]。Chen 等从中医数据库中基于药效团特征、分子对接和分子动力学模拟预测中药数据库（TCMD，Version 2009）中具有抑制活性的候选化合物，发现中药菜蓟、刺苞菜蓟和林荫千里光来源的菜蓟素（cynarin）是一种有潜力的用于治疗高脂血症的角鲨烯合酶（SQS）抑制剂，并且对肝癌细胞（HepG2）也具有降脂作用[59]。Chinnasamy 等发现磷脂酶 A_2（PLA_2）是蛇毒的主要成分，并且具有包括心脏毒性、神经毒性、水肿和肌毒性在内的多种毒性，通过虚拟筛选，从中药数据库中成功发现黄芩苷（scutellarin）可以作为 PLA_2 的潜在抑制剂[60]。因此，在中药发展过程中，使用计算机辅助方法并完善现有中药成分数据库能创造更多的临床价值和经济效益。

1.1.4 意义

在过去几十年，与疾病相关的药物靶点和治疗药物的计算机识别技术越来越有效和准确。最近，计算方法的快速发展和公开生物数据的积累，加速了计算机辅助药物发现。化学生物学参与明确靶标的生物学功能，而 CADD 技术利用药物靶标（基于结构）或具有已知生物活性的配体（基于配体）的结构信息来促进潜在候选药物的鉴定。CADD 技术现已成为药物发现过程的重要组成部分，因为它能够通过配体-受体相互作用、结构优化和合成方面的现有知识来快速跟踪药物发现。吸附、分布、代谢、排泄和毒性等药理学特性是药物开发成功的最重要的药理学特征。许多基于机器学习的模型也是基于越来越多的生物学数据开发的。

迄今为止，通过 CADD 技术鉴定的许多药物已成功进入市场，尽管如此，还需要进一步改进，例如，如何针对靶点结构信息很少或没有结构信息的受体，结合分子灵活性和溶剂效应，用于 MD 模拟力场，以提高计算效率。克服 CADD 方法的缺点，可以充分发挥该方法的潜力。

参 考 文 献

[1] Rognan D. Structure-based approaches to target fishing and ligand profiling. Molecular Informatics, 2010, 29(3): 176-187.

[2] Supuran C T. Advances in structure-based drug discovery of carbonic anhydrase inhibitors. Expert Opinion on Drug Discovery, 2017, 12(1): 61-88.

[3] Ferreira L G, Dos Santos R N, Oliva G, et al. Molecular docking and structure-based drug design strategies. Molecules, 2015, 20(7): 13384-13421.

[4] Craig J C, Duncan I B, Hockley D, et al. Antiviral properties of Ro 31-8959, an inhibitor of human immunodeficiency virus (HIV) proteinase. Antiviral Research, 1991, 16(4): 295-305.

[5] Jorgensen W L. The many roles of computation in drug discovery. Science, 2004, 303(5665): 1813-1818.

[6] Anderson A C. The process of structure-based drug design. Chemistry & Biology, 2003, 10(9): 787-797.

[7] McLeod G, Davies H, Munnoch N, et al. Postoperative pain relief using thoracic epidural analgesia: outstanding success and disappointing failures. Anaesthesia, 2001, 56(1): 75-81.

[8] Rose P W, Prlić A, Altunkaya A, et al. The RCSB protein data bank: integrative view of protein, gene and 3D structural information. Nucleic Acids Res, 2017, 45(d1): D271-D281.

[9] Webb B, Sali A. Protein structure modeling with MODELLER. Methods in Molecular Biology, 2021, 2199: 239-255.

[10] Waterhouse A, Bertoni M, Bienert S, et al. SWISS-MODEL: homology modelling of protein structures and complexes. Nucleic Acids Research, 2018, 46(W1): W296-W303.

[11] Pieper U, Webb B M, Dong G Q, et al. ModBase, a database of annotated comparative protein structure models and associated resources. Nucleic Acids Research, 2014, 42(Database issue): D336-D346.

[12] Kelley L A, Mezulis S, Yates C M, et al. The Phyre2 web portal for protein modeling, prediction and analysis. Nature Protocols, 2015, 10(6): 845-858.

[13] Hardin C, Pogorelov T V, Luthey-Schulten Z. Ab initio protein structure prediction. Current Opinion in Structural Biology, 2002, 12(2): 176-181.

[14] Jauch R, Yeo H C, Kolatkar P R, et al. Assessment of CASP7 structure predictions for template free targets. Proteins, 2007, 69(Suppl 8): 57-67.

[15] Yang J Y, Zhang Y. I-TASSER server: new development for protein structure and function predictions. Nucleic Acids Research, 2015, 43(W1): W174-W181.

[16] Kim D E, Chivian D, Baker D. Protein structure prediction and analysis using the Robetta server. Nucleic Acids Research, 2004, 32: W526-W531.

[17] Xu D, Zhang J, Roy A, et al. Automated protein structure modeling in CASP9 by I-TASSER pipeline combined with QUARK-based ab initio folding and FG-MD-based structure refinement. Proteins, 2011, 79(Suppl 10): 147-160.

[18] Kalyaanamoorthy S, Chen Y P P. Structure-based drug design to augment hit discovery. Drug Discovery Today, 2011, 16(17/18): 831-839.

[19] Laurie A T R, Jackson R M. Methods for the prediction of protein-ligand binding sites for structure-based drug design and virtual ligand screening. Current Protein & Peptide Science, 2006, 7(5): 395-406.

[20] Chen K, Mizianty M J, Gao J Z, et al. A critical comparative assessment of predictions of protein-binding sites for biologically relevant organic compounds. Structure, 2011, 19(5): 613-621.

[21] Kalidas Y, Chandra N. PocketDepth: a new depth based algorithm for identification of ligand binding sites in proteins. Journal of Structural Biology, 2008, 161(1): 31-42.

[22] Gohlke H, Klebe G. Approaches to the description and prediction of the binding affinity of small-molecule ligands to macromolecular receptors. Angewandte Chemie (International Ed in English), 2002, 41(15): 2644-2676.

[23] Halperin I, Ma B Y, Wolfson H, et al. Principles of docking: an overview of search algorithms and a guide to scoring functions. Proteins, 2002, 47(4): 409-443.

[24] Waugh D F. Protein-Protein interactions. Advances in Protein Chemistry, 1954, 9(4): 325-437.

[25] Chen Y, Shoichet B K. Molecular docking and ligand specificity in fragment-based inhibitor discovery. Nature Chemical Biology, 2009, 5(5): 358-364.

[26] Kumar A, Voet A, Zhang K Y J. Fragment based drug design: from experimental to computational approaches. Current Medicinal Chemistry, 2012, 19(30): 5128-5147.

[27] Scott D E, Coyne A G, Hudson S A, et al. Fragment-based approaches in drug discovery and chemical

biology. Biochemistry, 2012, 51(25): 4990-5003.

[28] Wang T, Wu M B, Chen Z J, et al. Fragment-based drug discovery and molecular docking in drug design. Current Pharmaceutical Biotechnology, 2015, 16(1): 11-25.

[29] Doak B C, Norton R S, Scanlon M J. The ways and means of fragment-based drug design. Pharmacology & Therapeutics, 2016, 167: 28-37.

[30] Jacquemard C, Kellenberger E. A bright future for fragment-based drug discovery: what does it hold?. Expert Opinion on Drug Discovery, 2019, 14(5): 413-416.

[31] Rahman A, Noore S, Hasan A, et al. Identification of potential drug targets by subtractive genome analysis of Bacillus anthracis A0248: an in silico approach. Computational Biology and Chemistry, 2014, 52: 66-72.

[32] Hansson T, Oostenbrink C, van Gunsteren W. Molecular dynamics simulations. Current Opinion in Structural Biology, 2002, 12(2): 190-196.

[33] Grant B J, Lukman S, Hocker H J, et al. Novel allosteric sites on Ras for lead generation. PLoS One, 2011, 6(10): e25711.

[34] Kang J, Hagiwara Y, Tateno M. Biological applications of hybrid quantum mechanics/molecular mechanics calculation. Journal of Biomedicine & Biotechnology, 2012, 2012: 236157.

[35] Phillips J C, Hardy D J, Maia J D C, et al. Scalable molecular dynamics on CPU and GPU architectures with NAMD. J Chem Phys, 2020, 153(4): 044130.

[36] Schepers B, Gohlke H. AMBER-DYES in AMBER: Implementation of fluorophore and linker parameters into AmberTools. The Journal of Chemical Physics, 2020, 152(22): 221103.

[37] Jo S, Kim T, Iyer V G, et al. CHARMM-GUI: a web-based graphical user interface for CHARMM. Journal of Computational Chemistry, 2008, 29(11): 1859-1865.

[38] Christen M, Hünenberger P H, Bakowies D, et al. The GROMOS software for biomolecular simulation: GROMOS05. Journal of Computational Chemistry, 2005, 26(16): 1719-1751.

[39] Rastelli G, Del Rio A, Degliesposti G, et al. Fast and accurate predictions of binding free energies using MM-PBSA and MM-GBSA. Journal of Computational Chemistry, 2010, 31(4): 797-810.

[40] Chodera J D, Mobley D L, Shirts M R, et al. Alchemical free energy methods for drug discovery: progress and challenges. Current Opinion in Structural Biology, 2011, 21(2): 150-160.

[41] Tovey S, Zills F, Torres-Herrador F, et al. MDSuite: comprehensive post-processing tool for particle simulations. Journal of Cheminformatics, 2023, 15(1): 19.

[42] Hofer T S, de Visser S P. Editorial: quantum mechanical/molecular mechanical approaches for the investigation of chemical systems - recent developments and advanced applications. Frontiers in Chemistry, 2018, 6: 357.

[43] Kruse H, Šponer J. Towards biochemically relevant QM computations on nucleic acids: controlled electronic structure geometry optimization of nucleic acid structural motifs using penalty restraint functions. Physical Chemistry Chemical Physics: PCCP, 2015, 17(2): 1399-1410.

[44] Walker R C, Crowley M F, Case D A. The implementation of a fast and accurate QM/MM potential method in Amber. Journal of Computational Chemistry, 2008, 29(7): 1019-1031.

[45] Hu P, Wang S L, Zhang Y K. How do SET-domain protein lysine methyltransferases achieve the methylation state specificity? Revisited by Ab initio QM/MM molecular dynamics simulations. Journal of the American Chemical Society, 2008, 130(12): 3806-3813.

[46] Martin Y C, Kofron J L, Traphagen L M. Do structurally similar molecules have similar biological activity?. Journal of Medicinal Chemistry, 2002, 45(19): 4350-4358.

[47] Bender A, Jenkins J L, Scheiber J, et al. How similar are similarity searching methods? A principal component analysis of molecular descriptor space. Journal of Chemical Information and Modeling, 2009, 49(1): 108-119.

[48] Wolber G, Langer T. LigandScout: 3-D pharmacophores derived from protein-bound ligands and their use as virtual screening filters. Journal of Chemical Information and Modeling, 2005, 45(1): 160-169.

[49] Cockburn A, Peñalba J V, Jaccoud D, et al. Hiphop: improved paternity assignment among close relatives using a simple exclusion method for biallelic markers. Molecular Ecology Resources, 2021, 21(6): 1850-1865.

[50] Xiao Z Y, Varma S, Xiao Y D, et al. Modeling of p38 mitogen-activated protein kinase inhibitors using the Catalyst HypoGen and k-nearest neighbor QSAR methods. Journal of Molecular Graphics & Modelling, 2004, 23(2): 129-138.

[51] Dixon S L, Smondyrev A M, Rao S N. PHASE: a novel approach to pharmacophore modeling and 3D database searching. Chemical Biology & Drug Design, 2006, 67(5): 370-372.

[52] Xie L, Evangelidis T, Xie L, et al. Drug discovery using chemical systems biology: weak inhibition of multiple kinases may contribute to the anti-cancer effect of nelfinavir. PLoS Computational Biology, 2011, 7(4): e1002037.

[53] Verma J, Khedkar V M, Coutinho E C. 3D-QSAR in drug design: a review. Current Topics in Medicinal Chemistry, 2010, 10(1): 95-115.

[54] Zhang L, Tsai K C, Du L P, et al. How to generate reliable and predictive CoMFA models. Current Medicinal Chemistry, 2011, 18(6): 923-930.

[55] Wolohan P, Reichert D E. CoMSIA and docking study of rhenium based estrogen receptor ligand analogs. Steroids, 2007, 72(3): 247-260.

[56] Vucicevic J, Nikolic K, Mitchell J B O. Rational drug design of antineoplastic agents using 3D-QSAR, cheminformatic, and virtual screening approaches. Current Medicinal Chemistry, 2019, 26(21): 3874-3889.

[57] Aziz M, Ejaz S A, Zargar S, et al. Deep learning and structure-based virtual screening for drug discovery against NEK7: a novel target for the treatment of cancer. Molecules, 2022, 27(13): 4098.

[58] Challa A P, Hu X, Zhang Y Q, et al. Virtual screening for the discovery of microbiome β-glucuronidase inhibitors to alleviate cancer drug toxicity. Journal of Chemical Information and Modeling, 2022, 62(7): 1783-1793.

[59] Lin Y M, Zhang Y, Wang D Y, et al. Computer especially AI-assisted drug virtual screening and design in traditional Chinese medicine. Phytomedicine: International Journal of Phytotherapy and Phytopharmacology, 2022, 107: 154481.

[60] Chinnasamy S, Selvaraj G, Selvaraj C, et al. Combining in silico and in vitro approaches to identification of potent inhibitor against phospholipase A2 (PLA2). International Journal of Biological Macromolecules, 2020, 144: 53-66.

1.2 小分子数据库

天然产物是动物、植物提取物，或昆虫、海洋生物和微生物体内的组成成分或其代谢产物，以及人和动物体内许许多多内源性的化学成分的统称，与药学、化学、生态学和分子生物学等领域紧密相关，一直以来备受科学界的关注。多年来，各种主题的天然产物数据库不断增加，在此列举以下几个与药物筛选密切相关的数据库，如 ZINC、ChemDB、ChEMBL、HMDB、ChemBank、DrugBank、TCMSP。

1.2.1　ZINC

ZINC 数据库（https：//zinc.docking.org/）是一个免费的商业化合物虚拟筛选数据库，是筛选、开发和研究配体的强大天然产物库[1]，包括 ZINC12 和 ZINC15。ZINC 数据库是由加利福尼亚大学旧金山分校（University of California，San Francisco，UCSF）药物化学系 Shoichet 实验室提供，包含 1300 多万种 3D 格式的化合物[2]（图 1.2）。ZINC 数据库中有大量市场在售的小分子化合物，研究者不用通过自行设计合成路线获得小分子化合物后再进行相关药物活性测试，而是筛选之后可以直接通过 ZINC 数据库提供的链接找到供应商购买小分子化合物，从而方便快捷地测定药物体外活性。

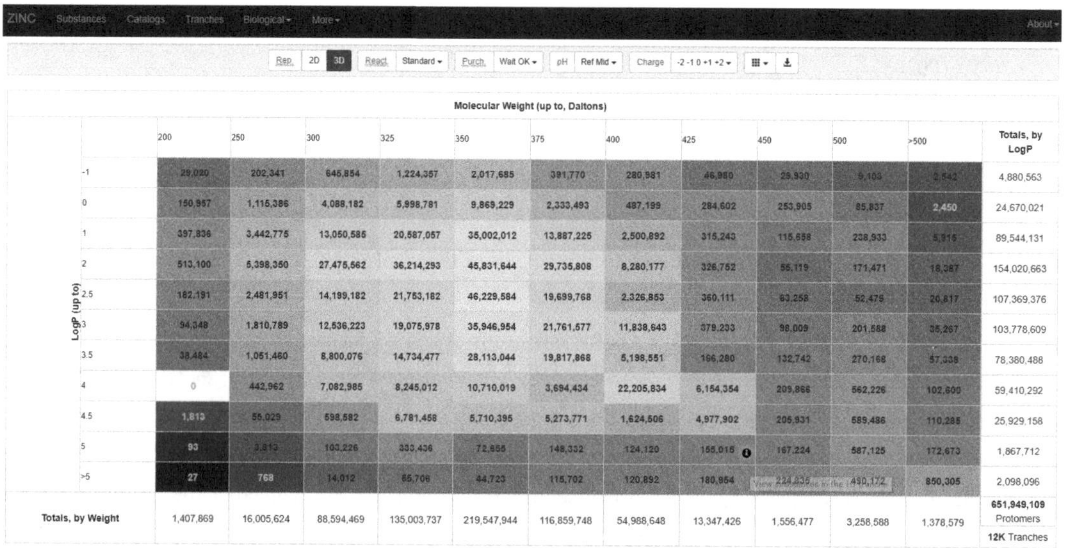

Molecular Weight (up to, Daltons)

LogP (up to)	200	250	300	325	350	375	400	425	450	500	>500	Totals, by LogP
-1	29,020	202,341	645,854	1,224,357	2,017,685	391,770	280,981	46,980	29,930	9,103	2,542	4,880,563
0	150,957	1,115,386	4,088,182	5,998,781	9,869,229	2,333,493	487,199	284,602	253,905	85,837	2,450	24,670,021
1	397,836	3,442,775	13,050,585	20,587,057	35,002,012	13,887,225	2,500,892	315,243	115,658	238,933	5,916	89,544,131
2	513,100	5,398,350	27,475,562	36,214,293	45,831,644	29,735,808	8,280,177	326,752	55,119	171,471	18,387	154,020,663
2.5	182,191	2,481,951	14,199,182	21,753,182	46,229,584	19,699,768	2,326,853	360,111	63,258	52,475	20,817	107,369,376
3	94,348	1,810,789	12,536,223	19,075,978	35,946,954	21,761,577	11,838,643	379,233	98,009	201,588	35,267	103,778,609
3.5	38,484	1,051,460	8,800,076	14,734,477	28,113,044	19,817,868	5,198,551	166,280	132,742	270,168	57,338	78,380,488
4	0	442,962	7,082,985	8,245,012	10,710,019	3,694,434	22,205,834	6,154,354	209,866	562,226	102,600	59,410,292
4.5	1,813	55,029	598,582	6,781,458	5,710,395	5,273,771	1,624,506	4,977,902	205,931	589,486	110,285	25,929,158
5	93	3,813	103,226	333,436	72,655	148,332	124,120	155,015	167,224	587,125	172,673	1,867,712
>5	27	768	14,012	65,706	44,723	115,702	120,892	180,954	224,835	490,172	850,305	2,098,096
Totals, by Weight	1,407,869	16,005,624	88,594,469	135,003,737	219,547,944	116,859,748	54,988,648	13,347,426	1,556,477	3,258,588	1,378,579	651,949,109 Protomers 12K Tranches

图 1.2　ZINC 数据库按照分子量和 Log*P* 的归类情况收录小分子 3D 结构

ZINC 数据库收录了 ChemBridge、Enamine 和 PubChem 等众多化合物数据，包含片段库、类药性库、药物库、天然产物库等，这些化合物含有供应商、可旋转键数、氢键受体及供体等信息[2]，可全部免费下载。ZINC 数据库具有开源性及小分子数量大等优点，为虚拟筛选提供了很大的便利。ZINC 数据库收集的商业化合物库是国外商家库的集合，所以存在一些国内药物无法购买的情况。

1.2.2　ChemDB

ChemDB（https：//cdb.ics.uci.edu/）是一个专门用于化学信息管理的数据库系统（图 1.3），主要用于化学领域的研究和开发，涵盖药物研发、化学品设计、毒性预测和分析等内容[3]。

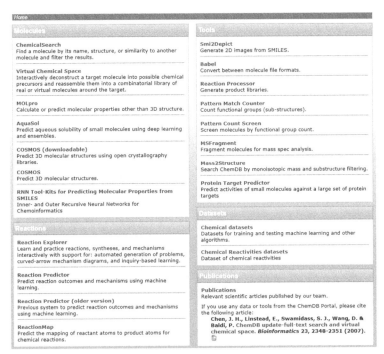

图 1.3 ChemDB 数据库的人机交互页面

ChemDB 提供了一个统一的平台，便于存储和管理不同类型的化学数据，如化合物结构、物性数据、反应预测和文献引用等，实现了数据的统一存储[4]。此外，ChemDB 具备强大的检索功能，用户可以根据化学结构或其他属性进行快速准确的搜索，从而找到所需的化学信息。另外，ChemDB 还提供数据分析和可视化工具，支持用户对数据进行分析和处理，并生成图形和报告。最后，ChemDB 具备安全性和权限控制功能，可确保数据的安全性和保密性，并允许授权用户对数据进行访问和操作。

然而，ChemDB 也存在一些缺点。首先，使用 ChemDB 可能需要一定的学习和培训成本，特别是对于非专业人士而言。其次，由于化学领域的数据不断更新和发展，ChemDB 数据库的维护和更新可能需要一定的资源投入。此外，ChemDB 主要适用于化学领域，对于其他领域的数据和信息可能不太适用。ChemDB 数据库适用范围包括但不限于以下领域：药物研发、化学品设计、毒性预测和风险评估及科学研究和教育。在药物研发方面，ChemDB 可用于存储和管理药物化合物的结构信息、药效数据和临床试验数据，为药物研发人员提供分析和决策支持[5]。在化学品设计方面，ChemDB 可用于存储和管理化学品的结构信息、物性数据和毒性预测结果，用于化学品设计和开发过程中的分析和评估。此外，ChemDB 还可用于存储和管理与化学品毒性相关的数据，进行毒性预测和风险评估，帮助减少化学品对环境和健康造成的风险。最后，ChemDB 还可用于存储和管理科学研究和教育领域的化学数据和文献信息，方便科学家和教育工作者进行数据分析和资源共享。

1.2.3 ChEMBL

ChEMBL（Chemical Biology Database）是一个开放的化学生物学数据库[6]，致力于收

集和存储生物活性化合物相关的数据。该数据库包含广泛的化学和生物活性信息，涵盖药物化合物的结构、药理活性、生理活性、药物代谢动力学等方面的数据（图 1.4）[7]。ChEMBL 数据库的目标是促进药物发现和化学生物学研究的进展。

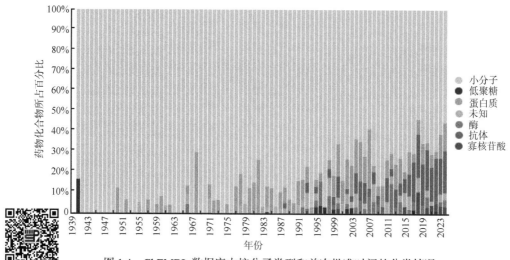

图 1.4　ChEMBL 数据库中按分子类型和首次批准时间的分类情况
扫码看彩图

ChEMBL 数据库具有以下优点。首先，它提供了综合性的数据，包括大量药物化合物的详细信息，如结构、药理活性和生物活性数据，为研究人员提供了广泛的数据资源。其次，ChEMBL 数据库是开放和免费的，任何人都可以免费访问和使用其中的数据，促进了知识共享和合作。此外，ChEMBL 数据库的数据来自高质量的科学文献和其他可靠的来源，经过严格的质检和验证，保证了数据的准确性和可靠性。最后，ChEMBL 数据库提供了强大的搜索功能，用户可以根据化学结构、活性数据、药物目标等属性进行快速准确的搜索，方便用户找到所需的化学和生物活性数据。

然而，ChEMBL 数据库也存在一些缺点。首先，由于数据的来源和整理需要时间和资源，ChEMBL 数据库的数据更新可能会有一定的延迟。其次，ChEMBL 数据库主要集中在药物领域，对于其他领域的化合物和活性数据的覆盖范围可能有限。此外，对于数据的解释和分析，用户需要具备一定的背景知识和专业技能。ChEMBL 数据库适用范围包括但不限于以下领域：药物发现和设计、药理学和生物学研究，以及化学生物学研究。在药物发现和设计方面，ChEMBL 数据库提供了丰富的药物化合物活性数据和生物活性数据，可用于早期筛选和优化。在药理学和生物学研究方面，ChEMBL 数据库中的药物目标和生物活性数据可作为研究药物机制和生物过程的重要参考。在化学生物学研究方面，ChEMBL 数据库中的化合物结构和活性数据可用于分析药物效应和开展化学生物学研究。

1.2.4　HMDB

HMDB（Human Metabolome Database）是一个综合性的数据库，专门存储人类代谢组学数据。它提供了人类生理和病理过程中涉及的代谢物的详细信息，包括化学结构、生理功能、代谢途径及生物样本中的浓度等[8]。HMDB 的目标是促进代谢组学研究，并为科学界提供全面可靠的人类代谢物数据库（图 1.5）。

Protein/Gene Sequences (in FASTA Format)

Data Set	Released on	Protein Sequences	Gene Sequences
All Metabolite Metabolizing Enzymes	2021-11-02	⊕ Download	1.87 MB	⊕ Download	2.88 MB

Structures (in SDF Format)

Data Set	Released on	SDF File	File Size
Metabolite Structures	2021-11-02	⊕ Download	92 MB

Metabolite and Protein Data (in XML format)

Data Set	Released on	XML File	File Size
All Metabolites	2021-11-17	⊕ Download	910 MB
All Proteins	2021-11-09	⊕ Download	34.7 MB
Urine Metabolites	2021-10-24	⊕ Download	28.1 MB
Serum Metabolites	2021-10-24	⊕ Download	202 MB
CSF Metabolites	2021-10-24	⊕ Download	8.49 MB
Saliva Metabolites	2021-10-24	⊕ Download	16.5 MB
Feces Metabolites	2021-10-24	⊕ Download	61.2 MB
Sweat Metabolites	2021-10-24	⊕ Download	3.27 MB

图 1.5　HMDB 数据库资源下载界面

HMDB 数据库的优点包括以下几个方面。首先，它收集了广泛的代谢物信息，涵盖人类生理和病理过程中的代谢物，为代谢组学研究和相关领域的研究提供了丰富的数据资源。其次，HMDB 数据库中的数据经过了严格的质检和验证，数据来自高质量的科学文献和其他可靠的来源，保证了数据的准确性和可靠性。此外，HMDB 提供了多层次的信息，包括代谢物的化学结构、生理功能、代谢途径、浓度等，为研究人员提供了全面的代谢物特征。最后，HMDB 数据库还提供了数据的可视化和分析工具，帮助用户对代谢物数据进行分析和解释[9]。HMDB 数据库适用范围包括但不限于以下领域：①代谢组学研究[10]。HMDB 数据库提供了全面的代谢物信息，可作为代谢组学研究的重要参考，帮助研究人员理解代谢物的功能和代谢途径。②临床医学研究。HMDB 数据库中的代谢物数据与临床疾病和药物治疗之间存在紧密的联系，可作为临床医学研究和疾病诊断的辅助工具。③HMDB 数据库提供了药物代谢和药物代谢物的相关数据，可为药物研发和药理学研究提供基础信息。

1.2.5　ChemBank

ChemBank 是一个公共的化学生物学数据平台，提供免费下载小分子及其相关研究数据的服务。该平台储存了多种小分子在细胞或其他生物系统中的处理结果数据，并提供相关的分析工具，用于小分子间或小分子与细胞处理的分析。ChemBank 为生命科学领域的研究人员提供了生物医药方面的相关数据和工具。通过 ChemBank，化学家可以指导合成新的小分子化合物或文库，帮助人们找到可以干扰特定生物途径或影响催化过程的新型药物。最早的 ChemBank 版本由美国国家癌症研究所（NCI）和哈佛大学的 Schriber 教授发起，与化学遗传学领域相关，总部最初设在哈佛化学和细胞生物学研究所[11]。该项目的主要目标是加速与癌症相关的小分子探针的发现[12]。ChemBank 包含了化学结构与名称、分子描述、小分子活性的相关信息、高通量生物分析的原始实验结果及大量的筛选实验数据。尽管类似的公共网络资源如 ChEBI[13]、DrugBank[14]、PubChem 等也存在，但 ChemBank 具有其特点。它提供了原始筛选数据，并根据统计假设进行严格的筛选实验描述，同时包含相关分析筛选项目的分级元数据组织。此外，ChemBank 不仅仅是一个简单的数据存储库，还提供了可视化工具用于分析小分子结果，以及原始和标准化的高通量筛选数据和化学遗传学谱。用户可以在线操作或下载后使用分析软件进行进一步分析。最早的 ChemBank 是为了满足化学基因组学对小分子探针的需求，并在 2004 年筛选出了 81 个小分子探针。目前，该平台收录了超过 1200 万个具有生物活性的小分子信息，用户可以在线获取这些小分子生物测试的数据。作为一个强大的数据平台，ChemBank 为化学家和生物学家提供了一个分析环境。更重要的是，这种公共数据资源平台可以节省研究者的精力，缩小生物学和药物研究之间的鸿沟。

1.2.6　DrugBank

DrugBank 是一个综合的、可自由访问的在线数据库，可提供有关药物和药物目标的信息。作为生物信息学和化学信息学资源库，DrugBank 将详细的药物数据（包括化学、药理学和药学）与全面的药物靶标信息（包括序列、结构和途径）相结合。该数据库主要用于促进基于计算机的药物及药物靶标发现，并包含了几乎所有已知药物和药物靶标的电子目录。DrugBank 常被药剂师和药物研究人员作为综合性在线参考工具使用[15]。

DrugBank 具有广泛的潜在应用，包括基于计算机的药物靶标发现、计算机药物设计、药物对接或筛选、药物代谢预测、药物相互作用预测和药学教育等。该数据库已被广泛应用于计算机检索药物、药物结构数据的检索、药物对接或筛选、药物代谢预测、药物靶标预测及一般制药教育。DrugBank 数据库中的药物靶标数据广泛而全面。在 DrugBank 5.0 中，药物靶标（包括蛋白质、RNA、DNA 和其他大分子）的数量从 4115 个增加到 4563 个。该数据库的数据内容独特且可靠，其中大部分药物数据来自文献。DrugBank 具有清晰明了的图像、丰富的注释和大量的超链接，提供了全面的药物信息，包括 2358 种药物，并报告了 4501 种处于 I ～Ⅲ期临床试验中的药物，以及 3620 种具有实验获得质谱（MS）和核磁共振（NMR）波谱的药物。同时，数据库还不断更新扩展，添加新的数据集，包括药物代谢组学和药物转录组学等最新数据集。

1.2.7　TCMSP

中药系统药理学数据库与分析平台（TCMSP）是基于中药系统药理学框架构建的数据库。它包含了我国药典注册的 499 种中草药，涵盖 29 384 种成分、3311 个靶点和 837 种相关疾病。该平台提供了 12 种重要的 ADME 相关特性，如人类口服生物利用度、半衰期、药物相似性、Caco-2 通透性等，以用于药物筛选和评估。TCMSP 还提供了每种活性化合物的药物靶点和疾病信息，并能自动生成化合物靶点和靶点疾病网络，使用户能够查看和分析药物的作用机制。该平台旨在推动中草药的发展，并促进现代医学与传统医学的整合，以促进药物的发现和开发[16]。

TCMSP 数据库分为三大类：①化合物、靶点和疾病信息；②具有 ADME 相关特性的草药成分；③化合物-靶点关系和目标-疾病关系。

然而，TCMSP 数据库存在一些缺点：第一，药物种类相对较少，目前尚未全面覆盖所有药物，并且相关研究相对不足；第二，OB 和 DL 值预测方法相对较陈旧，部分预测结果可能存在偏差。另外，缺乏小分子成分的定量信息，部分草药成分缺乏相关的图解信息。

参 考 文 献

[1] Sterling T, Irwin J J. ZINC 15: ligand discovery for everyone. Journal of Chemical Information and Modeling, 2015, 55(11): 2324-2337.

[2] Irwin J J, Shoichet B K. ZINC: a free database of commercially available compounds for virtual screening. Journal of Chemical Information and Modeling, 2005, 45(1): 177-182.

[3] Chen J, Swamidass S J, Dou Y M, et al. ChemDB: a public database of small molecules and related chemoinformatics resources. Bioinformatics, 2005, 21(22): 4133-4139.

[4] Chen J H, Linstead E, Swamidass S J, et al. ChemDB update: full-text search and virtual chemical space. Bioinformatics, 2007, 23(17): 2348-2351.

[5] Jackson S S, Sumner L E, Finnegan M A, et al. A 35-year review of pre-clinical HIV therapeutics research reported by NIH ChemDB: influences of target discoveries, drug approvals and research funding. Journal of AIDS & Clinical Research, 2020, 11(11): 11.

[6] Mendez D, Gaulton A, Bento A P, et al. ChEMBL: towards direct deposition of bioassay data. Nucleic Acids Research, 2019, 47(D1): D930-D940.

[7] Bento A P, Gaulton A, Hersey A, et al. The ChEMBL bioactivity database: an update. Nucleic Acids Research, 2014, 42(Database issue): D1083-D1090.

[8] Wishart D S, Tzur D, Knox C, et al. HMDB: the human metabolome database. Nucleic Acids Research, 2007, 35(Database issue): D521-D526.

[9] Wishart D S, Jewison T, Guo A C, et al. HMDB 3.0: the human metabolome database in 2013. Nucleic Acids Research, 2013, 41(Database issue): D801-D807.

[10] Wishart D S, Feunang Y D, Marcu A, et al. HMDB 4.0: the human metabolome database for 2018. Nucleic Acids Research, 2018, 46(D1): D608-D617.

[11] Strausberg R L, Schreiber S L. From knowing to controlling: a path from genomics to drugs using small molecule probes. Science, 2003, 300(5617): 294-295.

[12] Tolliday N, Clemons P A, Ferraiolo P, et al. Small molecules, big players: the National Cancer Institute's Initiative for Chemical Genetics. Cancer Research, 2006, 66(18): 8935-8942.

[13] Brooksbank C, Cameron G, Thornton J. The European Bioinformatics Institute's data resources: towards systems biology. Nucleic Acids Research, 2005, 33(Database issue): D46-D53.

[14] Wishart D S, Knox C, Guo A C, et al. DrugBank: a comprehensive resource for in silico drug discovery and exploration. Nucleic Acids Research, 2006, 34(Database issue): D668-D672.

[15] Wishart D S, Wu A. Using DrugBank for in silico drug exploration and discovery. Current Protocols in

Bioinformatics, 2016, 54: 14.4.1-14.414.4.31.

[16] Ru J L, Li P, Wang J N, et al. TCMSP: a database of systems pharmacology for drug discovery from herbal medicines. Journal of Cheminformatics, 2014, 6: 13.

1.3 药食同源中药小分子成分定量数据库

伴随计算机技术的迅猛发展，各种小分子数据库也在不断完善，而我们在这方面还有很多工作要做。近年来，药食同源中药的开发备受关注。药食同源是指一些既有药用价值又可以作为食物的中草药，具有较高的安全性和较低的毒副作用，可作为保健品、膳食补充剂和功能性食品使用。

中药小分子成分在中药功效中发挥关键作用，通常是指化学结构相对较小的活性成分，如生物碱、黄酮类化合物、多糖、挥发油等。这些小分子可以通过与生物体内的靶点相互作用来产生药理学效应，从而对人体产生治疗或调节作用。例如，生物碱可以与细胞膜上的受体结合，影响细胞信号传导；黄酮类化合物可以具有抗氧化、抗炎、抗肿瘤等多种活性；多糖可以增强免疫功能等。中药小分子成分具有多样性和复杂性，往往是多种成分的复合体，而不是单一的化合物。这种复杂性使得中药在发挥治疗作用的同时能够影响多个靶点或途径，具有综合调节和综合治疗的特点。

然而，目前现有的小分子数据库在药食同源中药开发方面还存在一些不足之处。例如，ZINC 数据库并非专门针对传统中药建立的数据库，其中包含大量冗余数据和人工修饰合成的小分子，导致计算机虚拟筛选时运算量大、耗时长，不利于药食同源中药小分子的快速筛选。

我们在进行药物虚拟筛选过程中发现，中药植物中含有大量小分子成分，但很多小分子的含量非常低，即使筛选出来，用常规方法也很难提取和纯化，而且价格极高。如果知道这些小分子在植物中的含量，就可以提前划定筛选范围，减少筛选计算量，以及解决后期提取和纯化问题，降低开发成本。因此，我们通过调查文献，整理了常规提取方法能够提取的小分子成分及其实际定量信息，构建了我国药食同源中药小分子成分定量数据库，并编写了本书，本书的重点是提供小分子成分在中药中的"定量"信息。此外，在整理文献过程中，我们还发现由于地域不同，同一种小分子在不同地域中药中的含量是不同的。所以，我们又增加了按照地域定量药食同源中药小分子的内容，了解这方面的信息可为选购中药提供参考。

第二章 药食同源中药小分子成分定量

中药小分子成分的定量数据对后续计算机虚拟筛选开发保健食品和药物具有重要意义，现将药食同源中药小分子成分的定量情况整理如下。

1. 八角茴香

提取方法 1：醇提

分析方法：高效液相色谱法　　色谱柱：Waters Sunfire C_{18} 柱　　流动相 A：乙腈溶液

流动相 B：0.05%磷酸溶液　　柱温：30℃　　流速：1.0ml/min

进样体积：10μl

小分子定量：

序号	中文名	英文名	分子式	最小含量（mg/g）	最大含量（mg/g）
1	莽草酸	shikimic acid	$C_7H_{10}O_5$	9.2	93.9
2	反式茴香脑	*trans*-anethole	$C_{10}H_{12}O$	47.6	84.8

引自：彭善贵，许莉，曾桢，等. HPLC 法测定八角茴香中莽草酸和反式茴香脑含量. 中国药师，2018，21（9）：1665-1666，1674。

提取方法 2：醇提

分析方法：高效液相色谱法　　色谱柱：Venusil HILIC 柱　　流动相 A：乙腈溶液

流动相 B：0.5%三氟乙酸溶液　　柱温：室温　　流速：1.0ml/min

进样体积：10μl

小分子定量：

序号	中文名	英文名	分子式	最小含量（mg/g）	最大含量（mg/g）
1	莽草酸	shikimic acid	$C_7H_{10}O_5$	14.3	228.8

引自：袁经权，汪洋，周雅琴，等. 八角茴香药材质量标准研究. 中华中医药杂志，2012，27（1）：199-201。

2. 巴戟天

提取方法 1：醇提

分析方法：高效液相色谱法　　色谱柱：Ecosil C_{18} 柱　　流动相 A：乙腈溶液

流动相 B：0.2%磷酸溶液　　柱温：30℃　　流速：0.8ml/min

进样体积：20μl

小分子定量：

序号	中文名	英文名	分子式	最小含量（mg/g）	最大含量（mg/g）
1	1-甲氧基-2-羟基蒽醌	1-methoxy-2-hydroxy anthraquinone	$C_{15}H_{10}O_4$	0.0025	0.0722
2	1,2-二甲氧基-3-羟基蒽醌	1,2-dimethoxy-3-hydroxy-anthraquinone	$C_{16}H_{12}O_5$	0.0016	0.0658
3	甲基异茜草素-1-甲醚	rubiadin-1-methylether	$C_{16}H_{12}O_4$	0.0022	0.0684
4	1,3-二羟基-2-甲氧基蒽醌	1,3-dihydroxy-2-methoxy-anthraquinone	$C_{15}H_{10}O_5$	0.0182	0.3965
5	甲基异茜草素	rubiadin	$C_{15}H_{10}O_4$	0.0014	0.0179

引自：史辑，刘梓晗，王玲，等.HPLC测定不同产地巴戟天中5种茜草素型蒽醌的含量.中药材，2015，38（2）：245-248。

提取方法 2：醇提

分析方法：超高效液相色谱-串联质谱法　　色谱柱：Waters Xbridge BEH C_{18} 柱

流动相 A：乙腈溶液　　流动相 B：0.3%甲酸溶液　　柱温：40℃

流速：0.4ml/min　　进样体积：5μl

小分子定量：

序号	中文名	英文名	分子式	最小含量（mg/g）	最大含量（mg/g）
1	水晶兰苷	monotropein	$C_{16}H_{22}O_{11}$	1.45047	3.48827
2	去乙酰车叶草苷酸	deacetyl asperulosidic acid	$C_{16}H_{22}O_{11}$	1.09463	3.80428
3	车叶草苷酸	asperulosidic acid	$C_{18}H_{24}O_{12}$	0.04258	0.23955
4	车叶草苷	asperuloside	$C_{18}H_{22}O_{11}$	0.00365	0.10868

引自：赵祥升，弓宝，周亚奎，等.UPLC-MS/MS同时测定巴戟天中4个环烯醚萜苷的含量.药物分析杂志，2018，38（9）：1490-1495。

3. 白扁豆

提取方法 1：醇提

分析方法：反相高效液相色谱法　　色谱柱：Thermo DBS HPERSIL C_{18} 柱

流动相 A：甲醇溶液　　流动相 B：1%乙酸溶液　　柱温：30℃

流速：1.0ml/min　　进样体积：10μl

小分子定量：

序号	中文名	英文名	分子式	最小含量（mg/g）	最大含量（mg/g）
1	芦丁	rutin	$C_{27}H_{30}O_{16}$	1.20	1.78

引自：李正国，刘桂银，常虹.白扁豆花中芦丁含量测定方法的研究.中国药事，2013，27（3）：308-311。

提取方法 2：醇提

分析方法：高效液相色谱法　　色谱柱：Hypersil BDS C_{18} 柱

流动相：乙腈-二甲基甲酰胺-0.025mol/L 乙酸钠溶液（21：0.5：79）

柱温：室温　　流速：1.0ml/min　　进样体积：10μl

小分子定量：

序号	中文名	英文名	分子式	最小含量（mg/g）	最大含量（mg/g）
1	派可林酸	pipecolinic acid	$C_6H_{11}NO_2$	0.6	2.4

引自：陈丹，李柯，侯茜，等.白扁豆中派可林酸的定性定量研究.中国民族民间医药，2019，28（16）：56-59。

4. 白果

提取方法 1：醇提

分析方法：高效液相色谱法　　　　色谱柱：Elite Hypersil ODS-BP 柱　　　　流动相 A：92%甲醇溶液
流动相 B：0.1%乙酸溶液　　　　柱温：30℃　　　　流速：1.0ml/min
进样体积：10μl
小分子定量：

序号	中文名	英文名	分子式	最小含量（mg/g）	最大含量（mg/g）
1	萜内酯	lactone	$C_{14}H_{12}O_3$	0.07	0.07
2	双黄酮	biflavone	$C_{30}H_{18}O_4$	0.01	0.01
3	银杏酸	ginkgolic acid	$C_{22}H_{34}O_3$	0.54	0.54

引自：罗珂. 白果、银杏外种皮药医药保健作用的化学基础研究. 武汉：武汉理工大学，2019。

提取方法 2：醇提

分析方法：高效液相色谱-蒸发光散射检测法　　　　色谱柱：Kromasil C_{18} 柱
流动相 A：甲醇溶液　　　　流动相 B：0.1%甲酸溶液　　　　柱温：30℃
流速：0.8ml/min　　　　进样体积：10μl
小分子定量：

序号	中文名	英文名	分子式	最小含量（mg/g）	最大含量（mg/g）
1	白果内酯	bilobalide	$C_{15}H_{18}O_8$	0.07555	0.21973
2	银杏内酯 C	ginkgolide C	$C_{20}H_{24}O_{11}$	0.11931	0.498061
3	银杏内酯 A	ginkgolide A	$C_{20}H_{24}O_9$	0.05479	0.13588
4	银杏内酯 B	ginkgolide B	$C_{20}H_{24}O_{10}$	0.20037	0.85339

引自：张群群，李慧芬，张学兰，等. HPLC-ELSD 法同时测定不同产地白果药材中 4 种萜内酯类成分. 中成药，2016，38（1）：133-136。

提取方法 3：醇提

分析方法：高效液相色谱-蒸发光散射检测法　　　　色谱柱：Agilent 5TC C_{18} 柱
流动相：甲醇-四氢呋喃-水　　　　柱温：30℃　　　　流速：1.0ml/min
进样体积：5～20μl
小分子定量：

序号	中文名	英文名	分子式	最小含量（mg/g）	最大含量（mg/g）
1	银杏内酯 C	ginkgolide C	$C_{20}H_{24}O_{11}$	0.10	0.24
2	银杏内酯 A	ginkgolide A	$C_{20}H_{24}O_9$	0.06	0.14
3	银杏内酯 B	ginkgolide B	$C_{20}H_{24}O_{10}$	0.65	1.30

引自：秦建平，吴建雄，潘有智，等. HPLC-ELSD 法测定白果中银杏内酯 A、银杏内酯 B 和银杏内酯 C. 现代药物与临床，2016，31（2）：155-157。

5. 白及

提取方法 1：醇提

分析方法：高效液相色谱法　　　色谱柱：Agilent ZORBAX SB-Aq 柱　　流动相 A：乙腈溶液
流动相 B：0.1%磷酸溶液　　　　　柱温：30℃　　　　　　　　　　　　流速：1.0ml/min
进样体积：10μl
小分子定量：

序号	中文名	英文名	分子式	最小含量（mg/g）	最大含量（mg/g）
1	天麻素	gastrodin	$C_{13}H_{18}O_7$	0.9438	10.1994
2	1,4-二［4-（葡萄糖氧）苄基］-2-异丁基苹果酸酯	militarine	$C_{34}H_{46}O_{17}$	5.8034	38.4659

引自：周海婷，陈志敏，李文兵，等. 野生与栽培白及 HPLC 指纹图谱建立及天麻素与 militarine 含量测定. 中药材，2018，41（11）：2527-2533。

提取方法 2：醇提

分析方法：超高效液相色谱-串联质谱法　　　　　色谱柱：Acquity UPLC BEH C18 柱
流动相 A：0.1%甲酸乙腈溶液　　　　　　　　　流动相 B：0.1%甲酸溶液　　　柱温：45℃
流速：0.35ml/min　　　　　　　　　　　　　进样体积：2μl
小分子定量：

序号	中文名	英文名	分子式	最小含量（mg/g）	最大含量（mg/g）
1	α-异丁基苹果酸	α-isobutylmalic acid	$C_8H_{14}O_5$	0.010	5.638
2	4-（葡萄糖氧基）-肉桂酸葡萄糖氧基苄酯	blestrianol	$C_{37}H_{30}O_7$	0.115	3.674
3	1,4-二［4-（葡萄糖氧）苄基］-2-异丁基苹果酸酯	militarine	$C_{34}H_{46}O_{17}$	4.092	38.694
4	1-［4-（葡萄糖氧）苄基］-2-异丁基苹果酸	gymnoside V	$C_{49}H_{62}O_{23}$	0.136	2.206
5	3-（对羟基苄基）-4-甲氧基-9,10-二氢菲	3-(p-hydroxybenzyl)-4-methoxy-9,10-dihydrophenanthrene	$C_{22}H_{20}O_4$	0.119	0.264
6	1,4-二［4-（葡萄糖氧）苄基］-2-异丁基苹果酸酯-2-［4-O-肉桂酰基-6-O-乙酰基］葡萄糖	gymnoside IX	$C_{51}H_{64}O_{24}$	0.141	3.349

引自：梅朝叶，向文英，杨武，等. UPLC-MS/MS 同时测定白及中 6 个指标成分的含量. 天然产物研究与开发，2016，28（8）：1233-1237。

6. 白芍

提取方法 1：醇提

分析方法：高效液相色谱法　　　色谱柱：Agilent ZORBAX SB-C18 柱　　　流动相 A：乙腈溶液
流动相 B：0.1%磷酸溶液　　　　　柱温：25℃　　　　　　　　　　　　　流速：1.0ml/min
进样体积：10μl

小分子定量：

序号	中文名	英文名	分子式	最小含量（mg/g）	最大含量（mg/g）
1	没食子酸	gallic acid	$C_7H_6O_5$	2.6	5.1
2	芍药内酯苷	albiflorin	$C_{23}H_{28}O_{11}$	5.2	6.9
3	芍药苷	paeoniflorin	$C_{23}H_{28}O_{11}$	14.2	17.7

引自：周光姣，权春梅，白华，等.HPLC法测定亳州11个乡镇白芍中3个成分含量.辽宁中医药大学学报，2018，20（4）：60-63。

提取方法2：醇提

分析方法：高效液相色谱法　　　色谱柱：Phenomsil ODS 柱　　　流动相A：乙腈溶液
流动相B：0.1%磷酸溶液　　　柱温：室温　　　流速：1.0ml/min
进样体积：10μl
小分子定量：

序号	中文名	英文名	分子式	最小含量（mg/g）	最大含量（mg/g）
1	没食子酸	gallic acid	$C_7H_6O_5$	1.35	5.04
2	氧化芍药苷	oxypaeoniflorin	$C_{23}H_{28}O_{12}$	1.13	3.70
3	儿茶素	catechin	$C_{15}H_{14}O_6$	0.00704	0.03895
4	芍药内酯苷	albiflorin	$C_{23}H_{28}O_{11}$	1.53	7.45
5	芍药苷	paeoniflorin	$C_{23}H_{28}O_{11}$	4.41	17.19
6	苯甲酸	benzoic acid	$C_7H_6O_2$	0.00172	0.02736
7	1,2,3,4,6-五没食子酰葡萄糖	1,2,3,4,6-pentagalloylglucose	$C_{41}H_{32}O_{26}$	0.26	9.12
8	苯甲酰芍药苷	benzoylpaeoniflorin	$C_{30}H_{32}O_{12}$	0.013	0.340
9	丹皮酚	paeonol	$C_9H_{10}O_3$	0.00139	0.13769

引自：李伟铭，赵月然，杨燕云，等.HPLC波长切换法同时测定白芍饮片中9个成分的含量.药物分析杂志，2011，31（12）：2208-2212。

7. 白术

提取方法1：醇提

分析方法：高效液相色谱法　　　色谱柱：Agilent C_{18} 柱　　　流动相A：乙腈溶液
流动相B：水　　　柱温：30℃　　　流速：1.0ml/min
进样体积：20μl
小分子定量：

序号	中文名	英文名	分子式	最小含量（mg/g）	最大含量（mg/g）
1	白术内酯Ⅰ	atractylenolide Ⅰ	$C_{15}H_{18}O_2$	0.86	0.90
2	白术内酯Ⅱ	atractylenolide Ⅱ	$C_{15}H_{20}O_2$	0.28	0.33
3	白术内酯Ⅲ	atractylenolide Ⅲ	$C_{15}H_{20}O_3$	0.32	0.35

引自：邝俊维，卿萍，周子虬，等.HPLC法同时测定白术中白术内酯Ⅰ，Ⅱ，Ⅲ的含量.湖南师范大学自然科学学报，2017，40（6）：55-60。

提取方法 2：醇提

分析方法：高效液相色谱法　　　色谱柱：Supersil C₁₈柱　　　流动相 A：乙腈溶液

流动相 B：水　　　柱温：30℃　　　流速：1.0ml/min

进样体积：10μl

小分子定量：

序号	中文名	英文名	分子式	最小含量（mg/g）	最大含量（mg/g）
1	白术内酯Ⅲ	atractylenolideⅢ	$C_{15}H_{20}O_3$	0.166	2.112
2	白术内酯Ⅰ	atractylenolideⅠ	$C_{15}H_{18}O_2$	0.140	1.542
3	苍术酮	atractylon	$C_{15}H_{20}O$	2.202	7.108

引自：伍蕊嗣，刘涛，梁悦，等. 基于一测多评法的白术饮片成分含量测定. 成都大学学报（自然科学版），2018，37（4）：361-365。

8. 白芷

提取方法 1：醇提

分析方法：漂浮有机液滴凝固液相微萃取-高效液相色谱法　　　色谱柱：Hypersil ODS2-C₁₈柱

流动相 A：甲醇溶液　　　流动相 B：水

柱温：30℃　　　流速：1.0ml/min

进样体积：20μl

小分子定量：

序号	中文名	英文名	分子式	最小含量（mg/g）	最大含量（mg/g）
1	花椒毒酚	xanthotol	$C_{11}H_6O_4$	0.044	0.044
2	补骨脂素	psoralen	$C_{11}H_6O_3$	0.385	0.385
3	佛手柑内酯	bergapten	$C_{12}H_8O_4$	0.145	0.145
4	欧前胡素	imperatorin	$C_{16}H_{14}O_4$	1.12	1.12
5	异欧前胡素	isoimperatorin	$C_{16}H_{14}O_4$	0.47	0.47

引自：李卫霞，于智慧，白小红. SFOD-LPME-HPLC 测定白芷中香豆素类活性成分. 中国继续医学教育，2018，10（25）：139-141。

提取方法 2：醇提

分析方法：高效液相色谱法　　　色谱柱：Agilent 1200 Platisil DOS C₁₈柱　　　流动相 A：乙腈溶液

流动相 B：水　　　柱温：15℃　　　流速：1.0ml/min

进样体积：20μl

小分子定量：

序号	中文名	英文名	分子式	最小含量（mg/g）	最大含量（mg/g）
1	欧前胡素	imperatorin	$C_{16}H_{14}O_4$	0.738	1.372
2	异欧前胡素	isoimperatorin	$C_{16}H_{14}O_4$	0.417	0.725

引自：雷云，王威，史洋，等. 基于化学指纹图谱和多指标成分含量测定的白芷质量评价. 中国实验方剂学杂志，2015，21（2）：36-39。

9. 百合

提取方法 1：醇提

分析方法：超高效液相色谱-电喷雾三重四极杆质谱法　色谱柱：Waters ACQUITY UPLC BEH C_{18} 柱

流动相 A：乙腈溶液　　　　　　　　　　　　　流动相 B：0.1%甲酸溶液

柱温：35℃　　　　　　　　　　　　　　　　　流速：0.4ml/min

进样体积：2μl

小分子定量：

序号	中文名	英文名	分子式	最小含量（mg/g）	最大含量（mg/g）
1	原儿茶醛	protocatechualdehyde	$C_7H_6O_3$	0.0005937	0.002962
2	绿原酸	chlorogenic acid	$C_{16}H_{18}O_9$	0.006827	0.01607
3	王百合苷 C	regaloside C	$C_{18}H_{24}O_{11}$	0.0007	2.9650
4	咖啡酸	caffeic acid	$C_9H_8O_4$	0.0000111	0.07971
5	王百合苷 F	regaloside F	$C_{19}H_{26}O_{11}$	0.0068	0.4475
6	阿魏酸	ferulic acid	$C_{10}H_{10}O_4$	0.02606	0.4589
7	王百合苷 E	regaloside E	$C_{20}H_{26}O_{12}$	0.0604	1.862
8	王百合苷 B	regaloside B	$C_{20}H_{26}O_{11}$	0.017	4.724

引自：张黄琴，严辉，钱大玮，等. 不同产地百合药材中8种活性成分的分析与评价. 中国中药杂志, 2017, 42（2）：311-318。

提取方法 2：醇提

分析方法：高效液相色谱法　　　　色谱柱：Phenomenex ODS 柱　　　　流动相 A：乙腈溶液

流动相 B：水　　　　　　　　　　柱温：30℃　　　　　　　　　　　　流速：0.7ml/min

进样体积：20μl

小分子定量：

序号	中文名	英文名	分子式	最小含量（mg/g）	最大含量（mg/g）
1	薯蓣皂苷元	diosgenin	$C_{27}H_{42}O_3$	0.0009	0.0405

引自：史艳霞，周日宝，童巧珍，等. HPLC 法测定药用百合中薯蓣皂苷元的含量. 湖南中医药大学学报, 2009, 29（2）：37-39。

提取方法 3：醇提

分析方法：高效液相色谱法　　　　色谱柱：Agilent ZORBAX Eclipse plus-C_{18} 柱

流动相 A：乙腈溶液　　　　　　　流动相 B：0.3%磷酸溶液　　　　　　柱温：30℃

流速：1.0ml/min

进样体积：10μl

小分子定量：

序号	中文名	英文名	分子式	最小含量（mg/g）	最大含量（mg/g）
1	王百合苷 C	regaloside C	$C_{18}H_{24}O_{11}$	0.133	0.237
2	王百合苷 E	regaloside E	$C_{20}H_{26}O_{12}$	0.149	0.257
3	王百合苷 B	regaloside B	$C_{20}H_{26}O_{11}$	1.518	2.394

引自：杨扬宇，陈林，唐雪阳，等. 基于多成分含量测定及 HPLC 指纹图谱结合化学计量学方法评价百合质量. 中国现代中药, 2021, 23（3）：470-474, 484。

10. 柏子仁

提取方法 1：醇提

分析方法：薄层层析及色谱扫描　　　扫描仪：CS-9301 薄层扫描仪　　　流动相：未提供（NA）

扫描参数：λ_S=540nm　　　λ_R=650nm

S_X=3　　　狭缝：0.4mm×0.4mm

小分子定量：

序号	中文名	英文名	分子式	最小含量（mg/g）	最大含量（mg/g）
1	β-谷甾醇	β-sitosterol	$C_{29}H_{50}O$	1.6274	1.8516

引自：闫雪生，徐新刚，张晶，等. 柏子仁及霜品中 β-谷甾醇的含量测定. 中国现代中药，2009，11（7）：23-25。

提取方法 2：醇提

分析方法：高效液相色谱法　　　色谱柱：Scienhome Inertex C_{18} 柱　　　流动相 A：甲醇溶液

流动相 B：水　　　柱温：30℃　　　流速：1.0ml/min

进样体积：10μl

小分子定量：

序号	中文名	英文名	分子式	最小含量（mg/g）	最大含量（mg/g）
1	胡萝卜苷	daucosterol	$C_{35}H_{60}O_6$	0.3261	0.4070

引自：闫雪生，徐新刚，李霞，等. HPLC-ELSD 法测定柏子仁霜中胡萝卜苷的含量. 中国药房，2011，22（15）：1383-1384。

11. 薄荷

提取方法 1：醇提

分析方法：高效液相色谱法　　　色谱柱：Welch Ultimate AQ-C_{18} 柱　　　流动相 A：乙腈溶液

流动相 B：3%乙酸溶液　　　柱温：35℃　　　流速：0.5ml/min

进样体积：10μl

小分子定量：

序号	中文名	英文名	分子式	最小含量（mg/g）	最大含量（mg/g）
1	橙皮苷	hesperidin	$C_{28}H_{34}O_{15}$	3.0232	5.9375
2	迷迭香酸	rosmarinic acid	$C_{18}H_{16}O_8$	0.9935	3.8651
3	香叶木苷	diosmin	$C_{28}H_{32}O_{15}$	9.0528	15.6000
4	香蜂草苷	didymin	$C_{28}H_{34}O_{14}$	0.2251	0.6925
5	蒙花苷	buddleoside	$C_{28}H_{32}O_{14}$	4.3958	9.0521

引自：林祖武. HPLC 同时测定薄荷中 5 个成分的含量. 中药材，2021，44（5）：1185-1188。

提取方法 2：醇提

分析方法：高效液相色谱法　　　色谱柱：Poroshell 120 EC-C_{18} 柱

流动相：甲醇-乙腈-5%乙酸溶液　　　柱温：35℃　　　流速：0.6ml/min

进样体积：10μl

小分子定量：

序号	中文名	英文名	分子式	最小含量（mg/g）	最大含量（mg/g）
1	隐绿原酸	cryptochlorogenic acid	$C_{16}H_{18}O_9$	0.01	1.46
2	咖啡酸	caffeic acid	$C_9H_8O_4$	0.06	0.16
3	橙皮苷	hesperidin	$C_{28}H_{34}O_{15}$	2.29	12.54
4	迷迭香酸	rosmarinic acid	$C_{18}H_{16}O_8$	0.47	17.19
5	香叶木苷	diosmin	$C_{28}H_{32}O_{15}$	8.02	37.22
6	香蜂草苷	didymin	$C_{28}H_{34}O_{14}$	0.29	1.37
7	蒙花苷	buddleoside	$C_{28}H_{32}O_{14}$	2.44	19.11
8	香叶木素	diosmetin	$C_{16}H_{12}O_6$	0.02	0.21

引自：田伟，范帅帅，甄亚钦，等. 基于HPLC指纹图谱及多成分含量测定的薄荷与留兰香药材非挥发性成分比较研究. 中国中医药信息杂志，2021，28（5）：76-82。

12. 北沙参

提取方法1：醇提

分析方法：高效液相色谱法　　　色谱柱：Hypersil ODS-C$_{18}$柱　　　流动相A：乙腈溶液
流动相B：0.1%磷酸溶液　　　柱温：30℃　　　流速：1.0ml/min
进样体积：20μl

小分子定量：

序号	中文名	英文名	分子式	最小含量（mg/g）	最大含量（mg/g）
1	补骨脂素	psoralen	$C_{11}H_6O_3$	0.00169	0.04066
2	花椒毒素	xanthotoxin	$C_{12}H_8O_4$	0.00517	0.07385
3	佛手柑内酯	bergapten	$C_{12}H_8O_4$	0.00129	0.03056
4	欧前胡素	imperatorin	$C_{16}H_{14}O_4$	0.0020	0.0404
5	异欧前胡素	isoimperatorin	$C_{16}H_{14}O_4$	0.00168	0.03344

引自：牛韬. HPLC法测定硫磺熏蒸与未熏蒸北沙参中5种香豆素类成分的含量. 中国药房，2015，26（27）：3836-3838。

提取方法2：醇提

分析方法：高效液相色谱法　　　色谱柱：PLATI SIL ODS柱　　　流动相A：甲醇溶液
流动相B：水　　　柱温：30℃　　　流速：1.0ml/min
进样体积：10μl

小分子定量：

序号	中文名	英文名	分子式	最小含量（mg/g）	最大含量（mg/g）
1	补骨脂素	psoralen	$C_{11}H_6O_3$	0.011866	0.446582
2	欧前胡素	imperatorin	$C_{16}H_{14}O_4$	0	0.055908
3	异欧前胡素	isoimperatorin	$C_{16}H_{14}O_4$	0.006366	0.048951

引自：刘小芬，赖冰，宋秀碧，等. HPLC法分析闽产北沙参3种香豆素含量. 中国中医药现代远程教育，2020，18（10）：107-110。

提取方法 3：醇提

分析方法：高效液相色谱法　　　　色谱柱：AGilent SB-C$_{18}$柱　　　　流动相 A：乙腈溶液

流动相 B：水　　　　柱温：30℃　　　　流速：1.0ml/min

进样体积：20μl

小分子定量：

序号	中文名	英文名	分子式	最小含量（mg/g）	最大含量（mg/g）
1	补骨脂素	psoralen	$C_{11}H_6O_3$	0.00005	0.00403
2	花椒毒素	xanthotoxin	$C_{12}H_8O_4$	0.00095	0.02153
3	欧前胡素	imperatorin	$C_{16}H_{14}O_4$	0.00243	0.02079
4	异欧前胡素	isoimperatorin	$C_{16}H_{14}O_4$	0.00011	0.00571
5	暂无	(8E)-1,8-hepta-decadiene-4, 6-diyne-3,10-diol	$C_{17}H_{24}O_2$	0.03603	0.48825
6	法卡林二醇	falcarindiol	$C_{17}H_{24}O_2$	0.10835	0.79706
7	人参炔醇	panaxynol	$C_{17}H_{24}O$	0.17311	1.48005

引自：冯子晋，卢小玲，张建鹏，等. 北沙参中香豆素类与聚炔类成分的含量测定研究. 中国海洋药物，2014，33（3）：20-26。

13. 五味子

提取方法 1：醇提

分析方法：反相高效液相色谱法　　　　色谱柱：Agilent ZORBAX SB-C$_{18}$柱　　　　流动相 A：水

流动相 B：甲醇溶液　　　　柱温：25℃　　　　流速：1.0ml/min

进样体积：20μl

小分子定量：

序号	中文名	英文名	分子式	最小含量（mg/g）	最大含量（mg/g）
1	五味子醇甲	schisandrol A	$C_{24}H_{32}O_7$	7.71	8.537
2	五味子醇乙	schisandrol B	$C_{23}H_{28}O_7$	3.574	4.892
3	五味子酯甲	schisantherin A	$C_{30}H_{32}O_9$	0.936	1.302
4	五味子甲素	schizandrin A	$C_{24}H_{32}O_6$	1.477	2.427
5	五味子乙素	schizandrin B	$C_{23}H_{28}O_6$	3	4.779
6	五味子丙素	schizandrin C	$C_{22}H_{24}O_6$	0.393	1.317

引自：吴伦，苏阳，范海潮，等. RP-HPLC 法测定北五味子中 6 种木脂素类成分. 哈尔滨商业大学学报（自然科学版），2015，31（5）：536-539。

提取方法 2：醇提

分析方法：高效液相色谱法　　　　色谱柱：Waters Symmetry C$_{18}$柱　　　　流动相 A：甲醇溶液

流动相 B：1%甲酸溶液　　　　柱温：30℃　　　　流速：1.0ml/min

进样体积：10μl

小分子定量：

序号	中文名	英文名	分子式	最小含量（mg/g）	最大含量（mg/g）
1	甘五酸	schisandronic acid	$C_{30}H_{46}O_3$	0.068	0.285
2	黑老虎酸	coccinic acid	$C_{30}H_{46}O_3$	0.039	0.927

引自：郭良君，郑巍，王翔，等. 不同产地南五味子和北五味子中 2 种三萜酸的含量测定.第二军医大学学报，2021，42（1）：107-111。

提取方法 3：醇提

分析方法：高效液相色谱法　　色谱柱：Aquity UPLC BEH-C$_{18}$柱　　流动相 A：水
流动相 B：乙腈溶液　　柱温：45℃　　流速：0.4ml/min
进样体积：1μl
小分子定量：

序号	中文名	英文名	分子式	最小含量（mg/g）	最大含量（mg/g）
1	五味子醇甲	schisandrol A	$C_{24}H_{32}O_7$	5.15	6.74
2	五味子醇乙	schisandrol B	$C_{23}H_{28}O_7$	1.44	2.60
3	五味子酯甲	schisantherin A	$C_{30}H_{32}O_9$	0.21	0.039
4	五味子甲素	schizandrin A	$C_{24}H_{32}O_6$	1.07	1.69
5	五味子乙素	schizandrin B	$C_{23}H_{28}O_6$	2.42	3.21

引自：柯华香，李化，苏建春，等. 南北五味子中木脂素类成分含量的比较. 中国实验方剂学杂志，2015，21（17）：40-43。

提取方法 4：水提

分析方法：高效液相色谱法　　色谱柱：Waters C$_{18}$柱　　流动相 A：甲醇溶液
流动相 B：水　　柱温：30℃　　流速：1.0ml/min
进样体积：10μl
小分子定量：

序号	中文名	英文名	分子式	最小含量（mg/g）	最大含量（mg/g）
1	五味子醇甲	schisandrol A	$C_{24}H_{32}O_7$	57.27	57.27
2	五味子甲素	schizandrin A	$C_{24}H_{32}O_6$	11.09	11.09
3	五味子乙素	schizandrin B	$C_{23}H_{28}O_6$	39.29	39.29

引自：曹佳红，贾占荣，杨若聪，等. 北五味子醇提取物和水提取物的镇静催眠作用比较. 中医学报，2017，32（10）：1943-1946。

14. 荜茇

提取方法 1：醇提

分析方法：傅里叶红外光谱法和高效液相色谱指纹图谱法　　色谱柱：Welch Ultimate LP-C$_{18}$柱
流动相 A：甲醇溶液　　流动相 B：水　　柱温：30℃
流速：1.0ml/min　　进样体积：10μl
小分子定量：

序号	中文名	英文名	分子式	最小含量（mg/g）	最大含量（mg/g）
1	荜茇宁	piperlonguminine	$C_{16}H_{19}NO_3$	1.246	2.906
2	胡椒碱	piperine	$C_{17}H_{19}NO_3$	38.255	68.564

引自：张慧文，宋晓玲，石松利，等. FTIR 方法和 HPLC 指纹图谱鉴别不同产地荜茇. 光谱学与光谱分析，2020，40（1）：174-178。

提取方法 2：醇提

分析方法：高效液相色谱法　　色谱柱：Inertsil ODS3 柱　　流动相 A：甲醇溶液

流动相 B：水　　柱温：30℃　　流速：1.0ml/min

进样体积：10μl

小分子定量：

序号	中文名	英文名	分子式	最小含量（mg/g）	最大含量（mg/g）
1	胡椒碱	piperine	$C_{17}H_{19}NO_3$	0.23	0.24

引自：胡玉，吕顺忠，高鸿亮，等.HPLC 法测定荜茇根中胡椒碱的含量. 中国药房，2014，25（7）：633-635。

提取方法 3：醇提

分析方法：高效液相色谱法　　色谱柱：Agilent Eclipse XDB-C_{18} 柱　　流动相 A：甲醇溶液

流动相 B：0.25%甲酸溶液　　柱温：40℃　　流速：1ml/min

进样体积：10μl

小分子定量：

序号	中文名	英文名	分子式	最小含量（mg/g）	最大含量（mg/g）
1	荜茇明宁碱	piperlongumine	$C_{16}H_{19}NO_3$	0.9	1.3
2	胡椒碱	piperine	$C_{17}H_{19}NO_3$	25.8	30.3

引自：毕赢，刘军辉，罗容，等.HPLC 同时测定荜茇中胡椒碱和荜茇明宁碱含量. 中国实验方剂学杂志，2012，18（1）：47-50。

15. 扁豆花

提取方法：醇提

分析方法：反相高效液相色谱法　　色谱柱：Thermo BDS HYPERSIL C_{18} 柱　　流动相 A：甲醇溶液

流动相 B：1%乙酸溶液　　柱温：30℃　　流速：1.0ml/min

进样体积：10μl

小分子定量：

序号	中文名	英文名	分子式	最小含量（mg/g）	最大含量（mg/g）
1	芦丁	rutin	$C_{27}H_{30}O_{16}$	1.20	1.78

引自：李正国，刘桂银，常虹. 白扁豆花中芦丁含量测定方法的研究. 中国药事，2013，27（3）：308-311。

16. 布渣叶（破布叶）

提取方法 1：醇提

分析方法：高效液相色谱法　　色谱柱：Agilent HC-C_{18} 柱　　流动相 A：甲醇溶液

流动相 B：0.05%磷酸溶液　　柱温：35℃　　流速：0.8ml/min

进样体积：10μl

小分子定量：

序号	中文名	英文名	分子式	最小含量（mg/g）	最大含量（mg/g）
1	表儿茶素	epicatechin	$C_{15}H_{14}O_6$	37.6	38.1
2	牡荆苷	vitexin	$C_{21}H_{20}O_{10}$	19.4	19.6

续表

序号	中文名	英文名	分子式	最小含量（mg/g）	最大含量（mg/g）
3	异牡荆苷	isovitexin	$C_{53}H_{86}O_{23}$	21.8	22.0
4	山奈酚-3-O-芸香糖苷	kaempferol-3-O-rutinoside	$C_{27}H_{30}O_{15}$	8.4	8.5
5	异鼠李素-3-O-葡萄糖苷	isorhamnetin-3-O-β-D-glucoside	$C_{22}H_{22}O_{12}$	8.6	8.8
6	水仙苷	narcissin	$C_{28}H_{32}O_{16}$	42.3	42.7

引自：江洁怡，李养学，李素梅，等. HPLC 同时测定布渣叶总黄酮提取物中 6 种黄酮类成分. 中国实验方剂学杂志，2016，22（9）：40-43。

提取方法 2：醇提

分析方法：高效液相色谱法　　色谱柱：Phenomenex Kinetex 5μm XB-C$_{18}$ 柱　　流动相 A：甲醇溶液
流动相 B：0.5%磷酸溶液　　柱温：30℃　　流速：0.8ml/min
进样体积：10μl
小分子定量：

序号	中文名	英文名	分子式	最小含量（mg/g）	最大含量（mg/g）
1	阿魏酸	ferulic acid	$C_{10}H_{10}O_4$	0.178	0.250
2	牡荆苷	vitexin	$C_{21}H_{20}O_{10}$	0.173	0.617
3	异牡荆苷	isovitexin	$C_{53}H_{86}O_{23}$	0.446	1.247
4	山奈酚-3-O-芸香糖苷	kaempferol-3-O- rutinoside	$C_{27}H_{30}O_{15}$	0.967	2.727
5	水仙苷	narcissin	$C_{28}H_{32}O_{16}$	2.803	5.872

引自：陈秋谷，孙冬梅，江洁怡，等. 布渣叶 HPLC 指纹图谱的建立和 5 种成分含量的同时测定. 中药材，2018，41（2）：373-377。

17. 苍术

提取方法 1：醇提

分析方法：高效液相色谱法　　色谱柱：Diamonsil C$_{18}$ 柱　　流动相 A：甲醇溶液
流动相 B：水　　柱温：30℃　　流速：1.0ml/min
进样体积：10μl
小分子定量：

序号	中文名	英文名	分子式	最小含量（mg/g）	最大含量（mg/g）
1	苍术素	atractylodin	$C_{13}H_{10}O$	7.326	11.671

引自：张宏莲，孙辑凯，李宏铃，等. 人工栽培苍术的含量测定. 科技创新导报，2019，16（6）：240-241。

提取方法 2：醇提

分析方法：高效液相色谱法　　色谱柱：CAPCELL PAK C$_{18}$ 柱　　流动相 A：0.1%磷酸溶液
流动相 B：甲醇溶液　　柱温：25℃　　流速：1.0ml/min
进样体积：10μl

小分子定量：

序号	中文名	英文名	分子式	最小含量（mg/g）	最大含量（mg/g）
1	白术内酯Ⅲ	atractylenolide Ⅲ	$C_{15}H_{20}O_3$	0.010	0.773
2	白术内酯Ⅱ	atractylenolide Ⅱ	$C_{15}H_{20}O_2$	0.014	0.944
3	白术内酯Ⅰ	atractylenolide Ⅰ	$C_{15}H_{18}O_2$	0.031	1.36
4	（4E, 6E, 12E）-十四癸三烯-8, 10-二炔-1, 3-二乙酸酯	（4E, 6E, 12E）-tetradecatriene-8, 10-diyne-1, 3-diacetate	$C_{18}H_{20}O_4$	0.095	2.34
5	苍术素	atractylodin	$C_{13}H_{10}O$	0.115	7.059
6	β-桉叶醇	β-eudesmol	$C_{15}H_{26}O$	0.09	32.15
7	苍术酮	atractylon	$C_{15}H_{20}O$	0.002	17.98

引自：李琴瑜，吴卫刚，崔波，等. 高效液相色谱法结合多元统计分析用于苍术药材的质量评价. 药物分析杂志，2018，38（4）：598-608。

18. 草果

提取方法1：醇提

分析方法：高效液相色谱指纹图谱法　　　色谱柱：Agilent ZORBAX SB-C$_{18}$柱
流动相A：乙腈溶液　　　流动相B：0.2%磷酸溶液　　　柱温：25℃
流速：1.0ml/min　　　进样体积：10μl

小分子定量：

序号	中文名	英文名	分子式	最小含量（mg/g）	最大含量（mg/g）
1	鼠李素	rhamnetin	$C_{16}H_{12}O_7$	0.63	1.25
2	鼠李柠檬素	rhamnocitrin	$C_{16}H_{12}O_6$	2.39	3.59
3	3, 5-二羟基-7, 4′-二甲氧基黄酮	3, 5-dihydroxy-7, 4′-dimethoxy	$C_{21}H_{20}O_8$	0.38	0.47

引自：冯军，柴玲，陈明生，等. 指纹图谱结合一测多评法评价拟草果质量的研究. 中草药，2021，52（3）：852-856。

提取方法2：醇提

分析方法：高效液相色谱法　　　色谱柱：Agilent ZORBAX Eclipse plus-C$_{18}$柱
流动相A：甲醇溶液　　　流动相B：0.2mol/L 磷酸溶液　　　柱温：30℃
流速：1.0ml/min　　　进样体积：10μl

小分子定量：

序号	中文名	英文名	分子式	最小含量（mg/g）	最大含量（mg/g）
1	原儿茶酸	protocatechuic acid	$C_7H_6O_4$	0.0438	0.1328
2	原儿茶醛	protocatechualdehyde	$C_7H_6O_3$	0.0294	0.0375
3	对羟基苯甲酸	p-hydroxybenzoic acid	$C_7H_6O_3$	0.0226	0.0489
4	龙胆酸	gentisic acid	$C_7H_6O_4$	0.5354	3.4213
5	香草酸	vanillic acid	$C_8H_8O_4$	0.0326	0.0481
6	对羟基苯丙酸	p-hydroxybenzene propanoic acid	$C_9H_{10}O_3$	0.3573	2.4047

引自：陈肖，管红梅，陈梦林，等. 基于指纹图谱和多指标成分定量结合化学模式识别法评价不同产地草果质量. 中草药，2022，53（11）：3472-3479。

提取方法 3：醇提

分析方法：高效液相色谱法　　　　色谱柱：C$_{18}$柱　　　　流动相 A：甲醇溶液
流动相 B：0.02mol/L 稀磷酸溶液　　柱温：30℃　　　　流速：1.0ml/min
进样体积：10μl
小分子定量：

序号	中文名	英文名	分子式	最小含量（mg/g）	最大含量（mg/g）
1	原儿茶酸	protocatechuic acid	C$_7$H$_6$O$_4$	0.00912	0.01742
2	原儿茶醛	protocatechualdehyde	C$_7$H$_6$O$_3$	0.00711	0.01551
3	对羟基苯甲酸	p-hydroxybenzoic acid	C$_7$H$_6$O$_3$	0.02267	0.05708
4	香草酸	vanillic acid	C$_8$H$_8$O$_4$	0.00792	0.01421

引自：任洪涛，谭年文，周恒苍，等. 高效液相色谱法测定草果中 4 种酚酸含量. 食品安全质量检测学报，2021，12（9）：3694-3699。

19. 侧柏叶

提取方法 1：醇提

分析方法：高效液相色谱法　　　　色谱柱：Agilent ZORBAX Eclipse plus-C$_{18}$柱
流动相 A：乙腈溶液　　　　流动相 B：0.1%磷酸溶液　　柱温：40℃
流速：1.0ml/min　　　　进样体积：10μl
小分子定量：

序号	中文名	英文名	分子式	最小含量（mg/g）	最大含量（mg/g）
1	杨梅苷	myricitrin	C$_{21}$H$_{20}$O$_{12}$	0.474	2.721
2	异槲皮苷	isoquercitrin	C$_{21}$H$_{20}$O$_{12}$	0.025	0.254
3	槲皮苷	quercitrin	C$_{21}$H$_{20}$O$_{11}$	0.096	4.528
4	穗花杉双黄酮	amentoflavone	C$_{30}$H$_{18}$O$_{10}$	0.032	0.768

引自：王娟弟，马潇，宋平顺. HPLC 测定侧柏叶中异槲皮苷等 4 种黄酮含量. 西部中医药，2020，33（11）：40-44。

提取方法 2：醇提

分析方法：高效液相色谱指纹图谱法　　色谱柱：Waters Symmetry C$_{18}$柱
流动相 A：乙腈溶液　　　　流动相 B：0.1%磷酸溶液　　柱温：30℃
流速：1.0ml/min　　　　进样体积：10μl
小分子定量：

序号	中文名	英文名	分子式	最小含量（mg/g）	最大含量（mg/g）
1	杨梅苷	myricitrin	C$_{21}$H$_{20}$O$_{12}$	1.6162	3.4756
2	异槲皮苷	isoquercitrin	C$_{21}$H$_{20}$O$_{12}$	0.2287	0.3444
3	槲皮苷	quercitrin	C$_{21}$H$_{20}$O$_{11}$	4.3447	6.5576
4	穗花杉双黄酮	amentoflavone	C$_{30}$H$_{18}$O$_{10}$	0.4447	1.0038

引自：宗珊珊，苏本正，石典花，等. 侧柏叶 HPLC 指纹图谱建立及 4 种成分测定. 中成药，2019，41（1）：114-118。

提取方法 3：醇提

分析方法：高效液相色谱—测多评法　　色谱柱：Agilent ZORBAX Eclipse plus-C_{18} 柱

流动相 A：乙腈溶液　　　　　　　　流动相 B：0.1%磷酸溶液　　　　柱温：30℃

流速：1.0ml/min　　　　　　　　　进样体积：10μl

小分子定量：

序号	中文名	英文名	分子式	最小含量（mg/g）	最大含量（mg/g）
1	杨梅苷	myricitrin	$C_{21}H_{20}O_{12}$	1.164	1.893
2	槲皮苷	quercitrin	$C_{21}H_{20}O_{11}$	2.495	3.781
3	阿福豆苷	afzelin	$C_{21}H_{20}O_{10}$	0.291	0.402
4	穗花杉双黄酮	amentoflavone	$C_{30}H_{18}O_{10}$	0.316	0.575
5	扁柏双黄酮	hinokiflavone	$C_{30}H_{18}O_{10}$	0.364	0.714

引自：刘星蕾，里艳茹，许函铄，等. 一测多评法同时测定侧柏叶中 5 种黄酮类成分的含量. 亚太传统医药，2022，18（2）：92-96。

20. 车前草

提取方法 1：醇提

分析方法：高效液相色谱法　　色谱柱：Waters Symmetry C_{18} 柱　　流动相 A：乙腈溶液

流动相 B：0.1%甲酸溶液　　　　柱温：25℃　　　　　　　　　　流速：1.0ml/min

进样体积：1μl

小分子定量：

序号	中文名	英文名	分子式	最小含量（mg/g）	最大含量（mg/g）
1	桃叶珊瑚苷	aucubin	$C_{15}H_{22}O_9$	0.2510	0.2516
2	大车前苷	plantamajoside	$C_{29}H_{36}O_{16}$	0.5306	0.5323
3	木犀草苷	cynaroside	$C_{21}H_{20}O_{11}$	0.0995	0.1014

引自：李天敏，王纯玉. HPLC 波长切换法同时测定车前草中桃叶珊瑚苷、大车前苷、木樨草苷的含量. 四川中医，2021，39（6）：47-51。

提取方法 2：醇提

分析方法：高效液相色谱法　　色谱柱：Agilent ZORBAX SB-C_{18} 柱　　流动相 A：乙腈溶液

流动相 B：0.05%磷酸溶液　　　　柱温：30℃　　　　　　　　　　流速：0.3ml/min

进样体积：10μl

小分子定量：

序号	中文名	英文名	分子式	最小含量（mg/g）	最大含量（mg/g）
1	大车前苷	plantamajoside	$C_{29}H_{36}O_{16}$	1	8.2
2	木犀草苷	cynaroside	$C_{21}H_{20}O_{11}$	0.5	2.2
3	车前草苷 D	plantainoside D	$C_{29}H_{36}O_{16}$	0.3	0.7

引自：纪玉华，魏梅，李国卫，等. 不同部位车前草 HPLC 特征图谱的建立及多指标成分含量测定. 中药材，2020，43（3）：660-664。

提取方法 3：醇提

分析方法：反相高效液相色谱法　　色谱柱：Agilent ZORBAX SB-C$_{18}$柱　　流动相 A：甲醇溶液

流动相 B：0.2%磷酸溶液　　柱温：30℃　　流速：1.0ml/min

进样体积：10µl

小分子定量：

序号	中文名	英文名	分子式	最小含量（mg/g）*	最大含量（mg/g）*
1	槲皮素	quercetin	C$_{15}$H$_{10}$O$_7$	0.81	0.81
2	木犀草素	luteolin	C$_{15}$H$_{10}$O$_6$	1.634	1.634
3	山奈酚	kaempferol	C$_{15}$H$_{10}$O$_6$	0	0
4	芹菜素	apigenin	C$_{15}$H$_{10}$O$_5$	0.08	0.08

引自：王锦军，张秀梅，王宏林. 反相高效液相色谱法同时测定车前草中槲皮素、木犀草素、山奈酚、芹菜素的含量. 中成药，2009, 31（5）：772-775。*文献中只给出一个含量值。

21. 车前子

提取方法 1：醇提

分析方法：反相高效液相色谱法　　色谱柱：Dikma Diamonsil C$_{18}$柱　　流动相 A：甲醇溶液

流动相 B：0.05‰甲酸溶液　　柱温：25℃　　流速：1.0ml/min

进样体积：20µl

小分子定量：

序号	中文名	英文名	分子式	最小含量（mg/g）	最大含量（mg/g）
1	京尼平苷酸	geniposidic acid	C$_{16}$H$_{22}$O$_{10}$	1.51	13.64
2	车前素	plantagoguanidinic acid	C$_{12}$H$_{21}$N$_3$O$_2$	0.90	6.56
3	麦角甾苷	verbascoside	C$_{29}$H$_{36}$O$_{15}$	1.09	10.88
4	异麦角甾苷	isoacteoside	C$_{29}$H$_{36}$O$_{15}$	0.40	4.27

引自：吴丹. RP-HPLC 法同时测定车前子中 4 种主要成分的含量. 中国食品添加剂，2019, 30（8）：158-162。

提取方法 2：醇提

分析方法：反相高效液相色谱法　　色谱柱：Agilent ZORBAX Eclipse XDB-C$_{18}$柱

流动相 A：乙腈溶液　　流动相 B：0.2%磷酸溶液　　柱温：35℃

流速：1.0ml/min　　进样体积：10µl

小分子定量：

序号	中文名	英文名	分子式	最小含量（mg/g）	最大含量（mg/g）
1	京尼平苷酸	geniposidic acid	C$_{16}$H$_{22}$O$_{10}$	2.1	6.8
2	毛蕊花糖苷	acteoside	C$_{29}$H$_{36}$O$_{15}$	0.5	1.7

引自：沈晓丽，沙拉麦提·艾力. HPLC 法同时测定民族药材蚤状车前子中京尼平苷酸和毛蕊花糖苷的含量. 中国药师，2020, 23（8）：1628-1630。

提取方法 3：醇提

分析方法：高效液相色谱法　　　色谱柱：C$_{18}$柱　　　流动相 A：甲醇溶液

流动相 B：0.5%乙酸溶液　　　柱温：30℃　　　流速：1.0ml/min

进样体积：20μl

小分子定量：

序号	中文名	英文名	分子式	最小含量（mg/g）	最大含量（mg/g）
1	京尼平苷酸	geniposidic acid	C$_{16}$H$_{22}$O$_{10}$	6.6224	14.6559
2	毛蕊花糖苷	acteoside	C$_{29}$H$_{36}$O$_{15}$	2.5540	8.4224
3	异毛蕊花糖苷	isoacteoside	C$_{29}$H$_{36}$O$_{15}$	0.5260	2.2368

引自：常敬娟，余海峰，周荣，等. 北美车前种子中三种活性成分的含量测定. 时珍国医国药，2019，30（2）：317-318。

22. 陈皮

提取方法 1：醇提

分析方法：高效液相色谱法　　　色谱柱：Kromasil C$_{18}$柱　　　流动相 A：乙腈溶液

流动相 B：0.1%甲酸溶液　　　柱温：30℃　　　流速：1.0ml/min

进样体积：10μl

小分子定量：

序号	中文名	英文名	分子式	最小含量（mg/g）	最大含量（mg/g）
1	芸香柚皮苷	narirutin	C$_{27}$H$_{32}$O$_{14}$	0.227	3.886
2	橙皮苷	hesperidin	C$_{28}$H$_{34}$O$_{15}$	6.500	12.046
3	川陈皮素	nobiletin	C$_{21}$H$_{22}$O$_8$	0.118	3.056
4	3,5,6,7,8,3',4'-七甲氧基黄酮	3,5,6,7,8,3',4'-heptamethoxy flavone	C$_{22}$H$_{24}$O$_9$	0.085	0.353
5	橙皮素	hesperetin	C$_{16}$H$_{14}$O$_6$	0.051	1.897

引自：高喜梅，王晓凤，周冰倩，等. HPLC多波长条件下陈皮指纹图谱及"一测多评"法的建立. 中药材，2019，42（11）：2598-2602。

提取方法 2：醇提

分析方法：高效液相色谱法　　　色谱柱：Hanbon Benatach C$_{18}$柱　　　流动相 A：乙腈溶液

流动相 B：0.2%甲酸溶液　　　柱温：25℃　　　流速：1.0ml/min

进样体积：20μl

小分子定量：

序号	中文名	英文名	分子式	最小含量(mg/g)	最大含量（mg/g）
1	5-羟甲基糠醛	5-hydroxymethylfurfural	C$_6$H$_6$O$_3$	0.83	4.84
2	维采宁-2	vicenin-2	C$_{27}$H$_{30}$O$_{15}$	1.07	7.14
3	橙皮苷	hesperidin	C$_{28}$H$_{34}$O$_{15}$	1.31	37.114
4	橙皮素	hesperetin	C$_{16}$H$_{14}$O$_6$	0.57	3.97
5	异甜橙黄酮	isosinensetin	C$_{20}$H$_{20}$O$_7$	0.40	1.13

续表

序号	中文名	英文名	分子式	最小含量(mg/g)	最大含量(mg/g)
6	甜橙黄酮	sinensetin	$C_{20}H_{20}O_7$	0.24	0.48
7	异黄芩配基甲醚	isobaicalein methylether	$C_{19}H_{18}O_6$	0.23	0.47
8	川陈皮素	nobiletin	$C_{21}H_{22}O_8$	3.12	8.04
9	3,5,6,7,8,3′,4′-七甲氧基黄酮	3,5,6,7,8,3′,4′-heptamethoxy flavone	$C_{22}H_{24}O_{10}$	0.23	0.59
10	橘皮素	tangeretin	$C_{20}H_{20}O_7$	2.26	6.92
11	5-去甲川陈皮素	5-demethylnobiletin	$C_{20}H_{20}O_8$	0.27	0.60

引自：叶晓岚，宋粉云，范国荣，等. 高效液相色谱法同时测定广陈皮药材中的11种化学成分. 色谱，2015，33（4）：423-427。

提取方法3：水提

分析方法：高效液相色谱法　　　色谱柱：Agilent ZORBAX SB-C$_{18}$柱　　　流动相A：乙腈溶液

流动相B：0.5%乙酸溶液　　　柱温：25℃　　　流速：1.0ml/min

进样体积：10μl

小分子定量：

序号	中文名	英文名	分子式	最小含量（mg/g）	最大含量（mg/g）
1	橙皮苷	hesperidin	$C_{28}H_{34}O_{15}$	11.13	24.62
2	川陈皮素	nobiletin	$C_{21}H_{22}O_8$	0.3	6.9
3	橘皮素	tangeretin	$C_{20}H_{20}O_7$	0.47	3.24

引自：吴霞，叶勇树，王国才，等. HPLC法测定陈皮水提物中三种活性成分含量. 亚太传统医药，2015，11（3）：24-27。

23. 赤芍

提取方法1：醇提

分析方法：高效液相色谱法　　　色谱柱：Diamonsil C$_{18}$柱　　　流动相A：0.1%甲酸溶液

流动相B：乙腈溶液　　　柱温：30℃　　　流速：1.0ml/min

进样体积：10μl

小分子定量：

序号	中文名	英文名	分子式	最小含量（mg/g）	最大含量（mg/g）
1	儿茶素	catechin	$C_{15}H_{14}O_6$	0	0.52
2	芍药苷	paeoniflorin	$C_{23}H_{28}O_{11}$	10.44	43.26
3	苯甲酸	benzoic acid	$C_7H_6O_2$	1.26	2.49
4	丹皮酚	paeonol	$C_9H_{10}O_3$	0.22	10.60

引自：柳梦婷，方婧，孙昊，等. HPLC法双波长同时测定赤芍中4种成分的含量. 中国药物警戒，2014，11（9）：524-527。

提取方法2：醇提

分析方法：高效液相色谱法　　　色谱柱：Agilent TC-C$_{18}$柱　　　流动相A：乙腈溶液

流动相B：0.5%乙酸溶液　　　柱温：30℃　　　流速：0.8ml/min

进样体积：10μl

小分子定量：

序号	中文名	英文名	分子式	最小含量（mg/g）	最大含量（mg/g）
1	没食子酸	gallic acid	$C_7H_6O_5$	0.011	0.405
2	氧化芍药苷	oxypaeoniflorin	$C_{23}H_{28}O_{12}$	0.029	0.179
3	芍药苷	paeoniflorin	$C_{23}H_{28}O_{11}$	1.909	6.793
4	苯甲酰芍药苷	benzoylpaeoniflorin	$C_{30}H_{32}O_{12}$	0	0.178
5	丹皮酚	paeonol	$C_9H_{10}O_3$	0.014	0.054

引自：孙冬梅，陈秋谷，毕晓黎，等. 二基原赤芍 HPLC 指纹图谱的建立和 5 种成分的含量测定. 中药材，2018，41（4）：898-903。

24. 赤小豆

提取方法：醇提

分析方法：高效液相色谱法　　　　色谱柱：C_{18} 柱　　　　流动相 A：乙腈溶液

流动相 B：水　　　　柱温：30℃　　　　流速：1.0ml/min

进样体积：10μl

小分子定量：

序号	中文名	英文名	分子式	最小含量（mg/g）	最大含量（mg/g）
1	儿茶素-7-O-β-D-吡喃葡萄糖苷	catechin-7-O-β-D-glucopyra-noside	$C_{20}H_{22}O_{10}$	0.87	2.00

引自：穆合塔尔·卡德尔哈孜，王海涛，屠鹏飞，等. RP-HPLC 测定中药赤小豆中儿茶素-7-O-β-D-吡喃葡萄糖苷的含量. 中国药学杂志，2011，46（10）：778-780。

25. 川贝母

提取方法 1：醇提

分析方法：高效液相色谱-蒸发光散射检测法　　　　色谱柱：Waters XTerra MS C_{18} 柱

流动相 A：乙腈溶液　　　　流动相 B：碳酸氢铵溶液　　　　柱温：35℃

流速：1.0ml/min　　　　进样体积：10μl

小分子定量：

序号	中文名	英文名	分子式	最小含量（mg/g）	最大含量（mg/g）
1	贝母辛	peimisine	$C_{27}H_{41}NO_3$	0.0801	0.2248
2	贝母素甲	peimine	$C_{27}H_{45}NO_3$	0.0579	0.1373
3	贝母素乙	peiminine	$C_{27}H_{43}NO_3$	0.0655	0.1689

引自：黄林芳，陈士林，刘辉，等. HPLC-ELSD 测定不同加工方法川贝母中 3 种生物碱. 中成药，2009，31（10）：1560-1564。

提取方法 2：醇提

分析方法：高效液相色谱-蒸发光散射检测法　　　　色谱柱：Waters Acquity UPLC™ CSH C_{18} 柱

流动相 A：0.02%二乙胺溶液　　　　流动相 B：甲醇溶液　　　　柱温：35℃

流速：0.3ml/min　　　　　　　　　　进样体积：1μl

小分子定量：

序号	中文名	英文名	分子式	最小含量（mg/g）	最大含量（mg/g）
1	贝母辛	peimisine	$C_{27}H_{41}NO_3$	0.016	0.480
2	西贝母碱苷	edpetiline	$C_{33}H_{53}NO_8$	0.338	1.181
3	西贝母碱	imperialine	$C_{27}H_{43}NO_3$	0.070	1.272
4	贝母素乙	peiminine	$C_{27}H_{43}NO_3$	0.298	0.754
5	贝母素甲	peimine	$C_{27}H_{45}NO_3$	0.404	0.634
6	湖贝甲素	hupehenine	$C_{27}H_{45}NO_2$	0.405	0.634

引自：车朋，刘久石，齐耀东，等.UPLC-ELSD 同时测定贝母类药材中 6 种生物碱的含量.中国中药杂志，2020，45（6）：1393-1398。

26. 川牛膝

提取方法 1：醇提

分析方法：高效液相色谱-蒸发光散射检测法　　　色谱柱：Shim-Pack VP-ODS C_{18} 柱

流动相 A：乙腈溶液　　　　　　　　　　流动相 B：0.1%甲酸溶液　　　　柱温：35℃

流速：1.0ml/min　　　　　　　　　　进样体积：20μl

小分子定量：

序号	中文名	英文名	分子式	最小含量（mg/g）	最大含量（mg/g）
1	川牛膝皂苷 A	cyaonoside A	$C_{54}H_{86}O_{23}$	4.7	13.7
2	川牛膝皂苷 B	cyaonoside B	$C_{48}H_{76}O_{18}$	4.6	13.2

引自：闫文静，仲彦颖，汪豪，等.HPLC-ELSD 法测定川牛膝中两种三萜皂苷的含量.药学与临床研究，2014，22（4）：336-338。

提取方法 2：醇提

分析方法：高效液相色谱法　　　　　　色谱柱：Agilent ZORBAX Stable Bond-C_{18} HPLC 柱

流动相 A：乙腈溶液　　　　　　　　　流动相 B：0.1%甲酸溶液　　　　柱温：25℃

流速：0.8ml/min　　　　　　　　　　进样体积：10μl

小分子定量：

序号	中文名	英文名	分子式	最小含量（mg/g）	最大含量（mg/g）
1	川牛膝皂苷 A	cyaonoside A	$C_{54}H_{86}O_{23}$	9.6	17.6
2	川牛膝皂苷 B	cyaonoside B	$C_{48}H_{76}O_{18}$	7.2	14.1
3	牛膝皂苷 C	achyranthoside C	$C_{47}H_{72}O_{20}$	7.5	13.9
4	牛膝皂苷 D	achyranthoside D	$C_{53}H_{82}O_{25}$	9.0	16.9

引自：刘伟华.高效液相色谱法比较怀牛膝与川牛膝中三萜皂苷含量.现代中西医结合杂志，2017，26（24）：2725-2726，2736。

27. 川芎

提取方法 1：醇提

分析方法：高效液相色谱法　　　　　　色谱柱：Agilent ZORBAX Eclipse plus-C_{18} 柱

流动相 A：甲醇溶液　　　　　流动相 B：1%乙酸溶液　　　　　柱温：35℃

流速：1.0ml/min　　　　　　　进样体积：5μl

小分子定量：

序号	中文名	英文名	分子式	最小含量（mg/g）	最大含量（mg/g）
1	阿魏酸	ferulic acid	$C_{10}H_{10}O_4$	1.4	1.8
2	洋川芎内酯 A	senkyunolide A	$C_{12}H_{16}O_2$	5.3	11.4
3	藁本内酯	ligustilide	$C_{12}H_{14}O_2$	11	15.1

引自：刘娟，冯芮，蒲忠慧，等. 指纹图谱结合 HPLC 定量分析在中药川芎质量评价中的应用研究. 中药材，2019，42（2）：353-357。

提取方法 2：醇提

分析方法：高效液相色谱法　　　色谱柱：Kromasil C_{18} 柱　　　流动相 A：乙腈溶液

流动相 B：0.1%磷酸溶液　　　　柱温：30℃　　　　　　　　　流速：1.0ml/min

进样体积：10μl

小分子定量：

序号	中文名	英文名	分子式	最小含量（mg/g）	最大含量（mg/g）
1	阿魏酸	ferulic acid	$C_{10}H_{10}O_4$	1.7	4.1
2	洋川芎内酯 I	senkyunolide I	$C_{12}H_{16}O_4$	0.8	2.7
3	洋川芎内酯 A	senkyunolide A	$C_{12}H_{16}O_2$	6.3	38.2
4	藁本内酯	ligustilide	$C_{12}H_{14}O_2$	10.2	21.2

引自：柳雨影，陈健，胡浩彬，等. 指纹图谱结合化学模式识别对川芎药材多成分含量测定研究. 药物分析杂志，2021，41（4）：685-693。

28. 大蓟

提取方法 1：醇提

分析方法：高效液相色谱法　　　色谱柱：Waters XBridge^{TM} C_{18} 柱　　　流动相 A：乙腈溶液

流动相 B：0.1%磷酸溶液　　　　柱温：30℃　　　　　　　　　流速：1.0ml/min

进样体积：10μl

小分子定量：

序号	中文名	英文名	分子式	最小含量（mg/g）	最大含量（mg/g）
1	新绿原酸	neochlorogenic acid	$C_{16}H_{18}O_9$	0.1103	1.0043
2	绿原酸	chlorogenic acid	$C_{16}H_{18}O_9$	1.9829	2.1024
3	隐绿原酸	cryptochlorogenic acid	$C_{16}H_{18}O_9$	0.6925	0.7164
4	蒙花苷	buddleoside	$C_{28}H_{32}O_{14}$	4.4258	4.8922
5	柳穿鱼叶苷	pectolinarin	$C_{29}H_{34}O_{15}$	8.3791	8.5105
6	金合欢素	acacetin	$C_{16}H_{12}O_5$	0.4892	0.5204
7	柳穿鱼黄素	pectolinarigenin	$C_{17}H_{14}O_6$	0.4958	0.6293

引自：郝晶晶，张府君，甄会贤，等. HPLC 法同时测定大蓟及其炮制品中 7 种成分含量. 中药材，2020，43（5）：1115-1118。

提取方法 2：醇提

分析方法：高效液相色谱法　　　色谱柱：Waters XBridge™ C$_{18}$柱　　　流动相 A：乙腈溶液
流动相 B：0.1%磷酸溶液　　　柱温：30℃　　　流速：1.0ml/min
进样体积：10μl
小分子定量：

序号	中文名	英文名	分子式	最小含量（mg/g）	最大含量（mg/g）
1	新绿原酸	neochlorogenic acid	C$_{16}$H$_{18}$O$_9$	0.531	0.952
2	绿原酸	chlorogenic acid	C$_{16}$H$_{18}$O$_9$	1.447	2.174
3	隐绿原酸	cryptochlorogenic acid	C$_{16}$H$_{18}$O$_9$	0.417	0.802
4	咖啡酸	caffeic acid	C$_9$H$_8$O$_4$	0.518	0.969
5	蒙花苷	buddleoside	C$_{28}$H$_{32}$O$_{14}$	4.158	7.412
6	柳穿鱼叶苷	pectolinarin	C$_{29}$H$_{34}$O$_{15}$	7.006	9.122
7	金合欢素	acacetin	C$_{16}$H$_{12}$O$_5$	0.346	0.715
8	柳穿鱼黄素	pectolinarigenin	C$_{17}$H$_{14}$O$_6$	0.069	0.266

引自：赵渊. 大蓟炮制前后指纹图谱及主要成分含量变化研究. 中国药师，2021，24（9）：1734-1740。

提取方法 3：醇提

分析方法：高效液相色谱法　　　色谱柱：Kromasil C$_{18}$柱　　　流动相：甲醇-水-乙酸溶液
柱温：25℃　　　流速：1.0ml/min　　　进样体积：10μl
小分子定量：

序号	中文名	英文名	分子式	最小含量（mg/g）	最大含量（mg/g）
1	蒙花苷	buddleoside	C$_{28}$H$_{32}$O$_{14}$	0.03	12.52

引自：杨燕飞. 大蓟中黄酮类成分的鉴别与含量测定. 中国药事，2006，（5）：296-298。

29. 大枣

提取方法：醇提

分析方法：高效液相色谱法　　　色谱柱：Agilent Extent-C$_{18}$柱　　　流动相 A：0.01%磷酸溶液
流动相 B：乙腈溶液　　　柱温：25℃　　　流速：1.0ml/min
进样体积：10μl
小分子定量：

序号	中文名	英文名	分子式	最小含量（mg/g）	最大含量（mg/g）
1	芦丁	rutin	C$_{27}$H$_{30}$O$_{16}$	0.31	0.31
2	酸枣仁皂苷 B	jujuboside B	C$_{52}$H$_{84}$O$_{21}$	0.0877	0.0877

引自：陈鑫，刘永刚，王耀欣，等. HPLC 法同时测定大枣中芦丁和酸枣仁皂苷 B 的含量. 中国药房，2010，21（3）：247-248。

30. 丹参

提取方法1：醇提

分析方法：高效液相色谱法　　色谱柱：Linksil ODS 柱　　流动相 A：1%乙酸溶液：乙腈=7：3
流动相 B：乙腈溶液　　柱温：30℃　　流速：0.8ml/min
进样体积：20μl
小分子定量：

序号	中文名	英文名	分子式	最小含量（mg/g）	最大含量（mg/g）
1	原儿茶醛	protocatechualdehyde	$C_7H_6O_3$	2.2	2.2
2	迷迭香酸	rosmarinic acid	$C_{18}H_{16}O_8$	0.82	0.82
3	丹酚酸A	salvianolic acid A	$C_{26}H_{22}O_{10}$	0.22	0.22

引自：王招玉，徐依萍，焦蓉，等.HPLC法同时测定丹参中原儿茶醛、迷迭香酸、丹酚酸A的含量.中国药师，2014，17（9）：1473-1475。

提取方法2：醇提

分析方法：高效液相色谱法　　色谱柱：Inertsil ODS3-C_{18}柱　　流动相 A：甲醇-0.1%甲酸溶液
流动相 B：0.1%甲酸溶液　　柱温：30℃　　流速：1.0ml/min
进样体积：10μl
小分子定量：

序号	中文名	英文名	分子式	最小含量（mg/g）	最大含量（mg/g）
1	丹参素	danshensu	$C_9H_{10}O_5$	0.0269	0.4121
2	原儿茶醛	protocatechualdehyde	$C_7H_6O_3$	0.0264	0.0379
3	迷迭香酸	rosmarinic acid	$C_{18}H_{16}O_8$	0.9005	2.2125
4	丹酚酸B	salvianolic acid B	$C_{36}H_{30}O_{16}$	32.75	57.84
5	二氢丹参酮Ⅰ	dihydrotanshinone Ⅰ	$C_{18}H_{14}O_3$	0.0974	1.1104
6	隐丹参酮	cryptotanshinone	$C_{19}H_{20}O_3$	0.4713	2.6658
7	丹参酮Ⅰ	tanshinone Ⅰ	$C_{18}H_{12}O_3$	0.3382	2.8283
8	丹参酮ⅡA	tanshinone ⅡA	$C_{19}H_{18}O_3$	0.8299	4.9706

引自：李志东.HPLC同时测定新泰不同区域丹参药材中8种成分的含量.泰山医学院学报，2020，41（3）：211-215。

31. 淡豆豉

提取方法1：醇提

分析方法：高效液相色谱法　　色谱柱：YWG-C_{18}柱　　流动相 A：甲醇：水：乙酸=10：10：1
流动相 B：乙酸溶液　　柱温：室温　　流速：0.8ml/min
进样体积：20μl

小分子定量：

序号	中文名	英文名	分子式	最小含量（mg/g）	最大含量（mg/g）
1	大豆苷元	daidzein	$C_{15}H_{10}O_4$	0.26006	0.26846
2	染料木素	genistein	$C_{15}H_{10}O_5$	0.22154	0.23974

引自：毛峻琴，宓鹤鸣，娄子洋，等. HPLC法测定淡豆豉中异黄酮的含量. 第二军医大学学报，2000，（10）：955-957。

提取方法2：醇提

分析方法：高效液相色谱法　　　色谱柱：Diamonsil plus C_{18} 柱　　流动相A：甲醇溶液
流动相B：甲醇-0.1%乙酸溶液（60：40）　柱温：25℃　　　　　流速：0.8ml/min
进样体积：10μl
小分子定量：

序号	中文名	英文名	分子式	最小含量（mg/g）	最大含量（mg/g）
1	大豆苷元	daidzein	$C_{15}H_{10}O_4$	21.4	21.4
2	染料木素	genistein	$C_{15}H_{10}O_5$	10.3	10.3

引自：杨飒，孙晓可，阚厚远，等. HPLC法同时测定淡豆豉中大豆苷元和染料木素含量//第21届全国色谱学术报告会及仪器展览会会议论文集.[出版者不详]，2017：704。

提取方法3：醇提

分析方法：高效液相色谱法　　　色谱柱：Diamonsil plus C_{18} 柱　　流动相A：甲醇-1%乙酸溶液
流动相B：甲醇-0.1%磷酸溶液　　柱温：25℃　　　　　流速：0.8ml/min
进样体积：10μl
小分子定量：

序号	中文名	英文名	分子式	最小含量（mg/g）	最大含量（mg/g）
1	大豆苷元	daidzein	$C_{15}H_{10}O_4$	0.764	0.764
2	染料木素	genistein	$C_{15}H_{10}O_5$	0.472	0.472

引自：阚厚远. 中药材淡豆豉有效成分含量测定方法与生产工艺的研究. 保定：河北大学，2017。

32. 当归

提取方法1：醇提

分析方法：高效液相色谱-二极管阵列检测法　　　色谱柱：Agilent Eclipse XDB-C_{18} 柱
流动相A：0.1%磷酸溶液　　　　　　流动相B：乙腈溶液　　　　　　柱温：35℃
流速：1.0ml/min　　　　　　　　进样体积：10μl
小分子定量：

序号	中文名	英文名	分子式	最小含量（mg/g）	最大含量（mg/g）
1	绿原酸	chlorogenic acid	$C_{16}H_{18}O_9$	0.10	0.52
2	洋川芎内酯Ⅰ	senkyunolide Ⅰ	$C_{12}H_{16}O_4$	0.10	0.24
3	阿魏酸	ferulic acid	$C_{10}H_{10}O_4$	1.42	2.66
4	*E*-丁烯基苯酞	*E*-butenylphthalide	$C_{12}H_{12}O_2$	0.19	0.54
5	*Z*-藁本内酯	*Z*-ligustilide	$C_{12}H_{14}O_2$	21.75	29.15

引自：杨燕，春强，郭子娴，等. 基于HPLC指纹图谱及多指标成分定量分析的不同产地当归质量特征研究. 中草药，2021，52（15）：4666-4674。

提取方法 2：醇提

分析方法：高效液相色谱法　　　　色谱柱：Ultimate C$_{18}$ 柱　　　　流动相 A：乙腈溶液
流动相 B：0.085%磷酸溶液　　　　柱温：30℃　　　　流速：1.0ml/min
进样体积：10μl
小分子定量：

序号	中文名	英文名	分子式	最小含量（mg/g）	最大含量（mg/g）
1	色氨酸	tryptophan	C$_{11}$H$_{12}$N$_2$O$_2$	0.305	2.359
2	绿原酸	chlorogenic acid	C$_{16}$H$_{18}$O$_9$	0.041	2.424
3	阿魏酸	ferulic acid	C$_{10}$H$_{10}$O$_4$	0.545	1.968
4	洋川芎内酯 I	senkyunolide I	C$_{12}$H$_{16}$O$_4$	0.012	0.493
5	洋川芎内酯 H	senkyunolide H	C$_{12}$H$_{16}$O$_4$	0.007	0.258
6	欧前胡素	imperatorin	C$_{16}$H$_{14}$O$_4$	0.026	6.748
7	Z-藁本内酯	Z-ligustilide	C$_{12}$H$_{14}$O$_2$	0.121	19.88
8	丁烯基苯酞	butenyl phthalide	C$_{15}$H$_{18}$O$_4$	0.282	1.586

引自：邓雪琪，管小军，黄娜娜，等. HPLC 法同时测定当归中 8 种成分. 中成药，2020，42（8）：2075-2079。

提取方法 3：醇提

分析方法：高效液相色谱法　　　　色谱柱：TIANHE C$_{18}$ 柱　　　　流动相：甲醇-水-乙酸溶液（40∶60∶0.5）
柱温：25℃　　　　流速：1.0ml/min　　　　进样体积：10μl
小分子定量：

序号	中文名	英文名	分子式	最小含量（mg/g）	最大含量（mg/g）
1	阿魏酸	ferulic acid	C$_{10}$H$_{10}$O$_4$	0.99	1.09

引自：陈超超，王艳，梁超. 高效液相色谱法测定当归中阿魏酸的含量. 成都大学学报（自然科学版），2008，27（4）：284-286。

33. 党参

提取方法 1：醇提

分析方法：高效液相色谱法　　　　色谱柱：Agilent Extend-C$_{18}$ 柱　　　　流动相：乙腈-0.3%乙酸溶液
柱温：30℃　　　　流速：1.0ml/min　　　　进样体积：10μl
小分子定量：

序号	中文名	英文名	分子式	最小含量（mg/g）	最大含量（mg/g）
1	5- 羟甲基糠醛	5-hydroxymethyl-furfural	C$_6$H$_6$O$_3$	0.07792	0.8432

引自：王宇，张玉兰. HPLC 法测定党参中 5-羟甲基糠醛的含量. 西部中医药，2014，27（2）：31-33。

提取方法 2：醇提

分析方法：高效液相色谱法　　　　　　　　　　　　　色谱柱：Kromasil C$_{18}$ 柱

流动相 A：乙腈-0.1%二乙胺（10∶90）溶液 　　　流动相 B：0.1%二乙胺溶液

柱温：30 ℃ 　　　流速：1.0ml/min

进样体积：10μl

小分子定量：

序号	中文名	英文名	分子式	最小含量（mg/g）	最大含量（mg/g）
1	管花党参碱 A	codotubulosine A	$C_{14}H_{22}NO_4^+$	0.217	1.469

引自：曹永凯，林朝展，陈德金，等. HPLC 法测定党参中管花党参碱 A 的含量. 中药新药与临床药理，2012，23（6）：678-680，683。

提取方法 3：醇提

分析方法：高效液相色谱法 　色谱柱：Discovery C_{18} 柱 　流动相 A：乙腈-水溶液（5∶95）

流动相 B：水 　柱温：30℃ 　流速：1.0ml/min

进样体积：20μl

小分子定量：

序号	中文名	英文名	分子式	最小含量（mg/g）	最大含量（mg/g）
1	腺苷	adenosine	$C_{10}H_{13}N_5O_4$	0.2127	0.2489

引自：刘学华，刘永，孙学蔚，等. HPLC 法测定党参中腺苷的含量. 今日药学，2010，20（10）：13-15。

提取方法 4：醇提

分析方法：高效液相色谱法 　色谱柱：Spex Amethyst C_{18} 柱 　流动相 A：甲醇溶液

流动相 B：0.01%磷酸溶液 　柱温：30℃ 　流速：1.0ml/min

进样体积：10μl

小分子定量：

序号	中文名	英文名	分子式	最小含量（mg/g）	最大含量（mg/g）
1	腺苷	adenosine	$C_{10}H_{13}N_5O_4$	0.13682	0.14860
2	丁香苷	syringin	$C_{17}H_{24}O_9$	0.02542	0.02584
3	党参炔苷	lobetyolin	$C_{20}H_{28}O_8$	0.39881	0.41061
4	苍术内酯Ⅲ	atractylenolide Ⅲ	$C_{15}H_{20}O_3$	0.10880	0.11236

引自：何金莲. 党参和金银花的活性组分分析. 重庆：重庆医科大学，2020。

34. 刀豆

提取方法：醇提

分析方法：反复硅胶柱色谱法 　色谱柱：Sephadex LH-20 柱 　流动相 A：NA

流动相 B：NA 　柱温：NA 　流速：NA

进样体积：NA

小分子定量：

序号	中文名	英文名	分子式	最小含量（mg/g）	最大含量（mg/g）
1	没食子酸	gallic acid	$C_7H_6O_5$	0.00418	0.00418
2	没食子酸甲酯	methyl gallate	$C_8H_8O_5$	0.03002	0.03002
3	β-谷甾醇	β-sitosterol	$C_{29}H_{50}O$	0.01414	0.01414
4	羽扇豆醇	lupeol	$C_{30}H_{50}O$	0.4	0.4
5	δ-生育酚	δ-tocopherol	$C_{27}H_{46}O_2$	0.00838	0.00838

引自：李宁，李铣，冯志国，等. 刀豆的化学成分. 沈阳药科大学学报，2007，24（11）：676-678。

35. 地骨皮

提取方法 1：醇提

分析方法：反相高效液相色谱法　　　　　　　色谱柱：Diomonsil C_{18} 柱
流动相：甲醇-乙腈-1%乙酸溶液（15：15：70）　　柱温：25℃
流速：0.9ml/min　　　　　　　　　　　　　进样体积：10μl
小分子定量：

序号	中文名	英文名	分子式	最小含量（mg/g）	最大含量（mg/g）
1	肉桂酸	cinnamic acid	$C_9H_8O_2$	0.002206	0.05199

引自：李康，袁昕蓉，韩洁，等. RP-HPLC测定地骨皮中肉桂酸的含量. 中国中药杂志，2005，（4）：61-62。

提取方法 2：醇提

分析方法：反相高效液相色谱法　　　　　　　色谱柱：Diomonsil C_{18} 柱
流动相：乙腈-1%乙酸溶液（10：90）　　　柱温：30℃　　　　　流速：0.8ml/min
进样体积：10μl
小分子定量：

序号	中文名	英文名	分子式	最小含量（mg/g）	最大含量（mg/g）
1	香草酸	vanillic acid	$C_8H_8O_4$	0.00443	0.10347

引自：李康，陈晓辉，毕开顺. RP-HPLC法测定地骨皮中香草酸的含量. 中草药，2005，（3）：446-447。

36. 丁香

提取方法 1：醇提

分析方法：反相高效液相色谱法　　色谱柱：Hypersil C_{18} 柱　　　　流动相：甲醇-水
柱温：室温　　　　　　　　　　流速：1.0ml/min　　　　　　进样体积：20μl
小分子定量：

序号	中文名	英文名	分子式	最小含量（mg/g）	最大含量（mg/g）
1	丁香酚	eugenol	$C_{10}H_{12}O_2$	119	144

引自：余小平. RP-HPLC法测定中药丁香中丁香酚的含量. 中华中医药学刊，2009，27（4）：880-881。

提取方法 2：醇提

分析方法：反相高效液相色谱法　色谱柱：Agilent Eclipse XBD-C$_{18}$柱　流动相 A：甲醇溶液
流动相 B：水　柱温：30℃　流速：1.0ml/min
进样体积：10μl
小分子定量：

序号	中文名	英文名	分子式	最小含量（mg/g）	最大含量（mg/g）
1	槲皮素	quercetin	C$_{15}$H$_{10}$O$_7$	0.12	0.12

引自：李少锋，崔桂友. 高效液相色谱法测定丁香中槲皮素的含量. 扬州大学烹饪学报，2011，28（1）：51-54。

提取方法 3：醇提

分析方法：高效液相色谱法　色谱柱：Hypersil BDS-C$_{18}$柱　流动相 A：甲醇溶液
流动相 B：0.6%磷酸溶液　柱温：30℃　流速：1.0ml/min
进样体积：10μl
小分子定量：

序号	中文名	英文名	分子式	最小含量（mg/g）	最大含量（mg/g）
1	酪醇	tyrosol	C$_8$H$_{10}$O$_2$	0.653	0.841
2	原儿茶酸	protocatechuic acid	C$_7$H$_6$O$_4$	1.215	1.389
3	异槲皮苷	isoquercitrin	C$_{21}$H$_{20}$O$_{12}$	1.425	2.223
4	紫云英苷	astragalin	C$_{21}$H$_{20}$O$_{11}$	1.495	1.882
5	橄榄苦苷	oleuropein	C$_{25}$H$_{32}$O$_{13}$	6.562	7.392

引自：姜虹，郭伟英. 建立 HPLC 法同时测定关东丁香中6种活性成分含量. 中药材，2017，40（10）：2372-2375。

37. 杜仲

提取方法：醇提

分析方法：高效液相色谱法　色谱柱：Agilent ZORBAX Eclipse plus-C$_{18}$柱
流动相：乙腈-0.1%甲酸溶液　柱温：25℃
流速：1ml/min　进样体积：10μl
小分子定量：

序号	中文名	英文名	分子式	最小含量（mg/g）	最大含量（mg/g）
1	桃叶珊瑚苷	aucubin	C$_{15}$H$_{22}$O$_9$	0.161	10.080
2	松脂醇二葡糖苷	pinoresinol diglucoside	C$_{32}$H$_{42}$O$_{16}$	0.350	2.029
3	京尼平苷酸	geniposidic acid	C$_{16}$H$_{22}$O$_{10}$	0.063	7.821
4	京尼平苷	geniposide	C$_{17}$H$_{24}$O$_{10}$	0.002	0.792
5	京尼平	genipin	C$_{11}$H$_{14}$O$_5$	0.013	0.256
6	绿原酸	chlorogenic acid	C$_{16}$H$_{18}$O$_9$	0.024	7.153
7	槲皮素	quercetin	C$_{15}$H$_{10}$O$_7$	0.005	0.349
8	白桦脂酸	betulinic acid	C$_{30}$H$_{48}$O$_3$	0.059	52.600

引自：刘锟，王健英，魏莉，等. HPLC 法测定杜仲皮、叶、雄花中8种成分. 中成药，2021，43（3）：686-691。

38. 杜仲叶

提取方法 1：醇提

分析方法：高效液相色谱法　　　色谱柱：C_{18} 柱　　　流动相：甲醇-0.1%磷酸溶液
柱温：30℃　　　流速：0.8ml/min　　　进样体积：10μl
小分子定量：

序号	中文名	英文名	分子式	最小含量（mg/g）	最大含量（mg/g）
1	绿原酸	chlorogenic acid	$C_{16}H_{18}O_9$	5.40	9.60
2	芦丁	rutin	$C_{27}H_{30}O_{16}$	0.44	0.72
3	槲皮素	quercetin	$C_{15}H_{10}O_7$	4.36	6.80
4	山奈酚	kaempferol	$C_{15}H_{10}O_6$	1.98	2.96

引自：王学军，梁旭华，徐恒.HPLC法同时测定杜仲叶中4种成分的含量.中医药信息，2017，34（1）：33-35。

提取方法 2：醇提

分析方法：高效液相色谱法　　　色谱柱：Agilent ZORBAX SB-C_{18}柱　　　流动相A：乙腈溶液
流动相B：0.1%磷酸溶液　　　柱温：35℃　　　流速：1.0ml/min
进样体积：5μl
小分子定量：

序号	中文名	英文名	分子式	最小含量（mg/g）	最大含量（mg/g）
1	桃叶珊瑚苷	aucubin	$C_{15}H_{22}O_9$	10.903	17.245
2	京尼平苷酸	geniposidic acid	$C_{16}H_{22}O_{10}$	5.578	7.892
3	儿茶素	catechin	$C_{15}H_{14}O_6$	0.198	0.440
4	绿原酸	chlorogenic acid	$C_{16}H_{18}O_9$	13.890	19.782
5	松脂醇二葡萄糖苷	pinoresinol diglucoside	$C_{32}H_{42}O_{16}$	1.008	1.547
6	芦丁	rutin	$C_{27}H_{30}O_{16}$	1.102	2.396

引自：张留记，李宁，屠万倩，等.HPLC法同时测定杜仲叶中8种成分的含量.中国药房，2019，30（24）：3383-3387。

39. 番泻叶

提取方法 1：醇提

分析方法：高效液相色谱法　　　色谱柱：Diamonsil-C_{18}柱　　　流动相A：乙腈溶液
流动相B：1%乙酸溶液　　　柱温：40℃　　　流速：1.0ml/min
进样体积：10μl
小分子定量：

序号	中文名	英文名	分子式	最小含量（mg/g）	最大含量（mg/g）
1	芹菜素-6,8-二-C-葡萄糖苷	apigenin-6,8-di-C-glycoside	$C_{27}H_{30}O_{15}$	1.5	2
2	异鼠李素-3-O-龙胆二糖苷	isorhamnetin-3-O-gentiobioside	$C_{28}H_{32}O_{17}$	7.2	17.1

续表

序号	中文名	英文名	分子式	最小含量（mg/g）	最大含量（mg/g）
3	番泻苷 B	sennoside B	$C_{42}H_{38}O_{20}$	5.8	10.2
4	番泻苷 A	sennoside A	$C_{42}H_{38}O_{20}$	4.3	6.6
5	丁内末利葡萄糖苷	tinnevellin glucoside	$C_{20}H_{24}O_9$	0.4	2.5

引自：邬秋萍，王祝举，唐力英，等.HPLC测定番泻叶中5种主要化学成分的含量.中国中药杂志，2008，（4）：363-365。

提取方法2：醇提

分析方法：高效液相色谱法　　　色谱柱：Hypersil ODS2 柱　　　流动相：甲醇-0.2%磷酸溶液
柱温：30℃　　　流速：1.0ml/min　　　进样体积：10μl
小分子定量：

序号	中文名	英文名	分子式	最小含量（mg/g）	最大含量（mg/g）
1	芦荟大黄素	aloe-emodin	$C_{15}H_{10}O_5$	0.2665	0.4300

引自：方丰伟，廖华卫，梁颖意，等.HPLC测定番泻叶中芦荟大黄素的含量.中国现代药物应用，2008，（14）：15-16。

提取方法3：醇提

分析方法：高效液相色谱法　　　色谱柱：ZORBAX Eclipse XDB-C_{18}柱
流动相A：0.1%三氟乙酸溶液　　　流动相B：乙腈溶液　　　柱温：25℃
流速：1.0ml/min　　　进样体积：10μl
小分子定量：

序号	中文名	英文名	分子式	最小含量（mg/g）	最大含量（mg/g）
1	番泻苷 A	sennoside A	$C_{42}H_{38}O_{20}$	4.63	6.35
2	番泻苷 B	sennoside B	$C_{42}H_{38}O_{20}$	7.85	10.53

引自：何伟，张朝波，严军，等.HPLC法测定番泻叶中番泻苷A、番泻苷B的含量.海峡药学，2008，（9）：48-51。

40. 佛手

提取方法1：醇提

分析方法：高效液相色谱法　　　色谱柱：LiChrosPher^R 100 柱　　　流动相：甲醇-水溶液
柱温：35℃　　　流速：1.0ml/min　　　进样体积：10μl
小分子定量：

序号	中文名	英文名	分子式	最小含量（mg/g）	最大含量（mg/g）
1	5,7-二甲氧基香豆素	5,7-dimethoxycoumarin	$C_{11}H_{10}O_4$	0.070	0.074

引自：高幼衡，刁远明，彭新生，等.HPLC法测定广佛手中5,7-二甲氧基香豆素的含量.中药新药与临床药理，2003，（4）：250-251。

提取方法2：醇提

分析方法：高效液相色谱法　　　色谱柱：Diamonsil C_{18} 柱　　　流动相A：乙腈溶液
流动相B：0.1%乙酸溶液　　　柱温：30℃　　　流速：1.0ml/min
进样体积：10μl

小分子定量：

序号	中文名	英文名	分子式	最小含量（mg/g）	最大含量（mg/g）
1	柚皮苷	naringin	$C_{27}H_{32}O_{14}$	0.19	0.68
2	橙皮苷	hesperidin	$C_{28}H_{34}O_{15}$	0.28	2.75
3	6,7-二甲氧基香豆素	6,7-dimethoxycoumarin	$C_{11}H_{10}O_4$	0.03	0.75
4	5,7-二甲氧基香豆素	5,7-dimethoxycoumarin	$C_{11}H_{10}O_4$	0.94	5.01
5	佛手柑内酯	bergapten	$C_{12}H_8O_4$	0.02	0.34

引自：魏莹，陈珍，杨兰，等. HPLC 法同时测定不同产地佛手中 5 个成分的含量. 药物分析杂志，2017，37（12）：2180-2184。

提取方法 3：醇提

分析方法：高效液相色谱法　　　色谱柱：Thermo BDS HYPERSIL C_{18} 柱

流动相 A：0.2%乙酸溶液　　　流动相 B：甲醇溶液　　　柱温：30℃

流速：1.0ml/min　　　进样体积：10μl

小分子定量：

序号	中文名	英文名	分子式	最小含量（mg/g）	最大含量（mg/g）
1	7-羟基香豆素	7-hydroxy coumarin	$C_9H_6O_3$	0.18	1.6
2	莨菪亭	scopoletin	$C_{10}H_8O_4$	0.10	0.41
3	阿魏酸	ferulic acid	$C_{10}H_{10}O_4$	0.10	1.57
4	6,7-二甲氧基香豆素	6,7-dimethoxycoumarin	$C_{11}H_{10}O_4$	0.04	0.78
5	橙皮苷	hesperidin	$C_{28}H_{34}O_{15}$	0.73	9.25
6	槲皮素	quercetin	$C_{15}H_{10}O_7$	0.17	1.17
7	5,7-二甲氧基香豆素	5,7-dimethoxy coumarin	$C_{11}H_{10}O_4$	0.61	22.55
8	木犀草素	luteolin	$C_{15}H_{10}O_6$	0.22	1.19

引自：崔广林，李隆云，谭均，等. 不同产地川佛手中 8 种化学成分的分析与评价. 天然产物研究与开发，2019，31（2）：250-260，324。

41. 茯苓

提取方法：醇提

分析方法：高效液相色谱法　　　色谱柱：Wonda Cract C_{18} 柱　　　流动相 A：乙腈溶液

流动相 B：0.2%甲酸溶液　　　柱温：32℃　　　流速：1.0ml/min

进样体积：20μl

小分子定量：

序号	中文名	英文名	分子式	最小含量（mg/g）	最大含量（mg/g）
1	去氢土莫酸	dehydrotumulosic acid	$C_{31}H_{48}O_4$	0.1939	0.7249
2	去氢茯苓酸	dehydropachymic acid	$C_{33}H_{50}O_5$	0.1656	0.4241
3	茯苓酸	pachymic acid	$C_{33}H_{52}O_5$	0.3997	1.1671
4	松苓新酸	3-dehydrotrametenolic acid	$C_{30}H_{46}O_3$	0.0220	0.4389

引自：彭灿，余生兰，张静，等. HPLC 同时测定茯苓中 4 种三萜酸的含量. 中药材，2017，40（7）：1643-1646。

42. 覆盆子

提取方法 1：醇提

分析方法：高效液相色谱法　　　色谱柱：Alltech C$_{18}$柱　　　流动相：甲醇-0.4%磷酸溶液（10∶90）

柱温：室温　　　流速：1.0ml/min　　　进样体积：20μl

小分子定量：

序号	中文名	英文名	分子式	最小含量（mg/g）	最大含量（mg/g）
1	没食子酸	gallic acid	C$_7$H$_6$O$_5$	0.29	0.30

引自：李天傲，谭喜莹.HPLC测定覆盆子中没食子酸含量.中国现代应用药学，2008，（3）：235-237。

提取方法 2：醇提

分析方法：高效液相色谱法　　　色谱柱：Thermo ODS-C$_{18}$柱　　　流动相A：乙腈溶液

流动相B：0.2%磷酸溶液　　　柱温：30℃　　　流速：1.0ml/min

进样体积：20μl

小分子定量：

序号	中文名	英文名	分子式	最小含量（mg/g）	最大含量（mg/g）
1	鞣花酸	ellagic acid	C$_{14}$H$_6$O$_8$	4.6585	6.5124
2	芦丁	rutin	C$_{27}$H$_{30}$O$_{16}$	1.2015	2.2142
3	山奈酚-3-O-芸香糖苷	kaempferol-3-O-rutinoside	C$_{27}$H$_{30}$O$_{15}$	1.8523	3.1012
4	齐墩果酸	oleanolic acid	C$_{30}$H$_{48}$O$_3$	0.1598	0.6456
5	椴树苷	tiliroside	C$_{30}$H$_{26}$O$_{13}$	0.2526	1.0214
6	槲皮素	quercetin	C$_{15}$H$_{10}$O$_7$	0.7862	1.5410
7	山奈酚	kaempferol	C$_{15}$H$_{10}$O$_6$	0.4207	1.1424

引自：张晶，汤尘尘，方艳.HPLC法同时测定覆盆子中7个成分的含量.中国药师，2020，23（12）：2496-2499。

提取方法 3：醇提

分析方法：高效液相色谱法　　　色谱柱：Wonda Sil C$_{18}$柱　　　流动相A：乙腈溶液

流动相B：0.2%磷酸溶液　　　柱温：25℃　　　流速：1.0ml/min

进样体积：10μl

小分子定量：

序号	中文名	英文名	分子式	最小含量（mg/g）	最大含量（mg/g）
1	芦丁	rutin	C$_{27}$H$_{30}$O$_{16}$	0.008	0.024
2	鞣花酸	ellagic acid	C$_{14}$H$_6$O$_8$	0.610	4.333
3	金丝桃苷	hyperoside	C$_{21}$H$_{20}$O$_{12}$	0.010	0.050
4	异槲皮苷	isoquercitrin	C$_{21}$H$_{20}$O$_{12}$	0.011	0.077
5	山奈酚-3-O-芸香糖苷	kaempferol-3-O-rutinoside	C$_{27}$H$_{30}$O$_{15}$	0.058	0.284
6	椴树苷	tiliroside	C$_{30}$H$_{26}$O$_{13}$	0.231	1.025

引自：张玲，邱晓霞，岳婧怡.HPLC法同时测定覆盆子中鞣花酸和5种黄酮成分的含量.中药材，2017，40（11）：2625-2628。

提取方法 4：醇提

分析方法：高效液相色谱　　　色谱柱：Welch C$_{18}$柱　　　流动相：乙腈-0.2%磷酸溶液（15∶85）

柱温：30℃　　　流速：1.0ml/min　　　进样体积：20μl

小分子定量：

序号	中文名	英文名	分子式	最小含量（mg/g）	最大含量（mg/g）
1	山奈酚-3-O-芸香糖苷	kaempferol-3-O-rutinoside	C$_{27}$H$_{30}$O$_{15}$	0.011	0.080
2	山奈酚-3-O-吡喃葡萄糖苷	kaempferol-3-O-glucopyranoside	C$_{21}$H$_{20}$O$_{11}$	0.005	0.020

引自：钟瑞建，郭卿，周国平，等.RP-HPLC法同时测定覆盆子药材中2个主要黄酮苷成分的含量.药物分析杂志，2014，34（6）：971-974。

43. 甘草

提取方法：醇提

分析方法：HPLC指纹图谱法　　　色谱柱：WondaSil C$_{18}$ Superb 柱　　　流动相 A：0.1%磷酸溶液

流动相 B：乙腈溶液　　　柱温：30℃　　　流速：1.0ml/min

进样体积：20μl

小分子定量：

序号	中文名	英文名	分子式	最小含量（mg/g）	最大含量（mg/g）
1	甘草苷	liquiritin	C$_{21}$H$_{22}$O$_9$	3.3	21.7
2	甘草酸	glycyrrhizic acid	C$_{42}$H$_{62}$O$_{16}$	29.5	81.6

引自：汪洋，黄宇飞，金文芳，等. 甘草饮片指纹图谱的建立及主要成分的含量测定. 中南药学，2021，19（10）：2149-2153。

44. 干姜

提取方法：醇提

分析方法：反相高效液相色谱法　　　色谱柱：依利特 Hypersil ODS2 柱　　　流动相：乙腈-水

柱温：25℃　　　流速：1.0ml/min　　　进样体积：10μl

小分子定量：

序号	中文名	英文名	分子式	最小含量（mg/g）	最大含量（mg/g）
1	6-姜酚	6-gingerol	C$_{17}$H$_{26}$O$_4$	1.18	3.72
2	8-姜酚	8-gingerol	C$_{19}$H$_{30}$O$_4$	0.21	1.92
3	10-姜酚	10-gingerol	C$_{21}$H$_{34}$O$_4$	0.19	0.68

引自：孟喜成.RP-HPLC法测定干姜、炮姜和生姜中3种姜酚的含量. 中国药房，2011，22（23）：2182-2184。

45. 高良姜

提取方法 1：醇提

分析方法：反相高效液相色谱法　　　色谱柱：Agilent ZORBAX SB-C$_{18}$柱

流动相：甲醇-乙腈-水-甲酸溶液　　　柱温：30℃

流速：1.0ml/min　　　　　　　　进样体积：10μl

小分子定量：

序号	中文名	英文名	分子式	最小含量（mg/g）	最大含量（mg/g）
1	槲皮素	quercetin	$C_{15}H_{10}O_7$	0.0838	0.1570
2	山奈素	kaempferide	$C_{16}H_{12}O_6$	0.0941	0.2313
3	乔松素	pinocembrin	$C_{15}H_{12}O_4$	0.4344	0.7544
4	高良姜素	galangin	$C_{15}H_{10}O_5$	4.911	7.351

引自：刘原作，王鑫，刘有平，等. RP-HPLC 法同时测定高良姜中槲皮素等 4 种黄酮的含量. 沈阳药科大学学报，2014，31（1）：13-16，20。

提取方法 2：醇提

分析方法：高效液相色谱法　　色谱柱：Phenomenex C_{18}柱　　流动相 A：0.1%乙酸溶液

流动相 B：乙腈溶液　　　　　柱温：35℃　　　　　　　流速：0.8ml/min

进样体积：20μl

小分子定量：

序号	中文名	英文名	分子式	最小含量（mg/g）	最大含量（mg/g）
1	原儿茶酸	protocatechuic acid	$C_7H_6O_4$	5.06	6.63
2	槲皮素	quercetin	$C_{15}H_{10}O_7$	0.073	0.079
3	山奈酚	kaempferol	$C_{15}H_{10}O_6$	0.11	0.13
4	高良姜素	galangin	$C_{15}H_{10}O_5$	11.12	12.68
5	姜黄素	curcumin	$C_{21}H_{20}O_6$	0.080	0.086
6	大黄素	emodin	$C_{15}H_{10}O_5$	0.56	0.63

引自：彭贵龙，周光明，秦红英. HPLC 法同时测定高良姜中 6 个成分的含量. 药物分析杂志，2014，34（6）：966-970。

46. 葛根

提取方法：醇提

分析方法：高效液相色谱法　　色谱柱：Phenomenex C_{18}柱　　流动相 A：甲醇溶液

流动相 B：水　　　　　　　　柱温：40℃　　　　　　　流速：1.0ml/min

进样体积：10μl

小分子定量：

序号	中文名	英文名	分子式	最小含量（mg/g）	最大含量（mg/g）
1	葛根素	puerarin	$C_{21}H_{20}O_9$	28.15	65.68
2	大豆苷	daidzin	$C_{21}H_{20}O_9$	8.29	19.41
3	染料木苷	genistin	$C_{21}H_{20}O_{10}$	0.50	1.75
4	大豆苷元	daidzein	$C_{15}H_{10}O_4$	4.55	7.30
5	染料木素	genistein	$C_{15}H_{10}O_5$	0.22	0.85

引自：徐桂新，熊贤锋，吴春燕，等. HPLC 法同时测定葛根中 5 种异黄酮的含量. 西北药学杂志，2020，35（1）：29-32。

47. 枸杞子

提取方法 1：醇提

分析方法：高效液相色谱-蒸发光散射检测法　　色谱柱：Venusil HILIC 丙基酰胺键合硅胶色谱柱

流动相：乙腈-0.2%乙酸溶液　　柱温：30℃

流速：1.0ml/min　　进样体积：10μl

小分子定量：

序号	中文名	英文名	分子式	最小含量（mg/g）	最大含量（mg/g）
1	甜菜碱	betaine	$C_5H_{11}NO_2$	5.8	11.5

引自：梁景辉，贾芙蓉，时璐，等.HPLC-ELSD 测定枸杞子中甜菜碱的含量.中国处方药，2016，14（2）：32-33。

提取方法 2：醇提

分析方法：反相高效液相色谱法　　色谱柱：Spursil C_{18}-EP 柱　　流动相 A：0.04%乙酸溶液

流动相 B：甲醇溶液　　柱温：30℃　　流速：1.0ml/min

进样体积：20μl

小分子定量：

序号	中文名	英文名	分子式	最小含量（mg/g）	最大含量（mg/g）
1	原儿茶醛	protocatechuicaldehyde	$C_7H_6O_3$	0.618	15.264
2	儿茶素	catechin	$C_{15}H_{14}O_6$	0	0.63
3	表儿茶素	epicatechin	$C_{15}H_{14}O_6$	0.440	9.582
4	咖啡酸	caffeic acid	$C_9H_8O_4$	0	0.398
5	阿魏酸	ferulic acid	$C_{10}H_{10}O_4$	0	0.083

引自：谭亮，董琦，肖远灿，等.RP-HPLC 法同时测定枸杞子中 5 个酚酸类成分的含量.药物分析杂志，2013，33（3）：376-381，394。

48. 骨碎补

提取方法 1：醇提

分析方法：高效液相指纹图谱法　　色谱柱：Zirchrom C_{18} 柱　　流动相 A：甲醇溶液

流动相 B：磷酸溶液（pH=3.6）　　柱温：30℃　　流速：1.0ml/min

进样体积：10μl

小分子定量：

序号	中文名	英文名	分子式	最小含量（mg/g）	最大含量（mg/g）
1	咖啡酸-4-O-β-D-吡喃葡糖苷	linocaffein	$C_{15}H_{20}O_9$	0.0537	0.2061
2	（E）-4-O-β-D-吡喃葡萄糖基香豆酸	（E）-4-O-β-D-glucopyranosyl coumaric acid	$C_{15}H_{18}O_8$	0.0613	0.2243
3	柚皮苷	naringin	$C_{27}H_{32}O_{14}$	0.0893	0.5618

引自：白俊鹏，尚振苹，蒋晓文，等.骨碎补高效液相指纹图谱研究及主要成分含量测定.国际药学研究杂志，2015，42（3）：398-403。

提取方法 2：醇提

分析方法：高效液相色谱法 色谱柱：CQ5-4069 ODS 柱 流动相 A：0.1%甲酸溶液
流动相 B：乙腈溶液 柱温：35℃ 流速：0.25ml/min
进样体积：20μl
小分子定量：

序号	中文名	英文名	分子式	最小含量（mg/g）	最大含量（mg/g）
1	柚皮苷	naringin	$C_{27}H_{32}O_{14}$	317.005	326.306
2	新北美圣草苷	neoeriocitrin	$C_{27}H_{32}O_{15}$	174.625	179.361

引自：陈雪，雷霞，王迪，等. HPLC 法同时测定骨碎补中两种黄酮类化合物含量. 广东化工，2022，49（4）：188-190。

49. 广藿香

提取方法 1：醇提

分析方法：高效液相色谱法 色谱柱：Alltech C_{18} 柱 流动相：乙腈-0.4%磷酸溶液
柱温：30℃ 流速：0.8ml/min 进样体积：10μl
小分子定量：

序号	中文名	英文名	分子式	最小含量（mg/g）	最大含量（mg/g）
1	广藿香酮	pogostemon	$C_{12}H_{16}O_4$	1.3515	5.7135

引自：陈海明，易宇阳，彭绍忠，等. 高效液相色谱法测定广藿香中广藿香酮的含量. 广州中医药大学学报，2011，28（6）：645-647。

提取方法 2：醇提

分析方法：高效液相色谱法 色谱柱：Phenomenex Lunac C_{18} 柱
流动相：乙腈-0.2%甲酸溶液 柱温：30℃ 流速：0.8ml/min
进样体积：10μl
小分子定量：

序号	中文名	英文名	分子式	最小含量（mg/g）	最大含量（mg/g）
1	雷杜辛黄酮醇	retusine	$C_{19}H_{18}O_7$	1.13	8.72
2	广藿香酮	pogostone	$C_{12}H_{16}O_4$	1.19	4.38

引自：张颖梅. 广藿香中广藿香酮和雷杜辛黄酮醇的含量测定及特征图谱研究. 广州：广州中医药大学，2013。

提取方法 3：醇提

分析方法：高效液相色谱法 色谱柱：C_{18} 柱 流动相：乙腈-甲醇-0.3%H_3PO_4 水溶液
柱温：室温 流速：0.8ml/min 进样体积：10μl
小分子定量：

序号	中文名	英文名	分子式	最小含量（mg/g）	最大含量（mg/g）
1	齐墩果酸	oleanolic acid	$C_{30}H_{48}O_3$	0.103	0.103
2	熊果酸	ursolic acid	$C_{30}H_{48}O_3$	0.169	0.169

引自：孙仁爽，孟军. HPLC 法测定广藿香中齐墩果酸和熊果酸的含量. 湖北农业科学，2011，50（10）：2111-2113。

提取方法 4：水提

分析方法：高效液相色谱法　　色谱柱：Kromasil C$_{18}$柱　　流动相：甲醇-0.1%乙酸

柱温：25℃　　流速：1.0ml/min　　进样体积：20μl

小分子定量：

序号	中文名	英文名	分子式	最小含量（mg/g）	最大含量（mg/g）
1	毛蕊花糖苷	acteoside	C$_{29}$H$_{36}$O$_{15}$	1.65	2.10

引自：叶超，刘芳，陈宝龙，等. 高效液相色谱法测定广藿香中毛蕊花糖苷的含量. 中南药学，2014，12（12）：1248-1250。

50. 海藻

提取方法 1：醇提

分析方法：高效液相色谱法　　色谱柱：COSMOSIL Packed5 C$_{18}$-PAQ 柱

流动相 A：0.1mol/L KH$_2$PO$_4$-NaOH 缓冲溶液（pH = 6.0）　　流动相 B：乙腈溶液

柱温：30℃　　流速：1.0ml/min　　进样体积：10μl

小分子定量：

序号	中文名	英文名	分子式	最小含量（mg/g）	最大含量（mg/g）
1	岩藻糖	fucose	C$_6$H$_{12}$O$_5$	12.64	12.92

引自：胡淑曼，付志飞，魏宝红，等. HPLC 法测定海藻药材质量标志物岩藻糖的含量. 中国海洋药物，2021，40（1）：11-15。

提取方法 2：醇提

分析方法：超高效液相色谱法　　色谱柱：YMC-Pack ODS-A 柱　　流动相：甲醇-乙醇溶液

柱温：室温　　进样体积：10μl　　流速：0.8ml/min

小分子定量：

序号	中文名	英文名	分子式	最小含量（mg/g）	最大含量（mg/g）
1	岩藻甾醇	fucosterol	C$_{29}$H$_{48}$O	0.61	0.61

引自：刘春平，王韦，程卓，等. 超高效液相色谱法测定羊栖菜中岩藻甾醇的含量. 理化检验（化学分册），2017，53（5）：548-551。

提取方法 3：醇提

分析方法：高效液相色谱法　　色谱柱：C$_{18}$柱　　流动相 A：乙腈溶液

流动相 B：纯水　　柱温：25℃　　流速：0.8ml/min

进样体积：10μl

小分子定量：

序号	中文名	英文名	分子式	最小含量（mg/g）	最大含量（mg/g）
1	岩藻黄质	fucoxanthin	C$_{42}$H$_{58}$O$_6$	0.531	0.531

引自：赵丽，冯娟娟，张腊梅，等. 羊栖菜醇提物中岩藻黄素的检测. 云南化工，2022，49（4）：71-73，76。

51. 诃子

提取方法 1：醇提

分析方法：高效液相色谱法　　　色谱柱：Hypersil ODS2-C$_{18}$柱

流动相：乙腈-0.05%甲酸溶液　　柱温：20℃　　　　　　　流速：1.0ml/min

进样体积：20μl

小分子定量：

序号	中文名	英文名	分子式	最小含量（mg/g）	最大含量（mg/g）
1	没食子酸	gallic acid	C$_7$H$_6$O$_5$	6.8	7.6
2	诃子次酸	chebulic acid	C$_{14}$H$_{12}$O$_{11}$	18.4	25.8
3	柯里拉京	corilagin	C$_{27}$H$_{22}$O$_{18}$	21.1	33.6
4	没食子酸乙酯	ethyl gallate	C$_9$H$_{10}$O$_5$	5.6	11.6
5	诃子鞣酸	chebulagic acid	C$_{41}$H$_{30}$O$_{27}$	76.9	117.6
6	鞣花酸	ellagic acid	C$_{14}$H$_6$O$_8$	14.7	21.6
7	1,2,3,4,6-O-五没食子酰葡萄糖	1,2,3,4,6-O-pentagalloylglucose	C$_{41}$H$_{32}$O$_{26}$	42.7	75.4

引自：张媛媛，乾康，高淑婷，等. 高效液相色谱法测定不同产地藏药诃子中 7 种鞣质类有效成分的含量. 中国药学杂志，2017，52（12）：1073-1082。

提取方法 2：醇提

分析方法：高效液相色谱法　　　色谱柱：Waters Cortecs T$_3$ C$_{18}$柱　　　流动相 A：乙腈溶液

流动相 B：0.2%磷酸溶液　　　柱温：30℃　　　　　　　　　　流速：0.35ml/min

进样体积：1μl

小分子定量：

序号	中文名	英文名	分子式	最小含量（mg/g）	最大含量（mg/g）
1	诃子次酸	chebulic acid	C$_{14}$H$_{12}$O$_{11}$	10.40	32.82
2	没食子酸	gallic acid	C$_7$H$_6$O$_5$	2.63	7.06
3	柯里拉京	corilagin	C$_{27}$H$_{22}$O$_{18}$	4.83	17.63
4	诃子鞣酸	chebulagic acid	C$_{41}$H$_{30}$O$_{27}$	44.07	122.24
5	诃子次酸	chebulinic acid	C$_{41}$H$_{32}$O$_{27}$	13.82	56.69

引自：胡绮萍，赵书运，吴文平，等. 基于多指标成分含量测定的诃子和绒毛诃子质量分析. 中药材，2021，44（2）：374-378。

提取方法 3：水提

分析方法：高效液相色谱法　　　色谱柱：Supersil C$_{18}$柱　　　　流动相：甲醇-0.3%磷酸溶液

柱温：30℃　　　　　　　　　流速：1.0ml/min　　　　　进样体积：10μl

小分子定量：

序号	中文名	英文名	分子式	最小含量（mg/g）	最大含量（mg/g）
1	没食子酸	gallic acid	C$_7$H$_6$O$_5$	0.605	0.638
2	诃子次酸	chebulinic acid	C$_{41}$H$_{32}$O$_{27}$	0.461	0.476

引自：刘君，董秋梅，郝华，等. 诃子水提物对胶原诱导性关节炎模型大鼠肠道免疫机制研究. 中华中医药学刊，2020，38（10）：35-39，263-264。

52. 荷叶

提取方法 1：醇提

分析方法：高效液相色谱法　　　色谱柱：Agilent Eclipse XDB-C$_{18}$柱　　流动相：乙腈-水-三乙胺-乙酸

柱温：25℃　　　　　　　　　　流速：1.0ml/min　　　　　　　　　　进样体积：20μl

小分子定量：

序号	中文名	英文名	分子式	最小含量（mg/g）	最大含量（mg/g）
1	荷叶碱	nuciferine	C$_{19}$H$_{21}$NO$_2$	4.012	4.211

引自：杨鹏.HPLC法测定荷叶与莲房中荷叶碱的含量.药学研究，2014，33（4）：208-209。

提取方法 2：醇提

分析方法：高效液相色谱法　　　色谱柱：Elite Hypersil ODS2 柱　　流动相 A：乙腈溶液

流动相 B：水（含 0.3%磷酸和 0.4%三乙胺）　　　　　　　　　　　柱温：25℃

流速：1.0ml/min　　　　　　　进样体积：10μl

小分子定量：

序号	中文名	英文名	分子式	最小含量（mg/g）	最大含量（mg/g）
1	荷叶碱	nuciferine	C$_{19}$H$_{21}$NO$_2$	0.97352	0.97877
2	芦丁	rutin	C$_{27}$H$_{30}$O$_{16}$	0.42024	0.42599
3	槲皮素	quercetin	C$_{15}$H$_{10}$O$_7$	0.17479	0.17940

引自：李梦杰，刘苏珍，周斌，等.HPLC法同时测定荷叶中的荷叶碱、芦丁、槲皮素.中成药，2016，38（1）：111-114。

提取方法 3：醇提

分析方法：高效液相色谱法　　　色谱柱：Agilent Eclipse XDB-C$_{18}$柱

流动相：磷酸盐缓冲液-乙腈溶液　　柱温：30℃　　　　　　　　流速：1.0ml/min

进样体积：5μl

小分子定量：

序号	中文名	英文名	分子式	最小含量（mg/g）	最大含量（mg/g）
1	金丝桃苷	hyperoside	C$_{21}$H$_{20}$O$_{12}$	4.55	6.27
2	异槲皮苷	isoquercitrin	C$_{21}$H$_{20}$O$_{12}$	2.73	5.19
3	槲皮素	quercetin	C$_{15}$H$_{10}$O$_7$	0.38	0.52

引自：朱滢洞，王新财.HPLC法同时测定荷叶中金丝桃苷、异槲皮苷和槲皮素.中成药，2015，37（6）：1276-1279。

提取方法 4：醇提

分析方法：高效液相色谱法　　　色谱柱：Agilent TC-C$_{18}$柱　　　流动相 A：0.5%甲酸溶液-水

流动相 B：0.1%甲酸-乙腈溶液　　柱温：25℃　　　　　　　　流速：1.0ml/min

进样体积：20μl

小分子定量：

序号	中文名	英文名	分子式	最小含量（mg/g）	最大含量（mg/g）
1	芦丁	rutin	$C_{27}H_{30}O_{16}$	0.0024	0.3080
2	金丝桃苷	hyperoside	$C_{21}H_{20}O_{12}$	0.0048	0.0456
3	紫云英苷	astragalin	$C_{21}H_{20}O_{11}$	0.0203	0.0891
4	槲皮素	quercetin	$C_{15}H_{10}O_7$	0.9957	2.3398
5	山奈素	kaempferide	$C_{16}H_{12}O_6$	0.1009	0.1887
6	异鼠李素	isorhamnetin	$C_{16}H_{12}O_7$	0.0088	0.0242

引自：梁佳文，刘艾洁，马冰馨，等. 高效液相色谱法同时测定荷叶中 6 种黄酮类成分. 植物科学学报，2015，33（6）：861-866。

53. 黑芝麻

提取方法 1：醇提

分析方法：高效液相色谱法　　　色谱柱：Agilent C_{18} 柱　　　流动相：甲醇-水

柱温：35℃　　　流速：1.0ml/min　　　进样体积：20μl

小分子定量：

序号	中文名	英文名	分子式	最小含量（mg/g）	最大含量（mg/g）
1	芝麻酚	sesamol	$C_7H_6O_3$	0.62	1.12
2	芝麻素	sesamin	$C_{20}H_{18}O_6$	3.48	8.09
3	芝麻林素	sesamolin	$C_{20}H_{18}O_7$	1.70	3.97

引自：李丹丹，曾晓雄. 高效液相色谱法测定芝麻油中木酚素的含量. 湖北农业科学，2011，50（4）：821-824。

提取方法 2：醇提

分析方法：高效液相色谱法　　　色谱柱：Kromasil C_{18} 柱　　　流动相：甲醇-水

柱温：30℃　　　流速：2.0ml/min　　　进样体积：10μl

小分子定量：

序号	中文名	英文名	分子式	最小含量（mg/g）	最大含量（mg/g）
1	芝麻素	sesamin	$C_{20}H_{18}O_6$	3.48	8.09

引自：陈志强，刘洋. HPLC 法测定黑芝麻中芝麻素的含量. 江西农业学报，2007，（11）：68-69，72。

提取方法 3：醇提

分析方法：高效液相色谱法　　　色谱柱：Hypersil BDS-C_{18} 柱　　　流动相：甲醇-0.1%乙酸溶液

柱温：30℃　　　流速：1.0ml/min　　　进样体积：10μl

小分子定量：

序号	中文名	英文名	分子式	最小含量（mg/g）	最大含量（mg/g）
1	芝麻素	sesamin	$C_{20}H_{18}O_6$	3.48	8.09
2	芝麻林素	sesamolin	$C_{20}H_{18}O_7$	1.70	3.97

引自：张丽丽，苏松柏，朱迪，等. 黑芝麻不同炮制品的化学成分变化及降血脂药理作用对比研究. 中医药学报，2021，49（5）：35-40。

54. 红花

提取方法 1：醇提

分析方法：高效液相色谱法　　色谱柱：Agilent ZORBAX SB-C$_{18}$柱　　流动相 A：乙腈溶液
流动相 B：0.5%乙酸溶液　　柱温：25℃　　流速：0.5ml/min
进样体积：10μl
小分子定量：

序号	中文名	英文名	分子式	最小含量（mg/g）	最大含量（mg/g）
1	羟基红花黄色素 A	hydroxysafflor yellow A	$C_{27}H_{32}O_{16}$	9.37	38.47
2	芦丁	rutin	$C_{27}H_{30}O_{16}$	0.47	7.36
3	木犀草素	luteolin	$C_{15}H_{10}O_6$	0.16	1.42
4	槲皮素	quercetin	$C_{15}H_{10}O_7$	0.22	19.32

引自：马梦雪，吴士筠，李刚，等. HPLC 法同时测定不同品种红花中 4 种黄酮类. 中成药，2019，41（11）：2694-2700。

提取方法 2：醇提

分析方法：高效液相色谱法　　色谱柱：Agilent ZORBAX SB-C$_{18}$柱　　流动相：甲醇-0.2%磷酸溶液
柱温：30℃　　流速：1ml/min　　进样体积：5μl
小分子定量：

序号	中文名	英文名	分子式	最小含量（mg/g）	最大含量（mg/g）
1	没食子酸	gallic acid	$C_7H_6O_5$	1.24	3.37
2	羟基红花黄色素 A	hydroxysafflor yellow A	$C_{27}H_{32}O_{16}$	61.470	97.919
3	原儿茶酸	protocatechuic acid	$C_7H_6O_4$	7.74	34.19
4	芦丁	rutin	$C_{27}H_{30}O_{16}$	18.24	83.66
5	槲皮素	quercetin	$C_{15}H_{10}O_7$	1.36	19.51

引自：吴晶，杨怀镜，周萍. 红花中 5 种成分的含量测定. 亚太传统医药，2019，15（11）：82-87。

55. 厚朴

提取方法 1：醇提

分析方法：高效液相色谱法　　色谱柱：岛津 SB-C$_{18}$柱　　流动相：甲醇-乙腈-水
柱温：40℃　　流速：1.0ml/min　　进样体积：20μl

小分子定量：

序号	中文名	英文名	分子式	最小含量（mg/g）	最大含量（mg/g）
1	和厚朴酚	honokiol	$C_{18}H_{18}O_2$	1.75	2.51
2	厚朴酚	magnolol	$C_{18}H_{18}O_2$	4.61	5.03

引自：艾秀娟，姚惠珍，杨凤仪.HPLC法测定厚朴叶中厚朴酚与和厚朴酚.江西化工，2009，（1）：74-75。

提取方法2：醇提

分析方法：高效液相色谱法　　　色谱柱：Diamonsil^{TM} C$_{18}$柱　　　流动相：甲醇-水

柱温：30℃　　　流速：1ml/min　　　进样体积：5μl

小分子定量：

序号	中文名	英文名	分子式	最小含量（mg/g）	最大含量（mg/g）
1	和厚朴酚	honokiol	$C_{18}H_{18}O_2$	5.4	7.8
2	厚朴酚	magnolol	$C_{18}H_{18}O_2$	7.2	11.1

引自：任虹，何瑶，刘芳，等.厚朴酚与和厚朴酚HPLC含量测定方法及厚朴提取工艺研究.中药与临床，2014，5（2）：32-34。

56. 胡芦巴

提取方法1：醇提

分析方法：高效液相色谱法　　　色谱柱：Asahipak NH$_2$P-50柱　　　流动相：乙腈-水

柱温：室温　　　流速：0.8ml/min　　　进样体积：10μl

小分子定量：

序号	中文名	英文名	分子式	最小含量（mg/g）	最大含量（mg/g）
1	胡芦巴碱	trigonelline	$C_7H_7NO_2$	1.037	3.548

引自：赵怀清，曲燕，王学娅，等.高效液相色谱法测定胡芦巴中胡芦巴碱的含量.中国中药杂志，2002，（3）：37-39。

提取方法2：醇提

分析方法：柱前衍生化高效液相色谱法　　　色谱柱：Agilent ZORBAX Eclipse XDB-C$_{18}$柱

流动相A：乙腈溶液　　　流动相B：1ml/L 磷酸溶液

柱温：30℃　　　流速：1.5ml/min

进样体积：20μl

小分子定量：

序号	中文名	英文名	分子式	最小含量（mg/g）	最大含量（mg/g）
1	4-羟基异亮氨酸	4-hydroxyisoleucine	$C_6H_{13}NO_3$	4.8	6.1

引自：冯欢，李新霞，冯崴，等.柱前衍生化HPLC法测定不同产地胡芦巴中4-羟基异亮氨酸的含量.西北药学杂志，2016，31（2）：136-138。

提取方法 3：醇提

分析方法：高效液相色谱法　　　　　　　　　　　色谱柱：ODS-C$_{18}$柱

流动相：0.1%磷酸溶液-四氢呋喃-异丙醇-乙腈溶液　　柱温：45℃

流速：0.5ml/min　　　　　　　　　　　　　　进样体积：20μl

小分子定量：

序号	中文名	英文名	分子式	最小含量（mg/g）	最大含量（mg/g）
1	荭草苷	orientin	C$_{21}$H$_{20}$O$_{11}$	0.089	0.259
2	牡荆苷	vitexin	C$_{21}$H$_{20}$O$_{10}$	0.029	0.184

引自：黄文哲，梁旭. 不同产地胡芦巴中两种黄酮甙的含量测定. 植物资源与环境学报，2000，（4）：53-54。

提取方法 4：醇提

分析方法：高效液相色谱-蒸发光散射检测法　　色谱柱：岛津 VP-ODS 柱　　流动相：甲醇-水

柱温：40℃　　　　　　　　　　　　　　流速：1ml/min　　　　　　进样体积：10μl

小分子定量：

序号	中文名	英文名	分子式	最小含量（mg/g）	最大含量（mg/g）
1	薯蓣皂苷元	diosgenin	C$_{27}$H$_{42}$O$_3$	0.43	0.51

引自：李季文，景明，刘效栓，等. HPLC-ELSD测定胡芦巴降糖缓释片中薯蓣皂苷元的含量. 中国现代中药，2010，12（10）：33-34，54。

提取方法 5：醇提

分析方法：高效液相色谱法　　色谱柱：Kromasil ODS1 柱　　流动相：乙腈-1g/L 磷酸溶液

柱温：30℃　　　　　　　　流速：1ml/min　　　　　　进样体积：20μl

小分子定量：

序号	中文名	英文名	分子式	最小含量（mg/g）	最大含量（mg/g）
1	槲皮素	quercetin	C$_{15}$H$_{10}$O$_7$	0.012	0.061

引自：鲁鑫焱，张超，赵怀清，等. 不同产地胡芦巴中总黄酮和槲皮素的含量测定. 沈阳药科大学学报，2004，（6）：430-433。

57. 花椒

提取方法 1：醇提

分析方法：反相高效液相色谱法　　　　　　色谱柱：Phenomenex Synergi C$_{18}$柱

流动相 A：乙腈溶液　　　　　　　　　　流动相 B：水

柱温：30℃　　　　　　　　　　　　　流速：1.0ml/min

进样体积：10μl

小分子定量：

序号	中文名	英文名	分子式	最小含量（mg/g）	最大含量（mg/g）
1	羟基-α-山椒素	hydroxy-α-sanshool	$C_{16}H_{25}NO_2$	412	469
2	羟基-β-山椒素	hydroxy-β-sanshool	$C_{16}H_{25}NO_2$	82	93
3	羟基-γ-山椒素	hydroxy-γ-sanshool	$C_{18}H_{27}NO_2$	44.7	51.1

引自：崔美玉，赵云丽，王婷，等.RP-HPLC法同时测定花椒提取物中3种山椒素的含量.沈阳药科大学学报，2014，31（4）：272-275。

提取方法 2：醇提

分析方法：高效液相色谱法　　　色谱柱：Dikma Kromasil C$_{18}$柱　　　流动相 A：乙腈溶液
流动相 B：水　　　柱温：30℃　　　流速：1ml/min
进样体积：10μl
小分子定量：

序号	中文名	英文名	分子式	最小含量（mg/g）	最大含量（mg/g）
1	芳樟醇	linalool	$C_{10}H_{18}O$	10.43	65.15

引自：王琳，易权利，何兵.HPLC测定花椒挥发油中芳樟醇的含量.广东化工，2021，48（13）：204-205。

提取方法 3：醇提

分析方法：高效液相色谱法　　　色谱柱：YMC-Pack ODS-A 柱　　　流动相 A：乙腈溶液
流动相 B：水　　　柱温：35℃　　　流速：0.7ml/min
进样体积：10μl
小分子定量：

序号	中文名	英文名	分子式	最小含量（mg/g）	最大含量（mg/g）
1	羟基-β-山椒素	hydroxy-β-sanshool	$C_{16}H_{25}NO_2$	0.26	0.52

引自：王进，李欣，杨龙佳，等.高效液相色谱法测定贵州顶坛花椒中麻味成分羟基-β-山椒素的含量.中国调味品，2015，40（10）：102-105。

提取方法 4：醇提

分析方法：高效液相色谱法　　　色谱柱：Wondasil C$_{18}$柱　　　流动相 A：乙腈溶液
流动相 B：水　　　柱温：30℃　　　流速：0.8ml/min
进样体积：10μl
小分子定量：

序号	中文名	英文名	分子式	最小含量（mg/g）	最大含量（mg/g）
1	羟基-α-山椒素	hydroxy-α-sanshool	$C_{16}H_{25}NO_2$	3.23	15.70
2	羟基-β-山椒素	hydroxy-β-sanshool	$C_{16}H_{25}NO_2$	0.30	6.22

引自：张萌萌，李朝敏，吴博，等.花椒HPLC指纹图谱建立及指标性成分的测定.中国调味品，2019，44（3）：152-155，184。

58. 槐花

提取方法 1：醇提

分析方法：高效液相色谱法　　　色谱柱：Diamonsil C$_{18}$柱　　　流动相 A：甲醇溶液

流动相 B：1%乙酸溶液　　　　　柱温：30℃　　　　　　　　流速：0.8ml/min
进样体积：10μl
小分子定量：

序号	中文名	英文名	分子式	最小含量（mg/g）	最大含量（mg/g）
1	芦丁	rutin	$C_{27}H_{30}O_{16}$	58.4	76.4
2	山柰酚-3-O-芸香糖苷	kaempferol-3-O-rutinoside	$C_{27}H_{30}O_{15}$	1.90	2.72
3	水仙苷	narcissin	$C_{28}H_{32}O_{16}$	3.80	5.41
4	槲皮素	quercetin	$C_{15}H_{10}O_7$	2.19	5.36

引自：皮文霞，赵文望，蔡宝昌，等. 槐花对照提取物的制备及槐花中4个黄酮类成分的含量测定. 中国药房，2018，29（19）：2652-2656。

提取方法 2：醇提

分析方法：反相高效液相色谱法　　　色谱柱：Hypersil Gold C₁₈柱　　　流动相 A：甲醇溶液
流动相 B：0.2%乙酸溶液　　　　　柱温：室温　　　　　　　　流速：1ml/min
进样体积：10μl
小分子定量：

序号	中文名	英文名	分子式	最小含量（mg/g）	最大含量（mg/g）
1	芦丁	rutin	$C_{27}H_{30}O_{16}$	1.1	61.4
2	槲皮素	quercetin	$C_{15}H_{10}O_7$	1.0	61.5
3	染料木素	genistein	$C_{15}H_{10}O_5$	1.0	61.8

引自：靳倩，申凌娜，李淑芳，等. 槐花药材中芦丁、槲皮素、染料木素的含量测定. 中医学报，2015，30（8）：1176-1178。

提取方法 3：醇提

分析方法：高效液相色谱法　　　　色谱柱：Diamonsil C₁₈柱　　　流动相：0.4%磷酸-甲醇溶液
柱温：30℃　　　　　　　　　　　流速：1.0ml/min　　　　　　进样体积：10μl
小分子定量：

序号	中文名	英文名	分子式	最小含量（mg/g）	最大含量（mg/g）
1	芦丁	rutin	$C_{27}H_{30}O_{16}$	0	82.8
2	槲皮素	quercetin	$C_{15}H_{10}O_7$	5.7	79.0
3	山柰酚	kaempferol	$C_{15}H_{10}O_6$	1.3	6.2

引自：夏虹，彭茂民. 高效液相色谱法同时测定槐花中芦丁、槲皮素和山柰酚的含量. 应用化工，2014，43（10）：1919-1921。

59. 黄精

提取方法 1：醇提

分析方法：高效液相色谱-双波长法　　色谱柱：Diamonsil C₁₈柱　　　流动相：0.1%甲酸-乙腈溶液
柱温：35℃　　　　　　　　　　　流速：1.0ml/min　　　　　　进样体积：20μl

小分子定量：

序号	中文名	英文名	分子式	最小含量（mg/g）	最大含量（mg/g）
1	腺苷	adenosine	$C_{10}H_{13}N_5O_4$	0.0156	0.0267
2	人参皂苷 Rb$_1$	ginsenoside Rb$_1$	$C_{54}H_{92}O_{23}$	0.0309	0.1089
3	β-谷甾醇	β-sitosterol	$C_{29}H_{50}O$	0.0921	0.1450
4	香草酸	vanillic acid	$C_8H_8O_4$	0.0102	0.0304
5	甘草素	liquiritigenin	$C_{15}H_{12}O_4$	0.0476	0.1376

引自：刘彦东，黄俊学，张权，等. 高效液相色谱-双波长法测定黄精中 5 种活性化学成分的含量. 理化检验（化学分册），2018，54（4）：398-402。

提取方法 2：醇提

分析方法：高效液相色谱外标法　　　色谱柱：Diamonsil C$_{18}$柱　　　流动相 A：乙腈溶液
流动相 B：水　　　柱温：30℃　　　流速：1.0ml/min
进样体积：10μl
小分子定量：

序号	中文名	英文名	分子式	最小含量（mg/g）	最大含量（mg/g）
1	5-羟甲基糠醛	5-hydroxymethylfurfural	$C_6H_6O_3$	0.013	0.023
2	香草酸	vanillic acid	$C_8H_8O_4$	0.012	0.073
3	芦丁	rutin	$C_{27}H_{30}O_{16}$	0.013	0.065
4	槲皮素	quercetin	$C_{15}H_{10}O_7$	0.021	0.061
5	山柰酚	kaempferol	$C_{15}H_{10}O_6$	0.024	0.081
6	薯蓣皂苷元	diosgenin	$C_{27}H_{42}O_3$	0.145	0.281

引自：左雅敏，李琛，彭兴春，等. HPLC-一测多评法测定黄精及其饮片中 6 种成分的含量. 中国药房，2019，30（13）：1748-1754。

提取方法 3：醇提

分析方法：高效液相色谱法　　　色谱柱：Woburn C$_{18}$柱　　　流动相 A：乙腈溶液
流动相 B：水　　　柱温：30℃　　　流速：1.0ml/min
进样体积：30μl
小分子定量：

序号	中文名	英文名	分子式	最小含量（mg/g）	最大含量（mg/g）
1	薯蓣皂苷元	diosgenin	$C_{27}H_{42}O_3$	0.244	0.949

引自：孙婷婷，张红，李晔，等. 陕西产黄精不同炮制品中薯蓣皂苷元含量分析. 中国药师，2017，20（1）：158-160。

提取方法 4：醇提

分析方法：高效液相色谱法　　　色谱柱：CAPCELL PAK C$_{18}$柱　　　流动相 A：甲醇溶液
流动相 B：水　　　柱温：30℃　　　流速：1.0ml/min
进样体积：10μl

小分子定量：

序号	中文名	英文名	分子式	最小含量（mg/g）	最大含量（mg/g）
1	5-羟基麦芽酚	5-hydroxy maltol	$C_6H_6O_4$	0.003	2.041
2	5-羟甲基糠醛	5-hydroxymethylfurfural	$C_6H_6O_3$	0.002	4.443
3	黄精碱 A	polygonatine A	$C_9H_{11}NO_2$	0.002	0.027

引自：殷海霞，邹秋萍，平欲晖，等. HPLC 法同时测定黄精中 5-羟基麦芽酚、5-羟甲基糠醛和黄精碱 A 的含量. 中国药师，2018，21（9）：1683-1686。

60. 黄芪

提取方法 1：醇提

分析方法：高效液相色谱-串联质谱法　　色谱柱：Acclaim 120 C_{18} 柱　　流动相 A：乙腈溶液
流动相 B：0.3%甲酸溶液　　柱温：25℃　　流速：1.0ml/min
进样体积：20μl
小分子定量：

序号	中文名	英文名	分子式	最小含量（mg/g）	最大含量（mg/g）
1	毛蕊异黄酮苷	calycosin-7-glucoside	$C_{22}H_{22}O_{10}$	0.3842	2.9741
2	芒柄花苷	ononin	$C_{22}H_{22}O_9$	0.3555	1.5793
3	毛蕊异黄酮	calycosin	$C_{16}H_{12}O_5$	0.4209	1.8809
4	芒柄花素	formononetin	$C_{16}H_{12}O_4$	0.0503	1.1013

引自：陈春茗，龚姗，陈蕾，等. HPLC-MS 法测定黄芪中黄酮类成分的含量. 广州化工，2020，48（17）：74-76。

提取方法 2：醇提

分析方法：高效液相色谱-蒸发光散射检测法　　色谱柱：Agilent C_{18} 柱　　流动相 A：乙腈溶液
柱温：30℃　　流速：1.0ml/min　　进样体积：5μl 或 10μl
小分子定量：

序号	中文名	英文名	分子式	最小含量（mg/g）	最大含量（mg/g）
1	黄芪甲苷	astragaloside	$C_{41}H_{68}O_{14}$	0.45	2.05

引自：邹传宗，吴秋钰. HPLC 法测定不同产地黄芪中黄芪甲苷的含量. 安徽农业科学，2022，50（1）：208-209，227。

61. 火麻仁

提取方法 1：醇提

分析方法：高效液相色谱法　　色谱柱：Hypersil NH_2 柱　　流动相：乙腈-水（80：20）
柱温：25℃　　流速：1.0ml/min　　进样体积：10μl
小分子定量：

序号	中文名	英文名	分子式	最小含量（mg/g）	最大含量（mg/g）
1	胡芦巴碱	trigonelline	$C_7H_7NO_2$	0.7001	0.9931

引自：蔡明宸，张北灿，鲁雅文，等. HPLC 法测定不同产地火麻仁药材中胡芦巴碱的含量. 化学工程师，2014，28（7）：29-31。

提取方法 2：醇提

分析方法：高效液相色谱法　　色谱柱：Agilent Eclipse XDB-C$_{18}$柱　　流动相 A：甲醇溶液
流动相 B：水　　柱温：25℃　　流速：1.0ml/min
进样体积：10μl
小分子定量：

序号	中文名	英文名	分子式	最小含量（mg/g）	最大含量（mg/g）
1	大麻二酚	cannabidiol	C$_{21}$H$_{30}$O$_2$	0.00592	0.00617

引自：郭莹，夏林波，邓仕任.HPLC 法测定火麻仁中大麻二酚的含量.化学工程师，2009，23（9）：23-24。

提取方法 3：醇提

分析方法：高效液相色谱法　　色谱柱：Agilent Eclipse XDB-C$_{18}$柱　　流动相 A：甲醇溶液
流动相 B：水　　柱温：30℃　　流速：1.0ml/min
进样体积：10μl
小分子定量：

序号	中文名	英文名	分子式	最小含量（mg/g）	最大含量（mg/g）
1	α-亚麻酸	α-linolenic acid	C$_{18}$H$_{30}$O$_2$	52.0	79.6
2	亚油酸	linoleic acid	C$_{18}$H$_{32}$O$_2$	107	155
3	棕榈酸	palmitic acid	C$_{16}$H$_{32}$O$_2$	16.2	24.9
4	油酸	oleic acid	C$_{18}$H$_{34}$O$_2$	21.4	37.3
5	硬脂酸	stearic acid	C$_{18}$H$_{36}$O$_2$	4.37	8.26

引自：夏林波，朱江，蔡明宸，等.HPLC 法测定不同产地火麻仁中五种脂肪酸含量.中国食品添加剂，2013，（4）：205-208。

提取方法 4：醇提

分析方法：高效液相色谱法　　色谱柱：Kromasil 100-5 C$_{18}$柱　　流动相：乙腈-0.1%磷酸溶液
柱温：30℃　　流速：1.0ml/min　　进样体积：10μl
小分子定量：

序号	中文名	英文名	分子式	最小含量（mg/g）	最大含量（mg/g）
1	α-亚麻酸	α-linolenic acid	C$_{18}$H$_{30}$O$_2$	13.90	19.95
2	亚油酸	linoleic acid	C$_{18}$H$_{32}$O$_2$	64.25	75.55
3	油酸	oleic acid	C$_{18}$H$_{34}$O$_2$	10.65	13.45

引自：秦建平，陆艳芹，罗雪磊，等.HPLC 同时测定火麻仁中 α-亚麻酸、亚油酸和油酸含量.中国实验方剂学杂志，2012，18（7）：71-74。

62. 积雪草

提取方法 1：醇提

分析方法：高效液相色谱法　　色谱柱：SPOLAR C$_{18}$柱　　流动相：乙腈-0.1%磷酸溶液
柱温：30℃　　流速：1.0ml/min　　进样体积：10μl

小分子定量：

序号	中文名	英文名	分子式	最小含量（mg/g）	最大含量（mg/g）
1	积雪草苷 B	asiaticoside B	$C_{48}H_{78}O_{20}$	2.24	10.46
2	羟基积雪草苷	madecassoside	$C_{48}H_{78}O_{20}$	4.52	17.75
3	积雪草苷	asiaticoside	$C_{48}H_{78}O_{19}$	2.62	19.08
4	羟基积雪草酸	madecassic acid	$C_{30}H_{48}O_6$	3.06	8.87
5	积雪草酸	asiatic acid	$C_{30}H_{48}O_5$	0.52	3.09

引自：许海燕，何春喜，罗思旭，等. 指纹图谱与一测多评法相结合测定积雪草中 5 种三萜类成分. 中国药学杂志，2021，56（3）：181-188。

提取方法 2：醇提

分析方法：超高效液相色谱-串联质谱法　　色谱柱：CORTECS C_{18} 柱　　流动相 A：乙腈溶液
流动相 B：5mmol/L 乙酸铵溶液　　柱温：35℃　　流速：0.4ml/min
进样体积：2μl

小分子定量：

序号	中文名	英文名	分子式	最小含量（mg/g）	最大含量（mg/g）
1	积雪草苷 B	asiaticoside B	$C_{48}H_{78}O_{20}$	7.65	15.24
2	羟基积雪草苷	madecassoside	$C_{48}H_{78}O_{20}$	8.43	20.43
3	积雪草苷	asiaticoside	$C_{48}H_{78}O_{19}$	10.76	23.42
4	槲皮素	quercetin	$C_{15}H_{10}O_7$	1.28	3.17
5	山柰酚	kaempferol	$C_{15}H_{10}O_6$	7.82	12.65
6	羟基积雪草酸	madecassic acid	$C_{30}H_{48}O_6$	5.23	7.76
7	积雪草酸	asiatic acid	$C_{30}H_{48}O_5$	2.43	3.46

引自：闫凯，徐艳梅，徐敬朴，等. UPLC-MS/MS 法测定积雪草中 7 种有效成分的含量. 中国临床药理学杂志，2017，33（19）：1949-1953。

提取方法 3：醇提

分析方法：高效液相色谱法　　色谱柱：Symmetry C_{18} 柱　　流动相：乙腈-10mmol/L 乙酸铵溶液
柱温：25℃　　流速：1.0ml/min　　进样体积：20μl

小分子定量：

序号	中文名	英文名	分子式	最小含量（mg/g）	最大含量（mg/g）
1	积雪草酸	asiatic acid	$C_{30}H_{48}O_5$	0.99	0.99

引自：夏彬彬，李伊莎，徐唯哲，等. 积雪草中积雪草酸的分离、纯化及其含量测定. 首都医科大学学报，2011，32（4）：538-540。

63. 蒺藜

提取方法 1：醇提

分析方法：高效液相色谱法　　色谱柱：Agilent ZORBAX SB-C_{18} 柱　　流动相：甲醇-0.5%乙酸溶液
柱温：30℃　　流速：1.0ml/min　　进样体积：20μl

小分子定量：

序号	中文名	英文名	分子式	最小含量（mg/g）	最大含量（mg/g）
1	槲皮素	quercetin	$C_{15}H_{10}O_7$	0.02899	0.11180
2	山柰酚	kaempferol	$C_{15}H_{10}O_6$	0.0773	0.03729
3	异鼠李素	isorhamnetin	$C_{16}H_{12}O_7$	0.02222	0.07943
4	海柯皂苷元	hecogenin	$C_{27}H_{42}O_4$	0.2139	0.7159
5	替告皂苷元	tigogenin	$C_{27}H_{44}O_3$	0.1087	0.2825

引自：方惠娟，毕开顺，钱忠直，等. HPLC-DAD-ELSD 测定蒺藜中 5 个活性成分含量. 药物分析杂志，2012，32（6）：966-969。

提取方法 2：醇提

分析方法：高效液相色谱法　　　色谱柱：Welch Ultimate LP-C$_{18}$柱　　　流动相 A：甲醇溶液
流动相 B：水　　　柱温：30℃　　　流速：1.0ml/min
进样体积：20μl
小分子定量：

序号	中文名	英文名	分子式	最小含量（mg/g）	最大含量（mg/g）
1	蒺藜皂苷元	(25R)-spirost-4-ene-3,12-dione	$C_{27}H_{38}O_4$	0.087	2.289

引自：李昊月，冯琳，李瑞海，等. 18 个不同产地蒺藜药材中蒺藜皂苷元的 HPLC 含量测定. 实用药物与临床，2015，18（1）：69-71。

64. 姜黄

提取方法 1：醇提

分析方法：高效液相色谱法　　　色谱柱：Welchrom^{TM}-C$_{18}$柱　　　流动相：乙腈-3%乙酸溶液
柱温：室温　　　流速：1.0ml/min　　　进样体积：10μl
小分子定量：

序号	中文名	英文名	分子式	最小含量（mg/g）	最大含量（mg/g）
1	姜黄素	curcumin	$C_{21}H_{20}O_6$	15.5	24.1
2	脱甲氧基姜黄素	demethoxycurcumin	$C_{20}H_{18}O_5$	9.2	11.0
3	双脱甲氧基姜黄素	bisdemethoxycurcumin	$C_{19}H_{16}O_4$	3.2	5.3

引自：张韵慧，张丹，王妍，等.HPLC 内标法测定姜黄中姜黄素类成分的含量. 中国药学杂志，2009，44（18）：1423-1425。

提取方法 2：醇提

分析方法：高效液相色谱法　　　色谱柱：Hypersil ODS2 柱　　　流动相 A：乙腈溶液
流动相 B：0.5%乙酸溶液　　　柱温：35℃　　　流速：1.0ml/min
进样体积：10μl

小分子定量：

序号	中文名	英文名	分子式	最小含量（mg/g）	最大含量（mg/g）
1	姜黄素	curcumin	$C_{21}H_{20}O_6$	0.1	38.2
2	脱甲氧基姜黄素	demethoxycurcumin	$C_{20}H_{18}O_5$	0.2	13.8
3	双脱甲氧基姜黄素	bisdemethoxycurcumin	$C_{19}H_{16}O_4$	0.5	17.4

引自：李明，周欣，赵超，等. 中药姜黄质量控制研究. 药物分析杂志，2008，28（11）：1810-1814。

65. 绞股蓝

提取方法 1：醇提

分析方法：高效液相色谱法　　　色谱柱：Hypersil ODS2 柱　　　流动相：甲醇-0.4%磷酸溶液
柱温：25℃　　　　　　　　　　流速：0.78ml/min　　　　　　进样体积：20μl
小分子定量：

序号	中文名	英文名	分子式	最小含量（mg/g）	最大含量（mg/g）
1	槲皮素	quercetin	$C_{15}H_{10}O_7$	2.110	2.708
2	山奈素	kaempferide	$C_{16}H_{12}O_6$	1.132	1.599
3	异鼠李素	isorhamnetin	$C_{16}H_{12}O_7$	0.072	0.112

引自：孙梁燕，许永军. HPLC 法测定绞股蓝中总槲皮素、山奈素和异鼠李素的含量. 中国药师，2010，13（12）：1767-1768。

提取方法 2：醇提

分析方法：高效液相色谱法　　　色谱柱：Agilent Eclipse XDB-C$_{18}$ 柱　　　流动相 A：0.3%甲酸溶液
流动相 B：乙腈溶液　　　　　　柱温：50℃　　　　　　　　　流速：1.5ml/min
进样体积：20μl
小分子定量：

序号	中文名	英文名	分子式	最小含量（mg/g）	最大含量（mg/g）
1	人参皂苷 Rb$_1$	ginsenoside Rb$_1$	$C_{54}H_{92}O_{23}$	0.126	0.314
2	绞股蓝皂苷 XLIX	gypenoside XLIX	$C_{52}H_{86}O_{21}$	0.93	9.89
3	人参皂苷 Rb$_3$	ginsenoside Rb$_3$	$C_{53}H_{90}O_{22}$	0.162	17.348
4	人参皂苷 Rd	ginsenoside Rd	$C_{48}H_{82}O_{18}$	0.171	0.660
5	绞股蓝皂苷 A	gypenoside A	$C_{46}H_{74}O_{17}$	0.15	10.99
6	绞股蓝皂苷 XVII	gypenoside XVII	$C_{48}H_{82}O_{18}$	7.300	25.085
7	人参皂苷 F$_2$	ginsenoside F$_2$	$C_{42}H_{72}O_{13}$	0.089	1.243

引自：蒋慧宣，陈粲文，徐茂保，等. HPLC 法同时测定绞股蓝药材中 8 种皂苷的含量. 广州中医药大学学报，2018，35（2）：324-328。

提取方法 3：醇提

分析方法：高效液相色谱法　　　色谱柱：Agilent ZORBAX SB-C$_{18}$柱　　　流动相：0.3%甲酸-乙腈溶液
柱温：35℃　　　　　　　　　　流速：1.5ml/min　　　　　　进样体积：10μl

小分子定量：

序号	中文名	英文名	分子式	最小含量（mg/g）	最大含量（mg/g）
1	人参皂苷 Rb$_1$	ginsenoside Rb$_1$	C$_{54}$H$_{92}$O$_{23}$	20.350	196.245
2	绞股蓝皂苷 XLIX	gypenoside XLIX	C$_{52}$H$_{86}$O$_{21}$	39.560	500.013
3	人参皂苷 Rb$_3$	ginsenoside Rb$_3$	C$_{53}$H$_{90}$O$_{22}$	19.580	220.321
4	人参皂苷 Rd	ginsenoside Rd	C$_{48}$H$_{82}$O$_{18}$	11.024	30.150
5	绞股蓝皂苷 A	gypenoside A	C$_{46}$H$_{74}$O$_{17}$	4.360	9.852
6	绞股蓝皂苷 XVII	gypenoside XVII	C$_{48}$H$_{82}$O$_{18}$	117.240	1000.003

引自：李玲，金李峰. HPLC 法同时测定绞股蓝中 6 个皂苷类成分的含量. 中药材，2021，44（8）：1931-1934。

66. 金荞麦

提取方法 1：醇提

分析方法：高效液相色谱法　　　　　色谱柱：Waters C$_{18}$ 柱
流动相（表儿茶素）：乙腈-0.004%磷酸溶液　流动相（金丝桃苷）：甲醇-0.004%磷酸溶液（50：50）
流动相（槲皮苷）：甲醇-0.004%磷酸溶液（45：55）　　　柱温：35℃　　　　流速：1.0ml/min
进样体积：10µl
小分子定量：

序号	中文名	英文名	分子式	最小含量（mg/g）	最大含量（mg/g）
1	表儿茶素	epicatechin	C$_{15}$H$_{14}$O$_6$	0.79	0.81
2	金丝桃苷	hyperoside	C$_{21}$H$_{20}$O$_{12}$	0.38	0.42
3	槲皮苷	quercitrin	C$_{21}$H$_{20}$O$_{11}$	0.87	0.92

引自：阮洪生，张兆远. HPLC 法测定金荞麦药材中表儿茶素、金丝桃苷、槲皮苷的含量. 人参研究，2021，33（4）：25-28。

提取方法 2：醇提

分析方法：反相高效液相色谱法　　　色谱柱：Shim-Pack VP-ODS C$_{18}$ 柱　　　流动相 A：乙腈溶液
流动相 B：磷酸溶液（pH=3.0）　　　柱温：35℃　　　　　　流速：1ml/min
进样体积：10µl
小分子定量：

序号	中文名	英文名	分子式	最小含量（mg/g）	最大含量（mg/g）
1	原儿茶酸	protocatechuic acid	C$_7$H$_6$O$_4$	3.8795	4.7515
2	原花青素 B$_1$	procyanidin B$_1$	C$_{30}$H$_{26}$O$_{12}$	15.324	20.227
3	儿茶素	catechin	C$_{15}$H$_{14}$O$_6$	10.6675	15.7935
4	原花青素 B$_2$	procyanidin B$_2$	C$_{30}$H$_{26}$O$_{12}$	32.4350	40.9695
5	表儿茶素	epicatechin	C$_{15}$H$_{14}$O$_6$	16.3100	24.2655
6	原花青素 C$_1$	procyanidin C$_1$	C$_{45}$H$_{38}$O$_{18}$	18.9780	22.9985

引自：李敏，郭青，张潇. HPLC 法同时测定金荞麦片中 6 个多酚类成分. 药物分析杂志，2015，35（4）：644-648。

67. 金银花

提取方法 1：醇提

分析方法：高效液相色谱法　　色谱柱：Phenomenex Luna C$_{18}$柱　　流动相 A：0.1%甲酸溶液-水

流动相 B：乙腈溶液　　柱温：25℃　　流速：0.5ml/min

进样体积：20μl

小分子定量：

序号	中文名	英文名	分子式	最小含量（mg/g）	最大含量（mg/g）
1	绿原酸	chlorogenic acid	C$_{16}$H$_{18}$O$_9$	15.383	21.472
2	新绿原酸	neochlorogenic acid	C$_{16}$H$_{18}$O$_9$	11.582	17.659
3	异绿原酸	isochlorogenic acid	C$_{16}$H$_{18}$O$_9$	6.413	9.994

引自：龚菊梅，胡晓妹，何晓丽，等. HPLC 测定金银花中绿原酸、新绿原酸和异绿原酸的含量. 安徽科技学院学报，2020，34（4）：53-57。

提取方法 2：醇提

分析方法：高效液相色谱法　　色谱柱：Agilent Eclipse XDB-C$_{18}$柱　　流动相：乙腈-0.5%乙酸溶液

柱温：30℃　　流速：1.0ml/min　　进样体积：10μl

小分子定量：

序号	中文名	英文名	分子式	最小含量（mg/g）	最大含量（mg/g）
1	芦丁	rutin	C$_{27}$H$_{30}$O$_{16}$	0.040	0.635
2	金丝桃苷	hyperoside	C$_{21}$H$_{20}$O$_{12}$	0.015	0.050
3	木犀草苷	cynaroside	C$_{21}$H$_{20}$O$_{11}$	0.240	0.665
4	木犀草素	luteolin	C$_{15}$H$_{10}$O$_6$	0.025	0.045

引自：黄显章，高丽，张丹丹，等. 不同产地金银花中 4 种黄酮成分的含量测定. 南阳理工学院学报，2019，11（6）：98-102。

68. 金樱子

提取方法 1：醇提

分析方法：高效液相色谱法　　色谱柱：Hypersil BDS C$_{18}$柱　　流动相 A：乙腈溶液

流动相 B：0.2%磷酸溶液　　柱温：25℃　　流速：1.0ml/min

进样体积：20μl

小分子定量：

序号	中文名	英文名	分子式	最小含量（mg/g）	最大含量（mg/g）
1	儿茶素	catechin	C$_{15}$H$_{14}$O$_6$	0.73	1.47

引自：任旻琼，张茂美，刘宏伟，等. HPLC 法测定不同产地金樱子中儿茶素的含量. 广州化工，2019，47（15）：110-111，114。

提取方法 2：醇提

分析方法：高效液相色谱法　　色谱柱：Hypersil BDS 柱　　流动相 A：甲醇溶液

流动相 B：0.5%磷酸溶液　　　　　柱温：30℃　　　　　　　　　流速：1.0ml/min

进样体积：10μl

小分子定量：

序号	中文名	英文名	分子式	最小含量（mg/g）	最大含量（mg/g）
1	没食子酸	gallic acid	$C_7H_6O_5$	0.08499	0.10024
2	原儿茶酸	protocatechuic acid	$C_7H_6O_4$	0.14027	0.16028
3	儿茶素	catechin	$C_{15}H_{14}O_6$	0.79146	0.80788
4	鞣花酸	ellagic acid	$C_{14}H_6O_8$	0.87235	0.89478
5	槲皮素	quercetin	$C_{15}H_{10}O_7$	0.07134	0.09622
6	山柰酚	kaempferol	$C_{15}H_{10}O_6$	0.05023	0.07754
7	芹菜素	apigenin	$C_{15}H_{10}O_5$	0.00762	0.00953

引自：陈倩，李娜，张雨林，等.HPLC法同时测定金樱子中7种多酚类成分.中药材，2018，41（2）：394-396。

提取方法 3：醇提

分析方法：高效液相色谱法　　　色谱柱：Diamonsil C₁₈ 柱　　　流动相 A：甲醇溶液

流动相 B：0.2%甲酸溶液　　　柱温：30℃　　　　　　　　　流速：0.3ml/min

进样体积：10μl

小分子定量：

序号	中文名	英文名	分子式	最小含量（mg/g）	最大含量（mg/g）
1	白桦脂酸	betulinic acid	$C_{30}H_{48}O_3$	0.225	0.373

引自：朱根华，万彦婷，卢珂，等.三重四级杆液质联用法测定金樱子中白桦脂酸.中国实验方剂学杂志，2011，17（5）：55-57。

69. 韭菜子

提取方法：醇提

分析方法：高效液相色谱法　　　色谱柱：Diamonsil C₁₈ 柱　　　流动相 A：甲醇溶液

流动相 B：水　　　　　　　　柱温：30℃　　　　　　　　　流速：1.0ml/min

进样体积：10μl

小分子定量：

序号	中文名	英文名	分子式	最小含量（mg/g）	最大含量（mg/g）
1	尿嘧啶	uracil	$C_4H_4N_2O_2$	0.015	0.030
2	胞苷	cytidine	$C_9H_{13}N_3O_5$	0.031	0.038
3	鸟嘌呤	guanine	$C_5H_5N_5O$	0.07	0.08
4	尿苷	uridine	$C_9H_{12}N_2O_6$	0.152	0.165
5	肌苷	inosine	$C_{10}H_{12}N_4O_5$	0.028	0.038
6	鸟苷	guanosine	$C_{10}H_{13}N_5O_5$	0.038	0.089
7	胸苷	thymidine	$C_{10}H_{14}N_2O_5$	0.010	0.029
8	腺苷	adenosine	$C_{10}H_{13}N_5O_4$	0.046	0.069

引自：吴娇芬，崔慧芳，张为，等.HPLC法同时测定韭菜子中8种核苷类成分的含量.中药材，2020，43（1）：137-140。

70. 桔梗

提取方法 1：醇提

分析方法：高效液相色谱法　　　色谱柱：Phenomenex Luna C$_{18}$ 柱　　　流动相 A：0.1% 磷酸溶液
流动相 B：乙腈溶液　　　　　　　柱温：30℃　　　　　　　　　　　　流速：0.5ml/min
进样体积：10μl
小分子定量：

序号	中文名	英文名	分子式	最小含量（mg/g）	最大含量（mg/g）
1	桔梗皂苷 D	platycodin D	C$_{57}$H$_{92}$O$_{28}$	1.3691	2.6731

引自：洪玮，罗娟敏，郭磊，等. HPLC 法测定桔梗药材中桔梗皂苷 D 的含量. 江西中医药，2014，45（2）：59-61。

提取方法 2：醇提

分析方法：高效液相色谱法　　　色谱柱：Hypersil ODS 柱　　　流动相 A：乙腈溶液
流动相 B：水　　　　　　　　　　柱温：30℃　　　　　　　　　　　流速：1.0ml/min
进样体积：20μl
小分子定量：

序号	中文名	英文名	分子式	最小含量（mg/g）	最大含量（mg/g）
1	桔梗炔苷 A	platycodin A	C$_{59}$H$_{94}$O$_{29}$	0.0003	0.0433
2	桔梗炔苷 B	platycodin B	C$_{54}$H$_{86}$O$_{25}$	0.0016	0.0823
3	党参炔苷	lobetyolin	C$_{20}$H$_{28}$O$_8$	0.0246	0.4618

引自：陈宝，李新培，霍晓慧，等. HPLC 法同时测定不同产地桔梗中 3 种聚炔类成分. 药物分析杂志，2018，38（9）：1484-1489。

71. 菊花

提取方法：醇提

分析方法：高效液相色谱法　　　色谱柱：Diamonsil^{TM} C$_{18}$ 柱　　　流动相 A：水-0.05% 甲酸溶液
流动相 B：乙腈-0.05% 甲酸溶液　柱温：40℃　　　　　　　　　　　流速：1.0ml/min
进样体积：10μl
小分子定量：

序号	中文名	英文名	分子式	最小含量（mg/g）	最大含量（mg/g）
1	5-咖啡酰奎宁酸	5-caffeoylquinic acid	C$_{16}$H$_{18}$O$_9$	8.7	29.7
2	4-咖啡酰奎宁酸	4- caffeoylquinic acid	C$_{16}$H$_{18}$O$_9$	0	9.9
3	木犀草苷	cynaroside	C$_{21}$H$_{20}$O$_{11}$	3.1	30.1
4	1, 5-二咖啡酰奎宁酸	1,5-dicaffeoylquinic acid	C$_{25}$H$_{24}$O$_{12}$	40.4	161.5
5	3, 5-二咖啡酰奎宁酸	3, 5- dicaffeoylquinic acid	C$_{25}$H$_{24}$O$_{12}$	2.9	107.9
6	4, 5-二咖啡酰奎宁酸	4,5- dicaffeoylquinic acid	C$_{25}$H$_{24}$O$_{12}$	6.1	32.3
7	蒙花苷	buddleoside	C$_{28}$H$_{32}$O$_{14}$	0	2.6

续表

序号	中文名	英文名	分子式	最小含量（mg/g）	最大含量（mg/g）
8	木犀草素	luteolin	$C_{15}H_{10}O_6$	0	24.9
9	香叶木素	diosmetin	$C_{16}H_{12}O_6$	0	13.2
10	金合欢素	acacetin	$C_{16}H_{12}O_5$	0	52.3

引自：王月茹，谢伟.HPLC法测定药用菊花中10个主要化学成分的含量.世界中医药，2016，11（12）：2778-2781。

72. 菊苣

提取方法1：醇提

分析方法：高效液相色谱法　　　　　　色谱柱：Shim-Pack C_{18}柱
流动相（秦皮甲素和秦皮乙素）：甲醇-水（1∶4）　流动相（山莴苣苦素）：甲醇-水（52∶48）
流动相（羽扇豆醇）：乙腈-水（6∶4）　　柱温：30℃　　　　　　流速：1.0ml/min
进样体积：10μl
小分子定量：

序号	中文名	英文名	分子式	最小含量（mg/g）	最大含量（mg/g）
1	秦皮甲素	esculin	$C_{15}H_{16}O_9$	0.0969	0.1482
2	秦皮乙素	esculetin	$C_9H_6O_4$	0.0324	0.0619
3	山莴苣苦素	lactucopicrin	$C_{23}H_{22}O_7$	0.1451	0.5280
4	羽扇豆醇	lupeol	$C_{30}H_{50}O$	14.0	21.2

引自：罗嫄，刘晟，方鲁延，等.HPLC测定菊苣药材中的有效成分.华西药学杂志，2007，（6）：671-672。

提取方法2：醇提

分析方法：高效液相色谱法　　　　　　色谱柱：Scienhome C_{18}柱
流动相：甲醇-乙腈-水（0.1%磷酸水）溶液　柱温：30℃　　　　　　流速：1.0ml/min
进样体积：10μl
小分子定量：

序号	中文名	英文名	分子式	最小含量（mg/g）	最大含量（mg/g）
1	木犀草素-7-O-β-D-葡萄糖苷	luteolin-7-O-β-D-glucoside	$C_{21}H_{18}O_{12}$	0.025	0.028
2	木犀草素	luteolin	$C_{15}H_{10}O_6$	0.098	0.104

引自：娄猛猛，李国玉，高建波，等.HPLC法测定菊苣中黄酮类成分的含量.农垦医学，2010，32（6）：490-493。

73. 橘红

提取方法：醇提

分析方法：高效液相色谱法　　　色谱柱：Diamonsil C_{18}柱　　　流动相A：甲醇溶液
流动相B：水　　　　　　　　　　柱温：30℃　　　　　　　　　流速：1.0ml/min
进样体积：10μl

小分子定量：

序号	中文名	英文名	分子式	最小含量（mg/g）	最大含量（mg/g）
1	水合橙皮内酯	meranzin hydrate	$C_{15}H_{18}O_5$	1.23	4.52
2	橙皮内酯	meranzin	$C_{15}H_{16}O_4$	0.36	0.94
3	马尔敏	marmin	$C_{19}H_{24}O_5$	0.15	0.90
4	葡萄内酯	aurapten	$C_{19}H_{22}O_3$	0.07	0.35

引自：裴昆, 夏放高, 陈海芳, 等. HPLC 法测定化橘红中水合橘皮内酯、橘皮内酯、马尔敏和葡萄内酯的含量. 药物分析杂志, 2015, 35（2）：218-221。

74. 苦丁茶

提取方法：醇提

分析方法：反相高效液相色谱法　　　　　色谱柱：Eclipse XDB-C_{18} 柱
流动相：甲醇-0.2%磷酸水溶液（88∶12）　　柱温：35℃　　　流速：0.8ml/min
进样体积：10μl
小分子定量：

序号	中文名	英文名	分子式	最小含量（mg/g）	最大含量（mg/g）
1	熊果酸	ursolic acid	$C_{30}H_{48}O_3$	5.2	17.7
2	齐墩果酸	oleanolic acid	$C_{30}H_{48}O_3$	0.7	3.2

引自：李宏杨, 刘飞, 张凤琴, 等. RP-HPLC 法测定苦丁茶中熊果酸和齐墩果酸的含量. 贵州科学, 2010, 28（2）：41-44。

75. 苦杏仁

提取方法 1：醇提

分析方法：高效液相色谱法　　　　　色谱柱：Phenomenex Synergi™ Polar-RP 80A 柱
流动相：乙腈-水（10∶90）　　　　柱温：30℃
流速：1.0ml/min　　　　　　　　　进样体积：10μl
小分子定量：

序号	中文名	英文名	分子式	最小含量（mg/g）	最大含量（mg/g）
1	D-苦杏仁苷	D-amygdalin	$C_{20}H_{27}NO_{11}$	24.4	45.8

引自：肖雄, 魏惠珍, 张丹, 等. HPLC 测定苦杏仁、桃仁、郁李仁中 D-苦杏仁苷的含量. 江西中医药大学学报, 2019, 31（3）：76-79。

提取方法 2：醇提

分析方法：高效液相色谱法　　　色谱柱：YMC-Pack Ph 柱　　　流动相：乙腈-水（5∶95）
柱温：30℃　　　　　　　　　　流速：1.0ml/min　　　　　　进样体积：10μl

小分子定量：

序号	中文名	英文名	分子式	最小含量（mg/g）	最大含量（mg/g）
1	L-苦杏仁苷	L-amygdalin	$C_{20}H_{27}NO_{11}$	7.9238	8.2657
2	D-苦杏仁苷	D-amygdalin	$C_{20}H_{27}NO_{11}$	29.8064	32.8058

引自：许秀琼，刘建博，王硕辉，等.HPLC法测定苦杏仁苷两种差向异构体的含量.中药新药与临床药理，2019，30（1）：94-98。

提取方法 3：醇提

分析方法：高效液相色谱法　　　　　　　色谱柱：Kromasil ODS-C_{18}柱
流动相：乙腈-0.2%磷酸溶液（14∶86）溶液　　柱温：30℃
流速：0.6ml/min　　　　　　　　　　　　进样体积：10μl
小分子定量：

序号	中文名	英文名	分子式	最小含量（mg/g）	最大含量（mg/g）
1	苦杏仁苷	amygdalin	$C_{20}H_{27}NO_{11}$	31.0	31.4

引自：邹小娟，谢和兵，钱芳，等.HPLC法测定苦杏仁中苦杏仁苷含量的方法研究.中国药事，2009，23（1）：33-36。

提取方法 4：醇提

分析方法：高效液相色谱法　　色谱柱：C_{18}柱　　　　流动相：甲醇-水（3∶7）
柱温：30℃　　　　　　　　　流速：1.0ml/min　　　进样体积：10μl
小分子定量：

序号	中文名	英文名	分子式	最小含量（mg/g）	最大含量（mg/g）
1	苦杏仁苷	amygdalin	$C_{20}H_{27}NO_{11}$	34.8	39.5

引自：马辰，李春花.苦杏仁中苦杏仁苷的含量测定.中国实验方剂学杂志，2000，（2）：16-17。

76. 决明子

提取方法 1：醇提

分析方法：高效液相色谱法　　　　　　　色谱柱：Zorbax Eclipse XDB-C_{18}柱
流动相 A：乙腈-四氢呋喃混合溶液（90∶10）　流动相 B：1%乙酸溶液　　柱温：30℃
流速：1.0ml/min　　　　　　　　　　　　进样体积：10μl
小分子定量：

序号	中文名	英文名	分子式	最小含量（mg/g）	最大含量（mg/g）
1	红镰霉素龙胆二糖苷	rubrofusarin gentiobioside	$C_{27}H_{32}O_{15}$	3.5	6.4
2	橙黄决明素-6-O-β-D-葡萄糖苷	aurantio-obtusin-6-O-β-D-glucoside	$C_{23}H_{24}O_{12}$	8.6	12.3
3	决明子苷 C	cassiaside C	$C_{27}H_{32}O_{15}$	4.1	8.4

引自：张梅，冯良，潘娜.HPLC法对决明子中3种有效成分含量的测定.新中医，2018，50（1）：15-18。

提取方法 2：醇提

分析方法：高效液相色谱法　　　　　色谱柱：Dionex Acclaim C$_{18}$柱

流动相：乙腈-四氢呋喃-1%乙酸（17：2：81）　　柱温：30℃

流速：1.0ml/min　　　　　　　　　　进样体积：10μl

小分子定量：

序号	中文名	英文名	分子式	最小含量（mg/g）	最大含量（mg/g）
1	红镰霉素龙胆二糖苷	rubrofusarin gentiobioside	C$_{27}$H$_{32}$O$_{15}$	5.0	9.3
2	决明子苷	cassiaside	C$_{20}$H$_{20}$O$_9$	1.0	4.1
3	决明子苷 C	cassiaside C	C$_{27}$H$_{32}$O$_{15}$	4.2	6.6

引自：徐义龙，唐力英，周喜丹，等.HPLC测定决明子中3种萘骈吡喃酮苷含量.中国实验方剂学杂志，2014，20（5）：54-56。

77. 昆布

提取方法：醇提

分析方法：高效液相色谱法　　色谱柱：ODS-C$_{18}$柱　　流动相：甲醇-水（90：10）

柱温：30℃　　　　　　　　流速：1.0ml/min　　　进样体积：10μl

小分子定量：

序号	中文名	英文名	分子式	最小含量（mg/g）	最大含量（mg/g）
1	岩藻黄质	fucoxanthin	C$_{42}$H$_{58}$O$_6$	1.29	1.37

引自：张怡评，谢全灵，洪专，等.昆布中岩藻黄质含量的HPLC测定.中国中医药科技，2013，20（4）：374-375。

78. 莲子心

提取方法 1：醇提

分析方法：高效液相色谱法　　　　色谱柱：Ultimate C$_{18}$柱

流动相：甲醇-0.1%磷酸水溶液（40：60）　　柱温：30℃

流速：1.0ml/min　　　　　　　　进样体积：10μl

小分子定量：

序号	中文名	英文名	分子式	最小含量（mg/g）	最大含量（mg/g）
1	芦丁	rutin	C$_{27}$H$_{30}$O$_{16}$	1.39	1.52

引自：曾建伟，朱晓勤，叶锦霞，等.HPLC法测定莲子心中芦丁的含量.今日药学，2010，20（7）：7-8，15。

提取方法 2：醇提

分析方法：反相高效液相色谱法　　色谱柱：Hedera ODS3-C$_{18}$柱　　流动相 A：0.4%乙酸铵溶液

流动相 B：0.4%乙酸铵-50%乙腈溶液　　　　　　柱温：30℃

流速：1.0ml/min　　　　　　　　　　进样体积：20ml

小分子定量：

序号	中文名	英文名	分子式	最小含量（mg/g）	最大含量（mg/g）
1	莲心季铵碱	lotusine	$C_{19}H_{24}NO_3$	3.16	6.64

引自：商品，涂霞，潘扬. 反相 HPLC 法测定莲子心中莲心季铵碱的含量. 南京中医药大学学报，2009，25（6）：454-456，488。

提取方法 3：醇提

分析方法：反相高效液相色谱法　　　色谱柱：Ultimate® XB-C$_{18}$柱　　　流动相：乙腈-水（85：15）

柱温：室温　　　流速：1.0ml/min　　　进样体积：10μl

小分子定量：

序号	中文名	英文名	分子式	最小含量（mg/g）	最大含量（mg/g）
1	去甲乌药碱	higenamine	$C_{16}H_{17}NO_3$	0.94	0.94

引自：田海峰，衣涛，金东日. 柱前衍生化高效液相色谱法测定莲子心中去甲乌药碱含量. 延边大学学报（自然科学版），2012，38（2）：150-153。

79. 芦根

提取方法：醇提

分析方法：高效液相色谱法　　　色谱柱：Diamonsil C$_{18}$柱

流动相 A：乙腈-0.3%乙酸溶液（5：95）　　　流动相 B：乙腈-0.3%乙酸溶液（20：80）

柱温：40℃　　　流速：1.0ml/min

进样体积：10μl

小分子定量：

序号	中文名	英文名	分子式	最小含量（mg/g）	最大含量（mg/g）
1	对香豆酸	*p*-coumaric acid	$C_9H_8O_3$	7.0	12.1
2	阿魏酸	ferulic acid	$C_{10}H_{10}O_4$	3.6	4.9

引自：潘春燕，陈静，杭太俊，等. HPLC 法同时测定芦根中对香豆酸和阿魏酸含量. 中国药科大学学报，2015，46（2）：219-223。

80. 芦荟

提取方法：醇提

分析方法：高效液相色谱法　　　色谱柱：Phenomenex C$_{18}$柱　　　流动相：甲醇-0.3%乙酸（65：35）

柱温：35℃　　　流速：0.8ml/min　　　进样体积：20μl

小分子定量：

序号	中文名	英文名	分子式	最小含量（mg/g）	最大含量（mg/g）
1	芦荟苷	aloin	$C_{21}H_{22}O_9$	110.8	128.8
2	芦荟大黄素	aloe-emodin	$C_{15}H_{10}O_5$	3.9	5.0

引自：彭贵龙，周光明，秦红英. HPLC 测定药用芦荟中芦荟苷和芦荟大黄素含量. 中国中医药信息杂志，2013，20（12）：59-61。

81. 罗布麻叶

提取方法 1：醇提

分析方法：高效液相色谱法　　色谱柱：Agilent TC-C$_{18}$ 柱　　流动相：乙腈-0.1%磷酸水溶液（16∶84）

柱温：40℃　　流速：1.0ml/min　　进样体积：10μl

小分子定量：

序号	中文名	英文名	分子式	最小含量（mg/g）	最大含量（mg/g）
1	芦丁	rutin	C$_{27}$H$_{30}$O$_{16}$	0.3	5.5
2	金丝桃苷	hyperoside	C$_{21}$H$_{20}$O$_{12}$	0.1	0.7
3	异槲皮苷	isoquercitrin	C$_{21}$H$_{20}$O$_{12}$	2.3	5.0

引自：石秋梅，邓翻云，吴敏言. HPLC 法同时测定新疆产 2 种罗布麻叶中芦丁、金丝桃苷及异槲皮苷的量. 中草药，2014，45（9）：1326-1329。

提取方法 2：醇提

分析方法：超高效液相色谱-四级杆飞行时间质谱法　　色谱柱：Alltima C$_{18}$ 柱

流动相 A：1%乙酸溶液　　流动相 B：乙腈溶液　　柱温：30℃

流速：0.4ml/min

进样体积：2μl

小分子定量：

序号	中文名	英文名	分子式	最小含量（mg/g）	最大含量（mg/g）
1	表儿茶素	epicatechin	C$_{15}$H$_{14}$O$_6$	0.54	1.17
2	金丝桃苷	hyperoside	C$_{21}$H$_{20}$O$_{12}$	1.88	13.17
3	异槲皮苷	isoquercitrin	C$_{21}$H$_{20}$O$_{12}$	0.36	7.78
4	紫云英苷	astragalin	C$_{21}$H$_{20}$O$_{11}$	0.18	4.70
5	芦丁	rutin	C$_{27}$H$_{30}$O$_{16}$	0.48	0.91
6	槲皮素	quercetin	C$_{15}$H$_{10}$O$_7$	0.04	0.07

引自：宋建平，许虎，陈菲，等. 罗布麻叶黄酮类成分的 UPLC-Q-TOF-MS 分析. 中药材，2014，37（7）：1199-1204。

提取方法 3：醇提

分析方法：高效液相色谱　　色谱柱：Waters XBridge C$_{18}$ 柱　　流动相 A：乙腈溶液

流动相 B：0.2%磷酸溶液　　柱温：35℃　　流速：0.8ml/min

进样体积：10μl

小分子定量：

序号	中文名	英文名	分子式	最小含量（mg/g）	最大含量（mg/g）
1	芦丁	rutin	C$_{27}$H$_{30}$O$_{16}$	0.06657	0.1816
2	金丝桃苷	hyperoside	C$_{21}$H$_{20}$O$_{12}$	2.766	3.576
3	异槲皮苷	isoquercitrin	C$_{21}$H$_{20}$O$_{12}$	2.794	3.395

续表

序号	中文名	英文名	分子式	最小含量（mg/g）	最大含量（mg/g）
4	紫云英苷	astragalin	$C_{21}H_{20}O_{11}$	0.2719	0.6743
5	槲皮素	quercetin	$C_{15}H_{10}O_7$	0.07865	0.25650
6	山柰酚	kaempferol	$C_{15}H_{10}O_6$	0.01872	0.10620

引自：徐硕，徐文峰，邝咏梅，等. 一测多评法测定罗布麻叶中 6 个黄酮类成分的含量. 药物分析杂志，2019，39（7）：1217-1228。

82. 罗汉果

提取方法 1：醇提

分析方法：高效液相色谱-串联质谱法　　　　　　　色谱柱：ZORBAX SB-Aq 柱

流动相 A：水　　　　　流动相 B：甲醇溶液　　　　柱温：25℃

流速：0.5ml/min　　　　进样体积：1μl

小分子定量：

序号	中文名	英文名	分子式	最小含量（mg/g）	最大含量（mg/g）
1	11-氧-罗汉果皂苷 V	11-oxo-mogroside V	$C_{60}H_{100}O_{29}$	0.095	0.350
2	罗汉果皂苷 V	mogroside V	$C_{60}H_{102}O_{29}$	0.354	1.107
3	罗汉果皂苷 IV	mogroside IV	$C_{54}H_{92}O_{24}$	0.037	0.145
4	赛门苷 I	siamenoside I	$C_{54}H_{92}O_{24}$	0.092	0.513
5	罗汉果皂苷 III E	mogroside III E	$C_{48}H_{82}O_{19}$	0.085	0.613
6	罗汉果皂苷 II E	mogroside II E	$C_{42}H_{72}O_{14}$	0.010	0.053

引自：牟俊飞，王韶旭，罗琴，等. HPLC-MS 法测定罗汉果中 6 种罗汉果甜苷含量. 食品研究与开发，2018，39（15）：139-144。

提取方法 2：醇提

分析方法：高效液相色谱-串联质谱法　　　　　　　色谱柱：Agilent Eclipse plus-C_{18} 柱

流动相 A：0.1%甲酸溶液　　　　流动相 B：乙腈溶液　　　　柱温：30℃

流速：0.5ml/min　　　　进样体积：2μl

小分子定量：

序号	中文名	英文名	分子式	最小含量（mg/g）	最大含量（mg/g）
1	11-氧-罗汉果皂苷 V	11-oxo-mogroside V	$C_{60}H_{100}O_{29}$	0.0035	0.0244
2	罗汉果皂苷 V	mogroside V	$C_{60}H_{102}O_{29}$	0.0440	0.1932
3	赛门苷 I	siamenoside I	$C_{54}H_{92}O_{24}$	0.0001	0.0049
4	罗汉果皂苷 IV	mogroside IV	$C_{54}H_{92}O_{24}$	0.0004	0.0115

引自：邓绍倩，李壮壮，孙小鑫，等. HPLC-MS 法同时测定罗汉果不同部位中 4 种皂苷. 中成药，2018，40（11）：2486-2490。

83. 马齿苋

提取方法 1：醇提

分析方法：反相高效液相色谱法　　　色谱柱：Sunfire C₁₈ 柱　　　流动相：甲醇-乙酸-水（45∶1∶55）

柱温：25℃　　　　　　　　　　　流速：0.8ml/min　　　　　进样体积：10μl

小分子定量：

序号	中文名	英文名	分子式	最小含量（mg/g）	最大含量（mg/g）
1	染料木苷	genistin	$C_{21}H_{20}O_{10}$	0.00166	0.00166

引自：雷红伟，徐丽君，董慧，等. RP-HPLC 测定马齿苋黄酮提取物中染料木苷的含量. 中西医结合研究，2013，5（4）：189-191，193。

提取方法 2：醇提

分析方法：高效液相色谱法　　　　　色谱柱：Shim-pack CLC-ODS 柱

流动相：甲醇-乙腈-0.5%磷酸溶液（60∶22∶18）　　柱温：26℃　　　　流速：1.1ml/min

进样体积：25μl

小分子定量：

序号	中文名	英文名	分子式	最小含量（mg/g）	最大含量（mg/g）
1	α-亚麻酸	α-linolenic acid	$C_{18}H_{30}O_2$	9.8	9.8
2	亚油酸	linoleic acid	$C_{18}H_{32}O_2$	8.7	8.7

引自：辛海量，侯银环，李敏，等. 高效液相色谱法测定马齿苋提取物中 α-亚麻酸和亚油酸的含量. 中西医结合学报，2008，（11）：1174-1177。

提取方法 3：醇提

分析方法：高效液相色谱—一测多评法　　色谱柱：Agilent ZORBAX Eclipse XDB-C₁₈ 柱

流动相 A：乙腈溶液　　　　　　　　流动相 B：0.1%磷酸溶液　　柱温：35℃

流速：1.0ml/min　　　　　　　　　进样体积：5μl

小分子定量：

序号	中文名	英文名	分子式	最小含量（mg/g）	最大含量（mg/g）
1	染料木苷	genistein	$C_{21}H_{20}O_{10}$	0.0930	0.4913
2	木犀草素	luteolin	$C_{15}H_{10}O_6$	0.6523	1.4760
3	槲皮素	quercetin	$C_{15}H_{10}O_7$	0.1728	0.4897
4	山柰酚	kaempferol	$C_{15}H_{10}O_6$	0.0034	0.0081

引自：欧燕香，冯时茵，黄思文，等. 一测多评法测定马齿苋中 4 种黄酮类成分. 食品安全质量检测学报，2021，12（3）：990-996。

84. 麦芽

提取方法：醇提

分析方法：高效液相色谱法　　　　　色谱柱：Phenomenex® C₁₈ 柱　　　流动相 A：甲醇溶液

流动相 B：0.1mol/L 磷酸二氢钾溶液　柱温：30℃　　　　　　　　　　流速：1.0ml/min

进样体积：20µl

小分子定量：

序号	中文名	英文名	分子式	最小含量（mg/g）	最大含量（mg/g）
1	辛弗林	synephrine	$C_9H_{13}NO_2$	160.98	161.72
2	大麦芽碱	hordenine	$C_{10}H_{15}NO$	86.16	87.36
3	芦竹碱	gramine	$C_{11}H_{14}N_2$	3.97	4.26
4	麦黄酮	tricin	$C_{17}H_{14}O_7$	1.58	1.71

引自：陶佳晗，龚晓云，邹吉利，等.HPLC 法同时测定麦芽总碱提取物中生物碱及麦黄酮的含量.中药新药与临床药理，2020，31（1）：102-104。

85. 玫瑰花

提取方法 1：醇提

分析方法：高效液相色谱法　　色谱柱：Agilent ZORBAX SB-C$_{18}$柱　　流动相：0.2%乙酸-乙腈

柱温：25℃　　　　　　　　　流速：0.8ml/min　　　　　　　　　进样体积：10µl

小分子定量：

序号	中文名	英文名	分子式	最小含量（mg/g）	最大含量（mg/g）
1	芦丁	rutin	$C_{27}H_{30}O_{16}$	1.23	1.26

引自：董一蕾，许啸，张旭，等.HPLC 测定北京妙峰山玫瑰花中芦丁的含量.中国现代中药，2017，19（10）：1403-1405。

提取方法 2：醇提

分析方法：高效液相色谱法　　色谱柱：Phenomenex Luna C$_{18}$柱　　流动相：乙腈-0.2%甲酸

柱温：35℃　　　　　　　　　流速：1.0ml/min　　　　　　　　　进样体积：10µl

小分子定量：

序号	中文名	英文名	分子式	最小含量（mg/g）	最大含量（mg/g）
1	芦丁	rutin	$C_{27}H_{30}O_{16}$	0.17	0.97
2	金丝桃苷	hyperoside	$C_{21}H_{20}O_{12}$	0.15	0.39
3	槲皮苷	quercitrin	$C_{21}H_{20}O_{11}$	0.04	4.30

引自：王本晓，彭艳丽.HPLC 法测定玫瑰花药材中黄酮类成分的含量.辽宁中医药大学学报，2010，12（9）：57-58。

提取方法 3：醇提

分析方法：高效液相色谱法　　色谱柱：Phenomenex Luna C$_{18}$柱　　流动相：2%乙酸-甲醇

柱温：30℃　　　　　　　　　流速：1.0ml/min　　　　　　　　　进样体积：20µl

小分子定量：

序号	中文名	英文名	分子式	最小含量（mg/g）	最大含量（mg/g）
1	原花青素 B_2	procyanidin B_2	$C_{30}H_{26}O_{12}$	0.33	1.08

引自：彭慧敏，牟宗慧，刘红燕，等. HPLC 法测定玫瑰花中原花青素 B_2 的含量. 山东中医药大学学报，2011，35（2）：180-181。

提取方法 4：醇提

分析方法：高效液相色谱法　　　色谱柱：Waters Exterra 柱　　　流动相 A：甲醇溶液
流动相 B：乙酸溶液　　　柱温：40℃　　　流速：1.0ml/min
进样体积：10μl
小分子定量：

序号	中文名	英文名	分子式	最小含量（mg/g）	最大含量（mg/g）
1	芦丁	rutin	$C_{27}H_{30}O_{16}$	5.81	6.89
2	山柰酚-3-O-芸香糖苷	kaempferol-3-O-rutinoside	$C_{27}H_{30}O_{15}$	2.58	2.84
3	槲皮素-3-O-β-葡萄糖苷	quercetin-3-O-β-glucoside	$C_{21}H_{20}O_{12}$	1.97	2.67
4	胡桃宁	juglanin	$C_{20}H_{18}O_{10}$	1.36	1.80
5	山柰酚-3-O-吡喃葡萄糖苷	kaempferol-3-O-glucopyranoside	$C_{21}H_{20}O_{11}$	4.02	4.92
6	槲皮素	quercetin	$C_{15}H_{10}O_7$	5.05	6.25
7	木犀草素	luteolin	$C_{15}H_{10}O_6$	2.31	2.83
8	山柰酚	kaempferol	$C_{15}H_{10}O_6$	2.82	3.60
9	芹菜素	apigenin	$C_{15}H_{10}O_5$	1.75	2.80

引自：高燕，杨丽英，马银海. 高效液相色谱法测定玫瑰花中 9 种黄酮. 理化检验（化学分册），2014，50（3）：353-356。

86. 墨旱莲

提取方法 1：醇提

分析方法：高效液相色谱法　　　色谱柱：YMC-Pack ODS-A 柱　　　流动相 A：乙腈溶液
流动相 B：0.2%甲酸水溶液　　　柱温：25℃　　　流速：1.0ml/min
进样体积：20μl
小分子定量：

序号	中文名	英文名	分子式	最小含量（mg/g）	最大含量（mg/g）
1	木犀草苷	cynaroside	$C_{21}H_{20}O_{11}$	0.177	2.346
2	芹菜素-7-O-葡萄糖苷	apigenin 7-O-glucoside	$C_{21}H_{20}O_{10}$	0.168	1.125
3	蒙花苷	buddleoside	$C_{28}H_{32}O_{14}$	0.924	9.880
4	木犀草素	luteolin	$C_{15}H_{10}O_6$	0.055	0.266
5	蟛蜞菊内酯	wedelolactone	$C_{16}H_{10}O_7$	0.792	10.542
6	芹菜素	apigenin	$C_{15}H_{10}O_5$	0.012	0.144

引自：马利，易骏，吴建国，等. RP-HPLC 法同时测定不同产地墨旱莲中 6 个主要成分的含量. 福建中医药，2017，48（4）：60-62。

提取方法 2：醇提

分析方法：四极杆-静电场轨道阱高分辨质谱法　　　　色谱柱：Hypersil GOLD C$_{18}$柱

流动相 A：0.1%甲酸水溶液　　　　　　　　　　　流动相 B：甲醇溶液　　　　柱温：25℃

流速：0.2ml/min　　　　　　　　　　　　　　　进样体积：5μl

小分子定量：

序号	中文名	英文名	分子式	最小含量（mg/g）	最大含量（mg/g）
1	旱莲苷 A	Eclipta saponin A	C$_{36}$H$_{58}$O$_9$	0.0581	0.1432
2	α-三联噻吩	α-terthienyl	C$_{12}$H$_8$S$_3$	0.0030	0.0669
3	蟛蜞菊内酯	wedelolactone	C$_{16}$H$_{10}$O$_7$	0.4939	1.6060
4	木犀草素	luteolin	C$_{15}$H$_{10}$O$_6$	0.0129	0.0643
5	木犀草素-7-O-葡萄糖苷	luteolin-7-O-glucoside	C$_{21}$H$_{20}$O$_{11}$	0.2184	0.5312
6	槲皮素	quercetin	C$_{15}$H$_{10}$O$_7$	0.0011	0.0104

引自：李冰，冯素香，冯志毅，等. 基于 HPLC-Q-HR/MS 技术及多成分含量识别的不同产地墨旱莲药材质量评价. 时珍国医国药，2020，31（6）：1329-1333。

87. 牡丹皮

提取方法 1：醇提

分析方法：高效液相色谱法　　色谱柱：Waters XBridge® C$_{18}$柱　　　　流动相 A：乙腈溶液

流动相 B：0.5%磷酸水溶液　　柱温：30℃　　　　　　　　　　　　流速：1.0ml/min

进样体积：10μl

小分子定量：

序号	中文名	英文名	分子式	最小含量（mg/g）	最大含量（mg/g）
1	没食子酸	gallic acid	C$_7$H$_6$O$_5$	0.6924	5.7819
2	5-羟甲基糠醛	5-hydroxymethylfurfural	C$_6$H$_6$O$_3$	0.0061	0.1433
3	没食子酸甲酯	methyl gallate	C$_8$H$_8$O$_5$	0.0909	2.4600
4	氧化芍药苷	oxypaeoniflorin	C$_{23}$H$_{28}$O$_{12}$	1.1621	4.7876
5	儿茶素	catechin	C$_{15}$H$_{14}$O$_6$	0.0090	0.4154
6	芍药苷	paeoniflorin	C$_{23}$H$_{28}$O$_{11}$	9.4080	26.0882
7	1,2,3,6-O-四没食子酰葡萄糖	1,2,3,6-tetra-O-galloyl-D-glucose	C$_{34}$H$_{28}$O$_{22}$	0.7095	1.3740
8	1,2,4,6-O-四没食子酰葡萄糖	1,2,4,6-tetra-O-galloyl-D-glucose	C$_{34}$H$_{28}$O$_{22}$	0.6956	1.3311
9	苯甲酸	benzoic acid	C$_7$H$_6$O$_2$	1.4934	3.3354
10	1,2,3,4,6-O-五没食子酰葡萄糖	1,2,3,4,6-O-pentagalloyl glucose	C$_{41}$H$_{32}$O$_{26}$	3.5750	16.0856
11	牡丹皮苷 C	mudanpioside C	C$_{30}$H$_{32}$O$_{13}$	0.2364	0.7704

续表

序号	中文名	英文名	分子式	最小含量（mg/g）	最大含量（mg/g）
12	苯甲酰氧化芍药苷	benzoyloxypaeoniflorin	$C_{30}H_{32}O_{13}$	0.3333	0.8915
13	丹皮酚	paeonol	$C_9H_{10}O_3$	5.7855	21.7335

引自：夏成凯，詹云武，胡云飞，等. HPLC 法同时测定不同产地牡丹皮中 13 种化学成分的含量. 中草药, 2019, 50（4）：970-974。

提取方法 2：醇提

分析方法：超高效液相色谱指纹图谱法和对照指纹图谱法　色谱柱：Ultimate UPLC LP-C$_{18}$ 柱
流动相 A：0.1%甲酸水溶液　　　　　流动相 B：乙腈溶液　　　　柱温：30℃
流速：0.2ml/min　　　　　　　　　进样体积：2μl
小分子定量：

序号	中文名	英文名	分子式	最小含量（mg/g）	最大含量（mg/g）
1	丹皮酚原苷	paeonolide	$C_{20}H_{28}O_{12}$	4.05	73.50
2	芍药苷	paeoniflorin	$C_{23}H_{28}O_{11}$	14.8	36.9
3	苯甲酰芍药苷	benzoylpaeoniflorin	$C_{30}H_{32}O_{12}$	4.83	18.00
4	丹皮酚	paeonol	$C_9H_{10}O_3$	6.97	24.00

引自：李荣荣，刘海侠，彭培好，等. 四川牡丹皮 UPLC 指纹图谱研究及 4 种成分的同时测定. 中国测试, 2021, 47（8）：77-82。

提取方法 3：醇提

分析方法：高效液相色谱法　　　　　色谱柱：Agilent ZORBAX Eclipse XDB-C$_{18}$ 柱
流动相 A：甲醇溶液　　　　　　　　流动相 B：0.1%磷酸溶液　　　柱温：30℃
流速：1.0ml/min　　　　　　　　　进样体积：10μl
小分子定量：

序号	中文名	英文名	分子式	最小含量（mg/g）	最大含量（mg/g）
1	没食子酸	gallic acid	$C_7H_6O_5$	0.51	1.30
2	儿茶素	catechin	$C_{15}H_{14}O_6$	1.39	3.34
3	氧化芍药苷	oxypaeoniflorin	$C_{23}H_{28}O_{12}$	7.69	11.02
4	芍药苷	paeoniflorin	$C_{23}H_{28}O_{11}$	8.97	13.34
5	苯甲酸	benzoic acid	$C_7H_6O_2$	0.31	1.44
6	丹皮酚	paeonol	$C_9H_{10}O_3$	8.94	27.47
7	苯甲酰芍药苷	benzoylpaeoniflorin	$C_{30}H_{32}O_{12}$	1.99	3.37

引自：张洪坤，王其丰，郭长达，等. 不同加工方法牡丹皮中 7 种指标性成分的含量测定及质量评价. 中国药房, 2018, 29（22）：3063-3068。

88. 木瓜

提取方法 1：醇提

分析方法：高效液相色谱法　　　色谱柱：Inertsll ODS3 C$_{18}$ 柱

流动相：乙腈-0.4%磷酸溶液（13∶87） 　　柱温：30℃ 　　流速：0.8ml/min

进样体积：20μl

小分子定量：

序号	中文名	英文名	分子式	最小含量（mg/g）	最大含量（mg/g）
1	没食子酸	gallic acid	$C_7H_6O_5$	0.0404	0.1448
2	绿原酸	chlorogenic acid	$C_{16}H_{18}O_9$	0.7215	2.2314

引自：江东波，梁文意，王光宁. HPLC 法测定木瓜不同炮制品中没食子酸和绿原酸的含量. 中药材，2017，40（11）：2629-2631。

提取方法 2：醇提

分析方法：高效液相色谱法 　　色谱柱：Kromasil C_{18}柱 　　流动相 A：乙腈溶液

流动相 B：0.05%磷酸溶液 　　柱温：30℃ 　　流速：0.8ml/min

进样体积：10μl

小分子定量：

序号	中文名	英文名	分子式	最小含量（mg/g）	最大含量（mg/g）
1	绿原酸	chlorogenic acid	$C_{16}H_{18}O_9$	0.2	2.6
2	咖啡酸	caffeic acid	$C_9H_8O_4$	0.05	0.51

引自：陶君彦，张晓昱，黄志军，等. HPLC 法同时测定木瓜中绿原酸、咖啡酸的含量. 中国药房，2007，（12）：912-914。

提取方法 3：醇提

分析方法：高效液相色谱法 　　色谱柱：Phenomenex Luna C_{18}柱 　　流动相 A：0.6%磷酸溶液

流动相 B：乙腈溶液 　　柱温：30℃ 　　流速：1.0ml/min

进样体积：10μl

小分子定量：

序号	中文名	英文名	分子式	最小含量（mg/g）	最大含量（mg/g）
1	绿原酸	chlorogenic acid	$C_{16}H_{18}O_9$	1.7478	1.7478
2	芦丁	rutin	$C_{27}H_{30}O_{16}$	0.0618	0.0618
3	金丝桃苷	hyperoside	$C_{21}H_{20}O_{12}$	0.0155	0.0155
4	槲皮素	quercetin	$C_{15}H_{10}O_7$	0.0051	0.0051

引自：丁姗姗，吕凌，张毅，等. HPLC 法同时测定宣木瓜中绿原酸、芦丁、金丝桃苷、槲皮素的含量. 安徽医药，2012，16（4）：450-452。

提取方法 4：醇提

分析方法：高效液相色谱法 　　色谱柱：Kromasil C_{18}柱 　　流动相 A：乙腈溶液

流动相 B：0.6%磷酸溶液 　　柱温：30℃ 　　流速：0.8ml/min

进样体积：10μl

小分子定量：

序号	中文名	英文名	分子式	最小含量（mg/g）	最大含量（mg/g）
1	绿原酸	chlorogenic acid	$C_{16}H_{18}O_9$	0.026	6.998
2	齐墩果酸	oleanolic acid	$C_{30}H_{48}O_3$	0.030	16.445
3	熊果酸	ursolic acid	$C_{30}H_{48}O_3$	0.228	13.333

引自：齐红，郭庆梅，李圣波，等. HPLC 转换波长法测定木瓜中绿原酸、齐墩果酸和熊果酸含量. 山东中医杂志，2014，33（3）：227-229。

89. 木香

提取方法 1：醇提

分析方法：高效液相色谱法　　色谱柱：Venusil XBP C$_{18}$ 柱　　流动相：甲醇-水（65：35）
柱温：30℃　　　　　　　　流速：1.0ml/min　　　　　进样体积：10μl
小分子定量：

序号	中文名	英文名	分子式	最小含量（mg/g）	最大含量（mg/g）
1	木香烃内酯	costunolide	C$_{15}$H$_{20}$O$_2$	26.8	50.4
2	去氢木香内酯	dehydrocostuslactone	C$_{15}$H$_{18}$O$_2$	11.8	24.0

引自：刘正清. 不同产地和采收时间木香药材中木香烃内酯和去氢木香内酯的测定. 中国实验方剂学杂志，2012，18（16）：116-118。

提取方法 2：醇提

分析方法：高效液相色谱法　　色谱柱：Shim-Pack CLC-ODS 柱　　流动相：甲醇-水（65：35）
柱温：25℃　　　　　　　　流速：1.0ml/min　　　　　进样体积：10μl
小分子定量：

序号	中文名	英文名	分子式	最小含量（mg/g）	最大含量（mg/g）
1	木香烃内酯	costunolide	C$_{15}$H$_{20}$O$_2$	1.0	20.3

引自：王永兵，许华，张玉凤，等. 木香药材的质量评价研究——HPLC 法测定木香中 2 种倍半萜内酯的含量. 药物分析杂志，2000，（6）：366-368。

90. 木贼

提取方法 1：醇提

分析方法：高效液相色谱法　　色谱柱：Kromasil C$_{18}$ 柱　　流动相：甲醇-0.4%磷酸溶液
柱温：30℃　　　　　　　　流速：1.0ml/min　　　　　进样体积：20μl
小分子定量：

序号	中文名	英文名	分子式	最小含量（mg/g）	最大含量（mg/g）
1	槲皮素	quercetin	C$_{15}$H$_{10}$O$_7$	0.065	0.068
2	山柰素	kaempferide	C$_{16}$H$_{12}$O$_6$	2.265	2.296

引自：郦红岩，汤小伟，周坚祥，等. HPLC 法测定木贼中槲皮素和山柰素的含量. 齐鲁药事，2012，31（7）：400-401。

提取方法 2：醇提

分析方法：反相高效液相色谱法　　色谱柱：Calesil ODS100 C$_{18}$ 柱
流动相：甲醇-水（45：55）　　柱温：30℃　　　　　　流速：1.0ml/min
进样体积：10μl

小分子定量：

序号	中文名	英文名	分子式	最小含量（mg/g）	最大含量（mg/g）
1	山奈酚-3-双葡萄糖苷	kaempferol-3-diglucoside	$C_{27}H_{30}O_{16}$	3.6	4.9

引自：李颜，朱金辉，李丹，等. RP-HPLC 法测定中药木贼中黄酮醇苷的含量. 药学实践杂志，2011，29（1）：33-34，37。

提取方法 3：醇提

分析方法：高效液相色谱-二极管阵列-串联质谱法　　　　色谱柱：Agilent ZORBAX SB-C_{18} 柱
流动相 A：乙腈溶液　　　流动相 B：0.2%甲酸水溶液　　柱温：35℃
流速：1.0ml/min　　　进样体积：20μl
小分子定量：

序号	中文名	英文名	分子式	最小含量（mg/g）	最大含量（mg/g）
1	阿魏酸	ferulic acid	$C_{10}H_{10}O_4$	0.249	0.54
2	蜀葵苷元	herbacetin	$C_{15}H_{10}O_7$	0.865	0.994
3	山奈素	kaempferide	$C_{16}H_{12}O_6$	2.108	2.993

引自：许鑫，苏瑞，金敏婷，等. 木贼中 3 种成分的 HPLC-DAD-MS 分析. 中国执业药师，2011，8（8）：30-33。

91. 南五味子

提取方法 1：醇提

分析方法：高效液相色谱法　　色谱柱：Diamonsil C_{18} 柱　　流动相：甲醇-水（73：27）
柱温：室温　　　流速：1.0ml/min　　　进样体积：20μl
小分子定量：

序号	中文名	英文名	分子式	最小含量（mg/g）	最大含量（mg/g）
1	五味子醇甲	schisandrol A	$C_{24}H_{32}O_7$	0.11815	12.18482
2	五味子醇乙	schisandrol B	$C_{23}H_{28}O_7$	0.23328	5.02583
3	五味子甲素	schizandrin A	$C_{24}H_{32}O_6$	0.34755	9.29902
4	五味子乙素	schiszndrin B	$C_{23}H_{28}O_6$	0.59376	4.92854

引自：阴冠秀，杜冰，鲁旺旺，等. 高效液相色谱法测定南、北五味子中 4 种木脂素含量. 食品科学，2011，32（10）：218-221。

提取方法 2：醇提

分析方法：高效液相色谱指纹图谱法　　色谱柱：Alltima™ C_{18} 柱
流动相 A：乙腈-0.1%甲酸水溶液　　柱温：25℃　　流速：1.0ml/min
进样体积：10μl
小分子定量：

序号	中文名	英文名	分子式	最小含量（mg/g）	最大含量（mg/g）
1	五味子醇甲	schisandrol A	$C_{24}H_{32}O_7$	0.0326	0.3633
2	五味子醇乙	schisandrol B	$C_{23}H_{28}O_7$	0	0.2635
3	五味子酯甲	schisantherin A	$C_{30}H_{32}O_9$	2.154	9.084

续表

序号	中文名	英文名	分子式	最小含量（mg/g）	最大含量（mg/g）
4	五味子酯乙	schisantherin B	$C_{28}H_{34}O_9$	0.099	3.828
5	五味子酚	schisanhenol	$C_{23}H_{30}O_6$	0	2.966
6	安五脂素	anwulignan	$C_{20}H_{24}O_4$	2.484	6.863
7	五味子甲素	schizandrin A	$C_{24}H_{32}O_6$	3.877	12.450

引自：马新飞，郭盛，朱邵晴，等. 基于 HPLC 指纹图谱及多元功效成分定量分析的南五味子药材质量标准提升研究. 中国现代中药，2018，20（3）：293-297。

提取方法 3：醇提

分析方法：高效液相色谱法　　　色谱柱：Diamonsil™ C_{18} 柱　　　流动相：乙腈-水-乙酸溶液

柱温：30℃　　　流速：1.0ml/min　　　进样体积：10μl

小分子定量：

序号	中文名	英文名	分子式	最小含量（mg/g）	最大含量（mg/g）
1	原儿茶酸	protocatechuic acid	$C_7H_6O_4$	0.26	1.37

引自：楼招欢，吕圭源，陈素红. 南、北五味子药材中原儿茶酸的含量测定及比较. 浙江中医药大学学报，2010，34（6）：911-912，916。

92. 牛蒡子

提取方法 1：醇提

分析方法：高效液相色谱法　　　色谱柱：Welchrom C_{18} 柱　　　流动相：甲醇-0.1%磷酸水溶液

柱温：30℃　　　流速：1.0ml/min　　　进样体积：10μl

小分子定量：

序号	中文名	英文名	分子式	最小含量（mg/g）	最大含量（mg/g）
1	绿原酸	chlorogenic acid	$C_{16}H_{18}O_9$	1.60	8.08
2	牛蒡子苷	arctiin	$C_{27}H_{34}O_{11}$	80.06	136.84
3	牛蒡子苷元	arctigenin	$C_{21}H_{24}O_6$	3.74	23.50

引自：付林，古锐，泽翁拥忠，等. HPLC 法测定牛蒡中牛蒡子苷、牛蒡子苷元、绿原酸的含量. 中国民族民间医药，2017，26（11）：39-42。

提取方法 2：醇提

分析方法：高效液相色谱法　　　色谱柱：Welch Welchrom C_{18} 柱

流动相：乙腈-0.1%磷酸水溶液　　　柱温：室温

流速：1.0ml/min　　　进样体积：10μl

小分子定量：

序号	中文名	英文名	分子式	最小含量（mg/g）	最大含量（mg/g）
1	3,5-二咖啡酰奎宁酸	3,5-dicaffeoylquinic acid	$C_{25}H_{24}O_{12}$	14.5	18.5
2	1,5-二咖啡酰奎宁酸	1,5-dicaffeoylquinic acid	$C_{25}H_{24}O_{12}$	11.0	12.2
3	3,4-二咖啡酰奎宁酸	3,4-dicaffeoylquinic acid	$C_{25}H_{24}O_{12}$	24.8	27.8

引自：陈海芹, 胥秀英, 张心蕊, 等. HPLC法测定牛蒡子提取物中咖啡酰奎宁酸类化合物的含量. 北方药学, 2014, 11（8）：12-13。

提取方法3：醇提

分析方法：高效液相色谱法　　色谱柱：C_{18}柱　　流动相：乙腈-0.4%磷酸水溶液
柱温：30℃　　流速：1.0ml/min　　进样体积：10μl
小分子定量：

序号	中文名	英文名	分子式	最小含量（mg/g）	最大含量（mg/g）
1	绿原酸	chlorogenic acid	$C_{16}H_{18}O_9$	2.95	3.05

引自：赵英, 周凯, 张静, 等. HPLC法测定牛蒡子中绿原酸的含量. 中国民族医药杂志, 2012, 18（9）：44-46。

提取方法4：醇提

分析方法：高效液相色谱法　　色谱柱：TC-C_{18}柱　　流动相A：甲醇溶液
流动相B：0.4%乙酸溶液　　柱温：25℃　　流速：1.0ml/min
进样体积：10μl
小分子定量：

序号	中文名	英文名	分子式	最小含量（mg/g）	最大含量（mg/g）
1	绿原酸	chlorogenic acid	$C_{16}H_{18}O_9$	0.203	0.203
2	牛蒡子苷	arctiin	$C_{27}H_{34}O_{11}$	6.241	6.241
3	牛蒡子苷元	arctigenin	$C_{21}H_{24}O_6$	0.409	0.409

引自：孙艳涛, 赵兰英, 李婷婷, 等. 高效液相色谱切换波长法同时测定牛蒡子中活性成分的含量. 医药导报, 2014, 33（1）：100-102。

93. 女贞子

提取方法1：醇提

分析方法：超高效液相色谱-电化学检测法　　色谱柱：ACQUITY UPLC HSS T_3柱
流动相：25mmol/L 乙酸铵水溶液-甲醇溶液　　柱温：40℃
流速：0.4ml/min　　进样体积：1μl
小分子定量：

序号	中文名	英文名	分子式	最小含量（mg/g）	最大含量（mg/g）
1	羟基酪醇	hydroxytyrosol	$C_8H_{10}O_3$	0.086	0.38
2	红景天苷	salidroside	$C_{14}H_{20}O_7$	0.058	1.662
3	酪醇	tyrosol	$C_8H_{10}O_2$	0.03	0.34

引自：罗敏, 顾雯, 何婷, 等. 超高效液相色谱-电化学检测法测定女贞子中的3种成分. 中国药学杂志, 2020, 55（24）：2006-2011。

提取方法 2：醇提

分析方法：反相高效液相色谱法　　色谱柱：SUPELCO C$_{18}$柱　　流动相：甲醇-水（7.5∶92）
柱温：30℃　　流速：1.6ml/min　　进样体积：10μl
小分子定量：

序号	中文名	英文名	分子式	最小含量（mg/g）	最大含量（mg/g）
1	红景天苷	salidroside	C$_{14}$H$_{20}$O$_7$	1.11	13.33

引自：张立海、宋友华、孙春华，等. 反相高效液相色谱法测定女贞子中红景天苷的含量. 中国药学杂志，2001，（11）：42-43。

提取方法 3：醇提

分析方法：反相高效液相色谱法　　色谱柱：Supelcosil LC-PAH C$_{18}$柱
流动相：乙腈-水-磷酸溶液　　柱温：室温　　流速：1.0ml/min
进样体积：20μl
小分子定量：

序号	中文名	英文名	分子式	最小含量（mg/g）	最大含量（mg/g）
1	桦木醇	betulin	C$_{30}$H$_{50}$O$_2$	0.32	0.43

引自：张秋丰、弓晓杰. 反相高效液相色谱法测定女贞子中桦木醇含量. 大连工业大学学报，2010，29（1）：21-23。

提取方法 4：醇提

分析方法：高效液相色谱法　　色谱柱：Phenomenex Luna C$_{18}$柱　　流动相：甲醇-水-乙酸溶液
柱温：室温　　流速：0.8ml/min　　进样体积：20μl
小分子定量：

序号	中文名	英文名	分子式	最小含量（mg/g）	最大含量（mg/g）
1	齐墩果酸	oleanolic acid	C$_{30}$H$_{48}$O$_3$	38.5	57.5

引自：彭婷婷、王卫华. 高效液相色谱法测定女贞子中齐墩果酸的含量. 医学理论与实践，2011，24（20）：2503-2505。

94. 胖大海

提取方法：醇提

分析方法：反相高效液相色谱法　　色谱柱：YWG C$_{18}$柱　　流动相：甲醇-1%乙酸溶液
柱温：35℃　　流速：0.9ml/min　　进样体积：10μl
小分子定量：

序号	中文名	英文名	分子式	最小含量（mg/g）	最大含量（mg/g）
1	甘草酸	glycyrrhizic acid	C$_{42}$H$_{62}$O$_{16}$	3.99	4.54
2	绿原酸	chlorogenic acid	C$_{16}$H$_{18}$O$_9$	6.88	9.25

引自：杨义芳、管志强、王晖，等. RP-HPLC法测定胖大海口含片中绿原酸和甘草酸含量. 中国中药杂志，1998，（7）：28-30。

95. 佩兰

提取方法 1：醇提

分析方法：气质联用法　　　色谱柱：Agilent DB-5 MS 石英毛细管柱　　　流动相 A：NA

流动相 B：NA　　　柱温：NA　　　流速：1.0ml/min

进样体积：1μl

小分子定量：

序号	中文名	英文名	分子式	最小含量（mg/g）	最大含量（mg/g）
1	1-甲基-3-甲氧基-4-异丙基苯	1-methyl-3-methoxy-4-isopropylbenzene	$C_{11}H_{16}O$	0.0553	0.1446
2	麝香草酚	thymol	$C_{10}H_{14}O$	0.0513	0.5561
3	β-石竹烯	β-caryophyllene	$C_{15}H_{24}$	0.2048	0.9357
4	α-石竹烯	α-caryophyllene	$C_{15}H_{24}$	0.0231	0.1233
5	氧化石竹烯	caryophyllene oxide	$C_{15}H_{24}O$	0.0572	0.4279

引自：李旭冉，王梦溪，朱邵晴，等 不同干燥方式对佩兰药材挥发性成分的影响与评价. 中药材，2016，39（12）：2747-2752。

提取方法 2：醇提

分析方法：气相色谱法　　　色谱柱：Agilent DB-1701 弹性石英毛细管柱　　　流动相 A：NA

流动相 B：NA　　　柱温：NA　　　流速：1.0ml/min

进样体积：1μl

小分子定量：

序号	中文名	英文名	分子式	最小含量（mg/g）	最大含量（mg/g）
1	石竹烯	caryophyllene	$C_{15}H_{24}$	0.096	0.996

引自：刘东静，赵晓宏，薛健，等. 佩兰药材中石竹烯含量测定方法研究. 中国中药杂志，2009，34（22）：2907-2909。

96. 平贝母

提取方法 1：醇提

分析方法：高效液相色谱-蒸发光散射检测法　　　色谱柱：Waters-C_{18}柱

流动相：乙腈-二乙胺-水（70：0.03：30）　　　柱温：85℃

流速：1.0ml/min　　　进样体积：10μl

小分子定量：

序号	中文名	英文名	分子式	最小含量（mg/g）	最大含量（mg/g）
1	贝母素甲	peimine	$C_{27}H_{45}NO_3$	0.13	0.13
2	贝母素乙	peiminine	$C_{27}H_{43}NO_3$	0.18	0.18

引自：张东杰，张爱武，王丽杰. HPLC-ELSD法测定平贝母中贝母素甲、贝母素乙含量.中国食品学报，2009，9（2）：194-199。

提取方法 2：醇提

分析方法：高效液相色谱-质谱法　　　色谱柱：Alltima C_{18}柱　　　流动相：乙腈-0.03%二乙胺（30：70）

| | 柱温：30℃ | | 流速：1.0ml/min | | 进样体积：10μl |

小分子定量：

序号	中文名	英文名	分子式	最小含量（mg/g）	最大含量（mg/g）
1	贝母素甲	peimine	$C_{27}H_{45}NO_3$	0.001	0.003
2	贝母素乙	peiminine	$C_{27}H_{43}NO_3$	0.002	0.003

引自：程显隆，肖新月，夏德豪，等. 平贝母药材质量控制中适宜测定指标的研究. 药物分析杂志，2008，28（1）：28-31。

97. 蒲黄

提取方法 1：醇提

分析方法：超高效液相色谱法　　　　色谱柱：ACQUITY UPLC BEH C_{18} 柱

流动相：甲醇-0.1%甲酸溶液　　　　柱温：35℃　　　　　　　流速：0.6ml/min

进样体积：1μl

小分子定量：

序号	中文名	英文名	分子式	最小含量（mg/g）	最大含量（mg/g）
1	槲皮素	quercetin	$C_{15}H_{10}O_7$	18.91	19.07
2	山柰酚	kaempferol	$C_{15}H_{10}O_6$	25.22	25.74
3	异鼠李素	isorhanetin	$C_{16}H_{12}O_7$	93.12	99.67

引自：王俐萱，牛立营，潘英妮，等. UPLC法测定蒲黄提取物中总黄酮醇苷的含量. 中国现代中药，2014，16（9）：755-758。

提取方法 2：醇提

分析方法：高效液相色谱法　　色谱柱：Hypersil BDS-C_{18}柱　　流动相：甲醇-0.4%磷酸溶液

柱温：30℃　　　　　　　　流速：1.0ml/min　　　　进样体积：10μl

小分子定量：

序号	中文名	英文名	分子式	最小含量（mg/g）	最大含量（mg/g）
1	槲皮素	quercetin	$C_{15}H_{10}O_7$	0.1903	0.3721
2	山柰酚	kaempferol	$C_{15}H_{10}O_6$	0.1763	0.4173
3	异鼠李素	isorhamnetin	$C_{16}H_{12}O_7$	0.7215	1.7028

引自：杨棣华，梁文能. 高效液相色谱法测定不同产地蒲黄药材中3种黄酮苷元含量. 中国药业，2019，28（19）：27-29。

98. 芡实

提取方法 1：醇提

分析方法：高效液相色谱-串联质谱法　　色谱柱：Sapphire C_{18}柱　　流动相 A：甲醇溶液

流动相 B：0.1 甲酸溶液　　　　柱温：25℃　　　　流速：0.3ml/min

进样体积：10μl

小分子定量：

序号	中文名	英文名	分子式	最小含量（mg/g）	最大含量（mg/g）
1	金丝桃苷	hyperoside	$C_{21}H_{20}O_{12}$	0.0000741	0.0000741
2	异鼠李素	isorhamnetin	$C_{16}H_{12}O_7$	0	0
3	阿魏酸	ferulic acid	$C_{10}H_{10}O_4$	0.002289	0.003558
4	山柰酚	kaempferol	$C_{15}H_{10}O_6$	0.001865	0.003785
5	香芹酚	carvacrol	$C_{10}H_{14}O$	1.469747	1.469747
6	咖啡酸	caffeic acid	$C_9H_8O_4$	0.001136	0.001203
7	槲皮素	quercetin	$C_{15}H_{10}O_7$	0.000445	0.00063
8	芹菜素	apigenin	$C_{15}H_{10}O_5$	0.002503	0.005766
9	芦丁	rutin	$C_{27}H_{30}O_{16}$	0.000434	0.003800
10	木犀草素	luteolin	$C_{15}H_{10}O_6$	0.0000059	0.0000059
11	没食子酸	gallic acid	$C_7H_6O_5$	0.010058	0.095145

引自：郭志辉. 芡实多酚组分特征及其抗氧化特性研究. 扬州：扬州大学，2018。

提取方法 2：醇提

分析方法：高效液相色谱-二极管阵列-串联质谱法　　　色谱柱：Agilent ZORBAX SB-C$_{18}$柱
流动相 A：乙腈溶液　　流动相 B：0.2%乙酸溶液　　柱温：室温
流速：1.0ml/min　　进样体积：10μl
小分子定量：

序号	中文名	英文名	分子式	最小含量（mg/g）	最大含量（mg/g）
1	鞣花酸	ellagic acid	$C_{14}H_6O_8$	11.51	11.51

引自：国海东，张清峰，蒋艳，等. 芡实壳中鞣花酸的 HPLC-DAD-MS/MS 鉴定与含量检测. 中国食品学报，2016，16（11）：221-226。

99. 茜草

提取方法：醇提

分析方法：高效液相色谱法　　色谱柱：Diamonsil^{TM}（钻石）C$_{18}$柱　流动相 A：0.05%磷酸溶液
流动相 B：甲醇溶液　　柱温：35℃　　流速：1.0ml/min
进样体积：20μl
小分子定量：

序号	中文名	英文名	分子式	最小含量（mg/g）	最大含量（mg/g）
1	茜草素	alizarin	$C_{14}H_8O_4$	0.8218	0.8502
2	羟基茜草素	purpurin	$C_{14}H_8O_5$	0.9935	1.0505
3	大叶茜草素	mollugin	$C_{17}H_{16}O_4$	0.5471	0.5792

引自：于瑞，高明洁，崔彬彬，等. HPLC 法测定中药茜草中茜草素、羟基茜草素和大叶茜草素的含量. 哈尔滨医科大学学报，2017，51（3）：195-199。

100. 青果

提取方法 1：醇提

分析方法：高效液相色谱法　　　色谱柱：Hypersil ODS 柱　　　流动相 A：乙腈溶液

流动相 B：0.1%磷酸溶液　　　柱温：30℃　　　流速：1.0ml/min

进样体积：20μl

小分子定量：

序号	中文名	英文名	分子式	最小含量（mg/g）	最大含量（mg/g）
1	没食子酸	gallic acid	$C_7H_6O_5$	2.083	2.177
2	原儿茶酸	protocatechuic acid	$C_7H_6O_4$	0.438	0.571
3	绿原酸	chlorogenic acid	$C_{16}H_{18}O_9$	0.215	0.242
4	表儿茶素	epicatechin	$C_{15}H_{14}O_6$	1.484	1.670

引自：韩雪. 青果药材中多酚类成分含量测定及指纹图谱研究. 锦州：锦州医科大学，2017。

提取方法 2：醇提

分析方法：反相高效液相色谱法　　　色谱柱：Nucleosil C_{18} 反相柱　　　流动相 A：20%甲醇溶液

流动相 B：30%乙腈溶液　　　流动相 C：乙腈　　　柱温：35℃

流速：1.0ml/min　　　进样体积：10μl

小分子定量：

序号	中文名	英文名	分子式	最小含量（mg/g）	最大含量（mg/g）
1	芦丁	rutin	$C_{27}H_{30}O_{16}$	0.85499	1.85817
2	金丝桃苷	hyperoside	$C_{21}H_{20}O_{12}$	1.35315	2.58962
3	柚皮苷	naringin	$C_{27}H_{32}O_{14}$	2.00083	6.44084

引自：张超洪，赖志勇，谢路斯，等. RP-HPLC 法测定青果果肉中的黄酮类物质. 仲恺农业工程学院学报，2009，22（3）：11-14，16。

101. 青皮

提取方法 1：醇提

分析方法：高效液相色谱法　　　色谱柱：ACQUITY UPLC HSS T_3 柱

流动相 A：乙腈溶液　　　流动相 B：0.1%甲酸溶液　　　柱温：40℃

流速：0.30ml/min　　　进样体积：1μl

小分子定量：

序号	中文名	英文名	分子式	最小含量（mg/g）	最大含量（mg/g）
1	辛弗林	synephrine	$C_9H_{13}NO_2$	4.438	15.315
2	芸香柚皮苷	narirutin	$C_{27}H_{32}O_{14}$	1.585	33.066
3	橙皮苷	hesperidin	$C_{28}H_{34}O_{15}$	52.852	98.501

续表

序号	中文名	英文名	分子式	最小含量（mg/g）	最大含量（mg/g）
4	川陈皮素	nobiletin	$C_{21}H_{22}O_8$	0.355	15.518
5	橘皮素	tangeretin	$C_{20}H_{20}O_7$	0.172	6.630

引自：冯涌微，刘晓霞，梁月仪，等. 不同规格青皮药材 UPLC 特征图谱和多指标成分含量对比研究. 天然产物研究与开发，2022，34（7）：1169-1180。

提取方法 2：醇提

分析方法：高效液相色谱法　　色谱柱：Waters Xbridge C_{18} 柱　　流动相 A：乙腈溶液
流动相 B：0.5%乙酸溶液　　柱温：30℃　　流速：1.0ml/min
进样体积：10μl
小分子定量：

序号	中文名	英文名	分子式	最小含量（mg/g）	最大含量（mg/g）
1	柚皮苷	naringin	$C_{27}H_{32}O_{14}$	0.06	0.62
2	橙皮苷	hesperidin	$C_{28}H_{34}O_{15}$	43.7	92.1
3	川陈皮素	nobiletin	$C_{21}H_{22}O_8$	5.3	9.8
4	橘皮素	tangeretin	$C_{20}H_{20}O_7$	4.6	5.5

引自：邱蓉丽，吴玉兰，乐巍. 陈皮、青皮中 4 种黄酮成分的比较研究. 中成药，2015，37（1）：149-153。

102. 人参

提取方法 1：醇提

分析方法：高效液相色谱法　　色谱柱：Acquity UPLC BEH C_{18} 柱　　流动相 A：乙腈溶液
流动相 B：水　　柱温：30℃　　流速：0.30ml/min
进样体积：2μl
小分子定量（外标法）：

序号	中文名	英文名	分子式	最小含量（mg/g）	最大含量（mg/g）
1	人参皂苷 Rg1	ginsenoside Rg1	$C_{42}H_{72}O_{14}$	1.89	3.98
2	人参皂苷 Re	ginsenoside Re	$C_{48}H_{82}O_{18}$	1.72	4.59
3	人参皂苷 Rf	ginsenoside Rf	$C_{42}H_{72}O_{14}$	0.68	1.52
4	人参皂苷 Rb1	ginsenoside Rb1	$C_{54}H_{92}O_{23}$	1.26	3.69
5	人参皂苷 Rc	ginsenoside Rc	$C_{53}H_{90}O_{22}$	0.75	2.75
6	人参皂苷 Rb2	ginsenoside Rb2	$C_{53}H_{90}O_{22}$	1.00	2.41
7	人参皂苷 Rd	ginsenoside Rd	$C_{48}H_{82}O_{18}$	0.33	1.22

引自：冯飞，许金国，严国俊，等. 基于 UPLC 特征图谱与一测多评法的人参药材质量评价研究. 中国中药杂志，2022，47（13）：3530-3538。

提取方法 2：醇提

分析方法：高效液相色谱法　　　　色谱柱：Agilent C_{18} 柱　　　　流动相 A：乙腈溶液

流动相 B：0.1%磷酸溶液　　　　柱温：30℃　　　　　　流速：1.3ml/min

进样体积：10μl

小分子定量：

序号	中文名	英文名	分子式	最小含量（mg/g）	最大含量（mg/g）
1	人参皂苷 Rg1	ginsenoside Rg1	$C_{42}H_{72}O_{14}$	18.82	34.57
2	人参皂苷 Re	ginsenoside Re	$C_{48}H_{82}O_{18}$	4.25	9.22
3	人参皂苷 Rf	ginsenoside Rf	$C_{42}H_{72}O_{14}$	3.48	8.71
4	人参皂苷 Rh1	ginsenoside Rh1	$C_{36}H_{62}O_9$	0.88	4.03
5	人参皂苷 Rb1	ginsenoside Rb1	$C_{54}H_{92}O_{23}$	25.54	52.26
6	人参皂苷 Rc	ginsenoside Rc	$C_{53}H_{90}O_{22}$	11.30	36.26
7	人参皂苷 Ro	ginsenoside Ro	$C_{48}H_{76}O_{19}$	19.18	41.42
8	人参皂苷 Rb2	ginsenoside Rb2	$C_{53}H_{90}O_{22}$	10.82	28.28
9	人参皂苷 Rb3	ginsenoside Rb3	$C_{53}H_{90}O_{22}$	0.92	2.99
10	人参皂苷 Rd	ginsenoside Rd	$C_{48}H_{82}O_{18}$	5.35	16.29
11	人参皂苷 Rg3	ginsenoside Rg3	$C_{42}H_{72}O_{13}$	0.75	1.72

引自：徐文武，谢涛，吕东峰，等. 一测多评法同时测定红参中 11 种人参皂苷的含量. 中草药，2021，52（7）：2099-2105。

103. 人参叶

提取方法 1：醇提

分析方法：超高效液相色谱-三重四极杆质谱法　　　　色谱柱：Hypersil Gold C_{18} 柱

流动相 A：5mmol/L 乙酸铵溶液（含 0.1%甲酸）　　　流动相 B：乙腈溶液　　　柱温：30℃

流速：0.4ml/min　　　　　　　　　　　　　　　　进样体积：5μl

小分子定量：

序号	中文名	英文名	分子式	最小含量（mg/g）	最大含量（mg/g）
1	人参皂苷 Rg1	ginsenoside Rg1	$C_{42}H_{72}O_{14}$	9.08	12.02
2	人参皂苷 Re	ginsenoside Re	$C_{48}H_{82}O_{18}$	19.03	22.35
3	人参皂苷 Rf	ginsenoside Rf	$C_{42}H_{72}O_{14}$	0.17	0.33
4	人参皂苷 Rg2	ginsenoside Rg2	$C_{42}H_{72}O_{13}$	0.74	1.31
5	人参皂苷 Rg3	ginsenoside Rg3	$C_{42}H_{72}O13$	0.09	0.14
6	人参皂苷 Rb1	ginsenoside Rb1	$C_{54}H_{92}O_{23}$	0.22	0.41
7	人参皂苷 Rc	ginsenoside Rc	$C_{53}H_{90}O_{22}$	7.50	9.19
8	人参皂苷 Rb2	ginsenoside Rb2	$C_{53}H_{90}O_{22}$	4.10	5.88
9	人参皂苷 Rb3	ginsenoside Rb3	$C_{53}H_{90}O_{22}$	0.84	1.14
10	人参皂苷 Rd	ginsenoside Rd	$C_{48}H_{82}O_{18}$	10.03	13.14

引自：陈树东，胡文军，孔祥词，等. 固相萃取/超高效液相色谱-三重四极杆质谱法测定人参、人参叶与人参花中 10 种人参皂苷含量. 分析测试学报，2021，40（9）：1348-1354。

提取方法 2：醇提

分析方法：高效液相色谱法　　色谱柱：Agilent ZORBAX SB-C$_{18}$柱　　流动相 A：乙腈溶液
流动相 B：水　　柱温：25℃　　流速：1.0ml/min
进样体积：5μl
小分子定量：

序号	中文名	英文名	分子式	最小含量（mg/g）	最大含量（mg/g）
1	人参皂苷 F5	ginsenoside F5	C$_{41}$H$_{70}$O$_{13}$	1.46	2.40
2	人参皂苷 Rb1	ginsenoside Rb1	C$_{54}$H$_{92}$O$_{23}$	0.69	1.00
3	人参皂苷 F3	ginsenoside F3	C$_{41}$H$_{70}$O$_{13}$	3.5	4.5
4	人参皂苷 Rc	ginsenoside Rc	C$_{53}$H$_{90}$O$_{22}$	3.10	5.14
5	人参皂苷 Rb2	ginsenoside Rb2	C$_{53}$H$_{90}$O$_{22}$	3.61	6.15
6	人参皂苷 Rb3	ginsenoside Rb3	C$_{53}$H$_{90}$O$_{22}$	0.50	2.75
7	人参皂苷 F1	ginsenoside F1	C$_{36}$H$_{62}$O$_{9}$	4.09	6.26
8	人参皂苷 Rd	ginsenoside Rd	C$_{48}$H$_{82}$O$_{18}$	8.41	13.06
9	三七皂苷 Fe	notoginsenoside Fe	C$_{47}$H$_{80}$O$_{17}$	0.41	0.62
10	人参皂苷 F2	ginsenoside F2	C$_{42}$H$_{72}$O$_{13}$	1.04	1.43

引自：刘桂英. 人参叶化学成分及其生物活性研究. 长春：吉林大学，2009。

104. 肉豆蔻

提取方法 1：醇提

分析方法：高效液相色谱法　　色谱柱：Apollo C$_{18}$柱　　流动相 A：甲醇溶液
流动相 B：0.04%磷酸溶液　　柱温：25℃　　流速：1.0ml/min
进样体积：20μl
小分子定量：

序号	中文名	英文名	分子式	最小含量（mg/g）	最大含量（mg/g）
1	鞣花酸	ellagic acid	C$_{14}$H$_{6}$O$_{8}$	0.6891	0.8105
2	丁香酚	eugenol	C$_{10}$H$_{12}$O$_{2}$	10.7558	15.6563
3	木香烃内酯	costunolide	C$_{15}$H$_{20}$O$_{2}$	1.6915	2.2968
4	去氢木香内酯	dehydrocostus lactone	C$_{15}$H$_{18}$O$_{2}$	2.0401	3.5540
5	去氢二异丁香酚	dehydrodiisoeugenol	C$_{20}$H$_{22}$O$_{4}$	0.1894	0.4551

引自：贾文婷. 蒙药方剂肉豆蔻-8 散质量控制方法研究. 呼和浩特：内蒙古医科大学，2018。

提取方法 2：醇提

分析方法：高效液相色谱法　　色谱柱：Kromasil C$_{18}$-5μm 柱　　流动相 A：乙腈溶液

| | | | 流动相 B：水 | | | | 柱温：25℃ | | | | 流速：1.0ml/min |

流动相 B：水　　　　　　　柱温：25℃　　　　　　　　流速：1.0ml/min

进样体积：10μl

小分子定量：

序号	中文名	英文名	分子式	最小含量（mg/g）	最大含量（mg/g）
1	樟皮碱 B	nectandrin B	$C_{20}H_{24}O_5$	4.1	13.1
2	赤式-6-澳白木脂素	erythro-austrobailignan-6	$C_{20}H_{24}O_4$	39.8	68.0

引自：张萌萌. 长形肉豆蔻化学成分及质量标准研究. 沈阳：辽宁中医药大学，2011。

105. 三七

提取方法 1：醇提

分析方法：高效液相色谱指纹图谱法　　色谱柱：Waters XBridge C_{18} 柱　　流动相 A：乙腈溶液

流动相 B：水　　　　　　　柱温：25℃　　　　　　　　流速：1.5ml/min

进样体积：20μl

小分子定量：

序号	中文名	英文名	分子式	最小含量（mg/g）	最大含量（mg/g）
1	三七皂苷 R1	notoginsenoside R1	$C_{47}H_{80}O_{18}$	14.8	19.0
2	人参皂苷 Rb1	ginsenoside Rb1	$C_{54}H_{92}O_{23}$	42.5	50.6
3	人参皂苷 Re	ginsenoside Re	$C_{48}H_{82}O_{18}$	6.3	8.6
4	人参皂苷 Rg1	ginsenoside Rg1	$C_{42}H_{72}O_{14}$	49.7	61.2
5	人参皂苷 Rd	ginsenoside Rd	$C_{48}H_{82}O_{18}$	11.5	15.0

引自：李宁，高小惠，王子幼，等. 三七 HPLC 指纹图谱及 5 种成分测定. 中成药，2020，42（5）：1232-1237。

提取方法 2：醇提

分析方法：高效液相色谱法　　色谱柱：Welch PG C_{18} 柱　　　　流动相 A：乙腈溶液

流动相 B：水　　　　　　　柱温：25℃　　　　　　　　流速：1.3ml/min

进样体积：10μl

小分子定量：

序号	中文名	英文名	分子式	最小含量（mg/g）	最大含量（mg/g）
1	三七皂苷 R1	notoginsenoside R1	$C_{47}H_{80}O_{18}$	78.28	78.28
2	人参皂苷 Rg1	ginsenoside Rg1	$C_{42}H_{72}O_{14}$	278.80	278.80
3	人参皂苷 Re	ginsenoside Re	$C_{48}H_{82}O_{18}$	39.50	39.50
4	人参皂苷 Rb1	ginsenoside Rb1	$C_{54}H_{92}O_{23}$	296.26	296.26
5	人参皂苷 Rd	ginsenoside Rd	$C_{48}H_{82}O_{18}$	74.58	74.58

引自：董媛，李海亮，王楠，等. 一测多评法测定三七总皂苷中 5 个皂苷的含量. 药物分析杂志，2022，42（3）：518-524。

提取方法 3：醇提

分析方法：高效液相色谱法　　色谱柱：Agilent ZORBAX SB-C$_{18}$柱　　流动相 A：乙腈溶液
流动相 B：水　　柱温：25℃　　流速：1.0ml/min
进样体积：10μl
小分子定量：

序号	中文名	英文名	分子式	最小含量（mg/g）	最大含量（mg/g）
1	三七皂苷 R1	notoginsenoside R1	C$_{47}$H$_{80}$O$_{18}$	3.0	14.3
2	人参皂苷 Rb1	ginsenoside Rb1	C$_{54}$H$_{92}$O$_{23}$	17.6	34.4
3	人参皂苷 Rg1	ginsenoside Rg1	C$_{42}$H$_{72}$O$_{14}$	17.7	55.2

引自：孙孔春，吴乐艳，侯雯清，等. 云南省不同产地三七的成分分析. 昆明医科大学学报，2020，41（1）：1-10。

106. 桑白皮

提取方法 1：醇提

分析方法：高效液相色谱法　　色谱柱：Dimonsiol C$_{18}$柱　　流动相 A：乙腈溶液
流动相 B：0.2%甲酸溶液　　柱温：30℃　　流速：1.0ml/min
进样体积：10μl
小分子定量：

序号	中文名	英文名	分子式	最小含量（mg/g）	最大含量（mg/g）
1	绿原酸	chlorogenic acid	C$_{16}$H$_{18}$O$_9$	0.0980	1.2068
2	二氢桑色素	dihydromorin	C$_{15}$H$_{12}$O$_7$	0.1206	0.6739
3	氧化白藜芦醇	oxyresveratrol	C$_{14}$H$_{12}$O$_4$	0.1389	1.0570
4	桑辛素 O	moracin O	C$_{19}$H$_{18}$O$_5$	0.0744	0.3554
5	桑根酮 C	sanggenon C	C$_{40}$H$_{36}$O$_{12}$	0.3133	0.8918

引自：袁婷，郑甜碧，谢鲁灵枫，等. HPLC 法同时测定桑白皮中 5 种成分. 中成药，2019，41（7）：1606-1611。

提取方法 2：醇提

分析方法：超高效液相色谱法　　色谱柱：Acclaim^{TM} RSLC 120 C$_{18}$柱　　流动相 A：0.1%乙酸溶液
流动相 B：甲醇溶液　　柱温：20℃　　流速：0.3ml/min
进样体积：2μl
小分子定量：

序号	中文名	英文名	分子式	最小含量（mg/g）	最大含量（mg/g）
1	桑皮苷 A	mulberroside A	C$_{26}$H$_{32}$O$_{14}$	2.085	2.130
2	桑辛素 M-6,3'-O-β-D-葡萄糖苷	moracin M-6,3'-di-O-β-D-glucopyranoside	C$_{26}$H$_{30}$O$_{16}$	0.3835	0.3962
3	5,7-二羟基香豆素	5,7-dihydroxycoumarin	C$_9$H$_6$O$_4$	0.4328	0.4399
4	东莨菪亭	scopoletin	C$_{10}$H$_8$O$_4$	3.989	4.096

续表

序号	中文名	英文名	分子式	最小含量（mg/g）	最大含量（mg/g）
5	桑辛素 M	moracin M	$C_{14}H_{10}O_4$	2.601	2.872
6	桑辛素 M-3'-O-β-D-葡萄糖苷	moracin M-3'-O-β-D-glucopyra-noside	$C_{20}H_{20}O_9$	5.447	5.798
7	桑黄酮 G	kuwanon G	$C_{40}H_{36}O_{11}$	32.17	32.72
8	桑辛素	moracin	$C_{25}H_{24}O_6$	1.149	1.438

引自：赵威，曹彦刚，杨雁芸，等. UPLC法同时测定桑白皮中8种成分. 中成药, 2016, 38（8）: 1754-1759。

提取方法 3：醇提

分析方法：高效液相色谱法　　　色谱柱：InerSustain AQ-C$_{18}$柱　　　流动相A：0.1%磷酸溶液
流动相B：甲醇-乙腈（2：3）溶液　　　　　　　　　　　　　　柱温：30℃
流速：1.0ml/min　　　　进样体积：5μl
小分子定量：

序号	中文名	英文名	分子式	最小含量（mg/g）	最大含量（mg/g）
1	桑皮苷 A	mulberroside A	$C_{26}H_{32}O_{14}$	0.2134	28.6872
2	氧化白藜芦醇	oxyresveratrol	$C_{14}H_{12}O_4$	0.0525	1.1145
3	桑色素	morin	$C_{15}H_{10}O_7$	0.0464	1.0801
4	桑根酮 D	sanggenon D	$C_{40}H_{36}O_{12}$	0	3.2843
5	桑黄酮 G	kuwanon G	$C_{40}H_{36}O_{11}$	0.1925	13.7408
6	桑皮酮 H	kuwanon H	$C_{45}H_{44}O_{11}$	0.16778	7.5015
7	桑辛素	moracin	$C_{25}H_{24}O_6$	0.0672	7.3107

引自：魏敏，陀扬凌，杜晓月，等. 不同产地桑白皮中7种成分的含量测定及化学计量学评价. 中药材, 2020, 43（1）: 125-129。

提取方法 4：醇提

分析方法：超高效液相色谱-飞行时间质谱联用法　　　　　色谱柱：Agilent Eclipse XDB C$_{18}$柱
流动相A：乙腈溶液　　　流动相B：0.1%甲酸溶液　　　柱温：30℃
流速：1.0ml/min　　　　进样体积：10μl
小分子定量：

序号	中文名	英文名	分子式	最小含量（mg/g）	最大含量（mg/g）
1	桑皮苷 A	mulberroside A	$C_{26}H_{32}O_{14}$	0.08	80.41
2	氧化白藜芦醇	oxyresveratrol	$C_{14}H_{12}O_4$	0.01	17.12
3	桑皮酮 G	kuwanon G	$C_{40}H_{36}O_{11}$	0.01	11.24
4	桑皮酮 H	kuwanon H	$C_{45}H_{44}O_{11}$	0	9.09
5	桑辛素	moracin	$C_{25}H_{24}O_6$	0.01	5.21

引自：赵婷婷. 同源药材桑枝、桑白皮功效与物质基础相关性研究. 太原：山西医科大学, 2017。

107. 桑葚

提取方法 1：醇提

分析方法：高效液相色谱法　　　色谱柱：Luna 5μ C$_{18}$（2）100A 柱　　　流动相 A：90%乙醇溶液
流动相 B：水　　　柱温：30℃　　　流速：1.0ml/min
进样体积：20μl
小分子定量：

序号	中文名	英文名	分子式	最小含量（mg/g）	最大含量（mg/g）
1	花青素 3-O-β-吡喃葡萄糖苷	cyanidin 3-O-β-glucopyranoside	C$_{21}$H$_{21}$ClO$_{11}$	0.06666	0.06666
2	β-谷甾醇亚油酸酯	β-sitosterol linoleate	C$_{47}$H$_{82}$O$_2$	0.0135	0.0135
3	N-乙酰基-L-丝氨酸	N-acetyl-L-serine	C$_5$H$_9$NO$_4$	0.0104	0.0104
4	叶黄素	lutein	C$_{40}$H$_{56}$O$_2$	0.0155	0.0155
5	5，7-二羟基色原酮	5，7-dihydroxychromone	C$_9$H$_6$O$_4$	0	0
6	槲皮素	quercetin	C$_{15}$H$_{10}$O$_7$	0.0178	0.0178
7	芦丁	rutin	C$_{27}$H$_{30}$O$_{16}$	0	0
8	邻苯二酚（儿茶酚）	catechol	C$_6$H$_6$O$_2$	0	0
9	对羟基苯甲酸	p-hydroxybenzoic acid	C$_7$H$_6$O$_3$	0.0095	0.0095

引自：彭赛男. 桑葚中主要化学成分的研究. 西安：西北大学，2019。

提取方法 2：醇提

分析方法：高效液相色谱-二极管阵列检测-电喷雾-串联质谱法
色谱柱：Agilent ZORBAX Eclipse SB-C$_{18}$柱　　　流动相 A：1%乙酸溶液
流动相 B：甲醇溶液与 1%乙酸溶液　　　柱温：25℃
流速：1.0ml/min　　　进样体积：10μl
小分子定量：

序号	中文名	英文名	分子式	最小含量（mg/g）	最大含量（mg/g）
1	原儿茶酸	protocatechuic acid	C$_7$H$_6$O$_4$	0.01416	0.01516
2	绿原酸	chlorogenic acid	C$_{16}$H$_{18}$O$_9$	0.02367	0.02577
3	隐绿原酸	cryptochlorogenic acid	C$_{16}$H$_{18}$O$_9$	0.00731	0.00733
4	花旗松素	taxifolin	C$_{15}$H$_{12}$O$_7$	0.00624	0.00682
5	异绿原酸	isochlorogenic acid	C$_{16}$H$_{18}$O$_9$	0.00756	0.00842
6	芦丁	rutin	C$_{27}$H$_{30}$O$_{16}$	0.10791	0.11485
7	槲皮素	quercetin	C$_{15}$H$_{10}$O$_7$	0.00259	0.00399

引自：Zhang W, Han F, He J et al. HPLC-DAD-ESI-MS/MS analysis and antioxidant activities of nonanthocyanin phenolics in mulberry (Morus alba L.). Journal of Food Science, 2008, 73（6）: C512-C518。

108. 桑叶

提取方法 1：醇提

分析方法：超高效液相色谱法　　色谱柱：ACQUITY UPLC BEH C$_{18}$柱　　流动相 A：甲醇溶液
流动相 B：磷酸水溶液　　柱温：30℃　　流速：0.5ml/min
进样体积：4μl
小分子定量：

序号	中文名	英文名	分子式	最小含量（mg/g）	最大含量（mg/g）
1	芦丁	rutin	C$_{27}$H$_{30}$O$_{16}$	10.021	20.543
2	异槲皮苷	isoquercitrin	C$_{21}$H$_{20}$O$_{12}$	3.902	6.801
3	紫云英苷	astragalin	C$_{21}$H$_{20}$O$_{11}$	0.348	1.328
4	槲皮素	quercetin	C$_{15}$H$_{10}$O$_7$	1.784	3.645

引自：钟月葵，蔡庆群，丘振文. 超高效液相色谱法测定不同产地桑叶中 4 种主要黄酮含量. 食品安全质量检测学报，2021，12（5）：1855-1860。

提取方法 2：醇提

分析方法：高效液相色谱法　　色谱柱：Inertsil C$_{18}$柱　　流动相 A：乙腈溶液
流动相 B：0.2%磷酸-0.2%三乙胺溶液　　柱温：30℃　　流速：1.0ml/min
进样体积：10μl
小分子定量：

序号	中文名	英文名	分子式	最小含量（mg/g）	最大含量（mg/g）
1	绿原酸	chlorogenic acid	C$_{16}$H$_{18}$O$_9$	0.71	2.19
2	芦丁	rutin	C$_{27}$H$_{30}$O$_{16}$	0.11	0.63
3	异槲皮苷	isoquercitrin	C$_{21}$H$_{20}$O$_{12}$	0.73	1.44
4	紫云英苷	astragalin	C$_{21}$H$_{20}$O$_{11}$	0.32	0.62
5	槲皮素	quercetin	C$_{15}$H$_{10}$O$_7$	0.01	0.04

引自：白娟，朱倩云，白华，等. 高效液相色谱法同时测定桑叶中绿原酸及 4 种黄酮类成分的含量. 中药新药与临床药理，2020，31（4）：469-472。

109. 桑枝

提取方法 1：醇提

分析方法：反相高效液相色谱法　　色谱柱：Agilent C$_{18}$柱　　流动相 A：水（含 0.1%甲酸溶液）
流动相 B：乙腈溶液　　柱温：（25±2）℃　　流速：1.0ml/min
进样体积：20μl

小分子定量：

序号	中文名	英文名	分子式	最小含量（mg/g）	最大含量（mg/g）
1	桑皮苷 A	mulberroside A	$C_{26}H_{32}O_{14}$	0.9662	9.9492
2	绿原酸	chlorogenic acid	$C_{16}H_{18}O_9$	0.226	0.9977
3	隐绿原酸	cryptochlorogenic acid	$C_{16}H_{18}O_9$	0.1595	0.5292
4	芦丁	rutin	$C_{27}H_{30}O_{16}$	0.0032	0.0095
5	异槲皮苷	isoquercitrin	$C_{21}H_{20}O_{12}$	0.0013	0.0164
6	山柰酚	kaempferol	$C_{15}H_{10}O_6$	0.0007	0.0021

引自：李晋，杜昆泽，罗蓉，等.HPLC法同时测定桑枝中6种成分的含量.天津中医药，2017，34（11）：775-777。

提取方法 2：醇提

分析方法：高效液相色谱法　　　　色谱柱：Cosmosil C_{18}-AR-Ⅱ柱　　　　流动相 A：乙腈溶液
流动相 B：1%乙酸溶液　　　　柱温：30℃　　　　流速：1.0ml/min
进样体积：10～20μl

小分子定量：

序号	中文名	英文名	分子式	最小含量（mg/g）	最大含量（mg/g）
1	桑皮苷 A	mulberroside A	$C_{26}H_{32}O_{14}$	0.031	0.677
2	桑皮黄素	mulberrin	$C_{25}H_{26}O_6$	0.0141	0.0892

引自：陈倩，孙登阳，邓霖芳，等.HPLC法同时测定桑枝中桑皮苷 A 和桑皮黄素的含量.中国药房，2015，26（3）：364-366。

110. 沙棘

提取方法 1：醇提

分析方法：高效液相色谱特征图谱法　　　　色谱柱：Diamonsil C_{18}柱　　　　流动相 A：0.02%磷酸溶液
流动相 B：甲醇溶液　　　　柱温：25℃　　　　流速：1.0ml/min
进样体积：10μl

小分子定量：

序号	中文名	英文名	分子式	最小含量（mg/g）	最大含量（mg/g）
1	维采宁 -2	vicenin-2	$C_{27}H_{30}O_{15}$	0.0059	0.0197
2	芹糖甘草苷	liquiritin apioside	$C_{26}H_{30}O_{13}$	0.1608	0.4239
3	异绿原酸 B	isochlorogenic acid B	$C_{25}H_{24}O_{12}$	0.0098	0.0497
4	槲皮素	quercetin	$C_{15}H_{10}O_7$	0.001	0.00529

引自：华若辰，拓文静，宋自娟，等.HPLC定性定量分析-模式识别研究沙棘银花颗粒提取工艺.中南药学，2022，20（1）：90-93。

提取方法 2：醇提

分析方法：反相高效液相色谱法　　　　色谱柱：XAqua C_{18}柱　　　　流动相 A：甲醇溶液
流动相 B：0.5%甲酸溶液　　　　柱温：30℃　　　　流速：0.8ml/min

进样体积：10µl

小分子定量：

序号	中文名	英文名	分子式	最小含量（mg/g）	最大含量（mg/g）
1	山楂酸	maslinic acid	$C_{30}H_{48}O_4$	0.014	0.065
2	科罗索酸	corosolic acid	$C_{30}H_{48}O_4$	0.095	0.306
3	白桦脂酸	betulinic acid	$C_{30}H_{48}O_3$	0.095	0.176
4	齐墩果酸	oleanolic acid	$C_{30}H_{48}O_3$	0.041	0.171
5	熊果酸	ursolic acid	$C_{30}H_{48}O_3$	0.126	0.382
6	暂无	obtusol	$C_{15}H_{23}Br_2ClO$	0.024	0.211

引自：周浩楠，胡娜，董琦，等.HPLC同时测定沙棘果实中的6种三萜酸. 华西药学杂志，2021，36（3）：319-322。

111. 沙苑子

提取方法1：醇提

分析方法：高效液相色谱法　　　色谱柱：Kromasil C_{18}柱　　　流动相A：甲醇溶液
流动相B：1%乙酸溶液　　　柱温：30℃　　　流速：1.0ml/min
进样体积：10µl

小分子定量：

序号	中文名	英文名	分子式	最小含量（mg/g）	最大含量（mg/g）
1	毛蕊异黄酮	calycosin	$C_{16}H_{12}O_5$	0.0333	0.2155
2	芒柄花素	formononetin	$C_{16}H_{12}O_4$	0.0189	0.1262
3	鼠李柠檬素	rhamnocitrin	$C_{16}H_{12}O_6$	0.0066	0.1401

引自：濮延男，唐力英，王祝举，等.HPLC测定沙苑子中3个黄酮成分. 中国实验方剂学杂志，2011，17（10）：89-91。

提取方法2：醇提

分析方法：高效液相色谱法　　　色谱柱：Apollo-C_{18}柱　　　流动相A：乙腈溶液
流动相B：0.1%磷酸溶液　　　柱温：25℃　　　流速：1.0ml/min
进样体积：10µl

小分子定量：

序号	中文名	英文名	分子式	最小含量（mg/g）	最大含量（mg/g）
1	沙苑子苷	complanatuside	$C_{28}H_{32}O_{16}$	0.521	1.179

引自：贺成，唐晓晶，陈玉武，等. 高效液相色谱法测定沙苑子及其炮制品中沙苑子苷的含量. 中国中医药信息杂志，2010，17（3）：49-51。

112. 砂仁

提取方法1：醇提

分析方法：高效液相色谱法　　　色谱柱：Phenomenex Luna C_{18}柱　　　流动相A：0.1%甲酸溶液
流动相B：甲醇溶液　　　柱温：35℃　　　流速：0.8ml/min

进样体积：15μl

小分子定量：

序号	中文名	英文名	分子式	最小含量（mg/g）	最大含量（mg/g）
1	原儿茶酸	protocatechuic acid	$C_7H_6O_4$	0.0155	0.0720
2	香草酸	vanillic acid	$C_8H_8O_4$	0.0115	0.2920

引自：邹晓红，刘梦楚，蓝伦礼，等. HPLC测定不同产地砂仁中原儿茶酸和香草酸的含量. 中国实验方剂学杂志，2017，23（8）：62-66。

提取方法 2：醇提

分析方法：高效液相色谱法　　　　　　　　　色谱柱：Nucleodur C_{18} Gravity 柱

流动相：乙腈-0.01mol/L 磷酸二氢钾溶液-乙酸溶液　　柱温：35℃

流速：1.0ml/min　　　　　　　　　　　　　进样体积：10μl

小分子定量：

序号	中文名	英文名	分子式	最小含量（mg/g）	最大含量（mg/g）
1	槲皮苷	quercitrin	$C_{21}H_{20}O_{11}$	0.040	0.107

引自：谢文健，黄月纯. HPLC法测定阳春砂仁中槲皮苷的含量. 中药新药与临床药理，2007，（4）：310-311。

提取方法 3：醇提

分析方法：反相高效液相色谱法　　色谱柱：WATERS SYMMETRY C_{18}柱　　流动相 A：0.4%乙酸溶液

流动相 B：70%甲醇溶液　　　　　柱温：35℃　　　　　　　　　　　　流速：0.75ml/min

进样体积：10μl

小分子定量：

序号	中文名	英文名	分子式	最小含量（mg/g）	最大含量（mg/g）
1	水杨酸	salicylic acid	$C_7H_6O_3$	0.02334	0.03189
2	间羟基苯甲酸	*m*-hydroxybenzoic acid	$C_7H_6O_3$	0.00282	0.00347
3	对羟基苯甲酸	*p*-hydroxybenzoic acid	$C_7H_6O_3$	0.00319	0.00608
4	异香草酸	isovanillic acid	$C_8H_8O_4$	0.00002	0.00008
5	阿魏酸	ferulic acid	$C_{10}H_{10}O_4$	0.09844	0.17242
6	丁香酸	syringic acid	$C_9H_{10}O_5$	0.01908	0.02978
7	肉桂酸	cinnamic acid	$C_9H_8O_2$	0.00146	0.00229
8	芥子酸	sinapic acid	$C_{11}H_{12}O_5$	0.00002	0.00003
9	绿原酸	chlorogenic acid	$C_{16}H_{18}O_9$	0.05443	0.07664

引自：吕乔，陈武林. 反相液相色谱法同时检测砂仁提取物中的酚酸含量. 食品工业，2018，39（4）：302-305。

113. 山药

提取方法 1：醇提

分析方法：高效液相色谱法　　色谱柱：Eclipse XDB-C_{18}柱　　流动相 A：甲醇溶液

流动相 B：水　　　　　　　　柱温：30℃　　　　　　　　　　流速：0.5ml/min

进样体积：10µl

小分子定量：

序号	中文名	英文名	分子式	最小含量（mg/ml）	最大含量（mg/ml）
1	尿囊素	allantoin	$C_4H_6N_4O_3$	12.85	13.28

引自：张婷婷，李海剑.HPLC法测定山药配方颗粒中尿囊素的含量.医药论坛杂志，2019，40（12）：131-133。

提取方法 2：醇提

分析方法：高效液相色谱法　　　　色谱柱：JADE-PAK ODS-AQ 柱　　　　流动相 A：水

流动相 B：乙腈溶液　　　　柱温：35℃　　　　流速：1.0ml/min

进样体积：20µl

小分子定量：

序号	中文名	英文名	分子式	最小含量（mg/g）	最大含量（mg/g）
1	尿囊素	allantoin	$C_4H_6N_4O_3$	2.029	6.985
2	腺苷	adenosine	$C_{10}H_{13}N_5O_4$	0.023	0.088
3	苯丙氨酸	phenylalanine	$C_9H_{11}NO_2$	0.037	0.156

引自：刘应蛟，楚世峰，袁志鹰，等.HPLC法同时测定山药饮片、麸炒及土炒山药中尿囊素、腺苷和苯丙氨酸的含量.时珍国医国药，2019，30（3）：568-570。

提取方法 3：醇提

分析方法：高效液相色谱法　　　　色谱柱：YMC Triart 柱　　　　流动相 A：乙腈溶液

流动相 B：0.2%磷酸溶液　　　　柱温：30℃　　　　流速：0.2ml/min

进样体积：1µl

小分子定量：

序号	中文名	英文名	分子式	最小含量（mg/g）	最大含量（mg/g）
1	腺苷	adenosine	$C_{10}H_{13}N_5O_4$	0.196	0.421
2	尿囊素	allantoin	$C_4H_6N_4O_3$	6.200	9.160

引自：王碧君，黄上书，梁慧，等.山药麸炒前后有效成分含量及UPLC指纹图谱差异性研究.广东药科大学学报，2020，36（6）：771-777。

114. 山茱萸

提取方法 1：醇提

分析方法：高效液相色谱　　　　色谱柱：Agilent XDB-C_{18}柱　　　　流动相 A：甲醇溶液

流动相 B：水　　　　柱温：35℃　　　　流速：1.0ml/min

进样体积：15µl

小分子定量：

序号	中文名	英文名	分子式	最小含量（mg/g）	最大含量（mg/g）
1	莫诺苷	morroniside	$C_{17}H_{26}O_{11}$	9.797	18.093
2	当药苷	sweroside	$C_{16}H_{22}O_9$	0.415	1.180

续表

序号	中文名	英文名	分子式	最小含量（mg/g）	最大含量（mg/g）
3	山茱萸苷	cornin	$C_{17}H_{24}O_{10}$	0.318	0.570
4	马钱苷	loganin	$C_{17}H_{26}O_{10}$	6.627	11.036
5	山茱萸新苷	cornuside	$C_{24}H_{30}O_{14}$	2.550	5.462

引自：孙玲，樊晓兰，戴小丽.HPLC-QAMS法测定不同产地19批山茱萸中5种环烯醚萜苷类成分的含量.中国药房，2018，29（15）：2063-2067。

提取方法2：醇提

分析方法：高效液相色谱法　　　色谱柱：Stamsil C_{18} 柱　　　流动相A：乙腈溶液
流动相B：0.1%磷酸溶液　　　柱温：30℃　　　流速：1.0ml/min
进样体积：10μl
小分子定量：

序号	中文名	英文名	分子式	最小含量（mg/g）	最大含量（mg/g）
1	没食子酸	gallic acid	$C_7H_6O_5$	0.472	0.539
2	5-羟甲基糠醛	5-hydroxymethylfurfural	$C_6H_6O_3$	0.011	4.993
3	莫诺苷	morroniside	$C_{17}H_{26}O_{11}$	8.425	16.201
4	獐牙菜苷	sweroside	$C_{16}H_{22}O_9$	0.201	0.311
5	马钱苷	loganin	$C_{17}H_{26}O_{10}$	6.194	7.575
6	山茱萸新苷	cornuside	$C_{24}H_{30}O_{14}$	2.014	2.591
7	齐墩果酸	oleanolic acid	$C_{30}H_{48}O_3$	3.594	4.291
8	熊果酸	ursolic acid	$C_{30}H_{48}O_3$	1.506	1.892

引自：肖红，王东春，舒琴，等.山茱萸不同炮制品中8个化学成分的含量测定.中国现代中药，2021，23（8）：1444-1450。

提取方法3：醇提

分析方法：高效液相色谱法　　　色谱柱：Inertsil ODS3-C_{18}柱　　　流动相A：乙腈溶液
流动相B：0.2%磷酸溶液　　　柱温：30℃　　　流速：1.0ml/min
进样体积：10μl
小分子定量：

序号	中文名	英文名	分子式	最小含量（mg/g）	最大含量（mg/g）
1	莫诺苷	morroniside	$C_{17}H_{26}O_{11}$	5.21	5.50
2	当药苷	sweroside	$C_{16}H_{22}O_9$	3.28	3.85
3	马钱苷	loganin	$C_{17}H_{26}O_{10}$	0.54	0.74
4	山茱萸新苷	cornuside	$C_{24}H_{30}O_{14}$	0.78	1.05
5	齐墩果酸	oleanolic acid	$C_{30}H_{48}O_3$	0.47	0.62
6	熊果酸	ursolic acid	$C_{30}H_{48}O_3$	0.08	0.23

引自：苏鹏超，蔺蓓蓓，陈琛.UPLC法测定不同产地山茱萸中6种成分含量.陕西理工大学学报（自然科学版），2020，36（6）：49-54。

115. 升麻

提取方法 1：醇提

分析方法：高效液相色谱法　　　色谱柱：C$_{18}$柱　　　流动相 A：乙腈溶液
流动相 B：0.01%磷酸溶液　　　柱温：30℃　　　流速：1.0ml/min
进样体积：10μl
小分子定量：

序号	中文名	英文名	分子式	最小含量（mg/g）	最大含量（mg/g）
1	咖啡酸	caffeic acid	C$_9$H$_8$O$_4$	0.29	0.81
2	阿魏酸	ferulic acid	C$_{10}$H$_{10}$O$_4$	0.26	0.83
3	异阿魏酸	isoferulic acid	C$_{10}$H$_{10}$O$_4$	1.95	2.91

引自：蔡晓星.HPLC 同时测定升麻中三个酚酸类成分的含量. 中国处方药, 2020, 18（3）：39-41。

提取方法 2：醇提

分析方法：高效液相色谱法　　　色谱柱：Agilent ZORBAX SB-C$_{18}$柱　　　流动相 A：0.1%磷酸溶液
流动相 B：乙腈溶液　　　柱温：30℃　　　流速：1.0ml/min
进样体积：10μl
小分子定量：

序号	中文名	英文名	分子式	最小含量（mg/g）	最大含量（mg/g）
1	咖啡酸	caffeic acid	C$_9$H$_8$O$_4$	0.05779	0.17532
2	阿魏酸	ferulic acid	C$_{10}$H$_{10}$O$_4$	0.02174	0.17851
3	异阿魏酸	isoferulic acid	C$_{10}$H$_{10}$O$_4$	1.21823	4.92152
4	升麻素	cimifugin	C$_{16}$H$_{18}$O$_6$	0.0734	0.58156

引自：姜柔齐，常丽静，李明月，韦花花，陈新. 不同基原升麻饮片 HPLC 指纹图谱研究及 4 个成分含量测定. 中药材, 2021, 44（5）：1161-1167。

提取方法 3：醇提

分析方法：反相高效液相色谱法　　　色谱柱：YMC-Pack ODS-C$_{18}$柱　　　流动相：乙腈-乙酸-水
柱温：26℃　　　流速：0.6ml/min　　　进样体积：20μl
小分子定量：

序号	中文名	英文名	分子式	最小含量（mg/g）	最大含量（mg/g）
1	27-脱氧升麻亭	27-deoxyactein	C$_{37}$H$_{56}$O$_{10}$	0.932	5.988

引自：潘瑞乐，陈迪华，斯建勇，等. 反相高效液相色谱法测定不同品种升麻中 27-脱氧升麻亭的含量. 中南药学, 2007,（3）：206-208。

提取方法 4：醇提

分析方法：高效液相色谱法　　　色谱柱：Thermo ODS-2HYPERSIL 柱　　　流动相 A：甲醇溶液
流动相 B：水　　　柱温：30℃　　　流速：1.0ml/min
进样体积：10μl

小分子定量：

序号	中文名	英文名	分子式	最小含量（mg/g）	最大含量（mg/g）
1	升麻素	cimifugin	$C_{16}H_{18}O_6$	0.23	0.25

引自：刘贺，关琪轩，金成山，等. 长白山地区野生兴安升麻中升麻素的含量测定. 延边大学学报（自然科学版），2015，41（4）：356-358。

116. 生姜

提取方法 1：醇提

分析方法：高效液相色谱法　　　色谱柱：Agilent ZORBAX SB-C$_{18}$柱　　　流动相 A：0.1%甲酸溶液
流动相 B：乙腈溶液　　　柱温：35℃　　　流速：1.0ml/min
进样体积：10μl
小分子定量：

序号	中文名	英文名	分子式	最小含量（mg/g）	最大含量（mg/g）
1	6-姜辣素	6-gingerol	$C_{17}H_{26}O_4$	0.09	1.01
2	8-姜酚	8-gingerol	$C_{19}H_{30}O_4$	0.02	0.22
3	10-姜酚	10-gingerol	$C_{21}H_{34}O_4$	0.03	0.40

引自：宁二娟，李建，王韬，等. HPLC法测定不同产地生姜中姜酚类成分的含量. 河南科学，2018，36（4）：519-523。

提取方法 2：醇提

分析方法：高效液相色谱法　　　色谱柱：Agilent ZORBAX SB-C$_{18}$柱　　　流动相：乙腈-甲醇-水
柱温：30℃　　　流速：1.0ml/min　　　进样体积：20μl
小分子定量：

序号	中文名	英文名	分子式	最小含量（mg/g）	最大含量（mg/g）
1	6-姜辣素	6-gingerol	$C_{17}H_{26}O_4$	3.6	11.6

引自：佘永红，杨德泉. HPLC法测定煨姜中6-姜辣素的含量. 药品评价，2021，18（22）：1378-1381。

提取方法 3：醇提

分析方法：高效液相色谱法　　　色谱柱：C$_{18}$柱　　　流动相 A：乙腈溶液
流动相 B：磷酸溶液（pH = 3.5）　　　柱温：35℃　　　流速：0.8ml/min
进样体积：10μl
小分子定量：

序号	中文名	英文名	分子式	最小含量（mg/g）	最大含量（mg/g）
1	姜黄素	curcumin	$C_{21}H_{20}O_6$	0.0006	0.0034
2	去甲氧基姜黄素	demethoxycurcumin	$C_{20}H_{18}O_5$	0.0003	0.00275
3	双去甲氧基姜黄素	bisdemethoxycurcumin	$C_{19}H_{16}O_4$	0	0.0001

引自：干婧，刘枫，吕世均，等. 高效液相色谱法测定干生姜中姜黄素的含量. 食品工业，2019，40（4）：305-308。

117. 熟地黄

提取方法 1：醇提

分析方法：反相高效液相色谱法　　色谱柱：Waters Sunfire C_{18} 柱　　流动相 A：0.2%磷酸溶液
流动相 B：乙腈溶液　　柱温：30℃　　流速：1.0ml/min
进样体积：20μl
小分子定量：

序号	中文名	英文名	分子式	最小含量（mg/g）	最大含量（mg/g）
1	梓醇	catalpol	$C_{15}H_{22}O_{10}$	0.094	3.684
2	麦角甾苷	acteoside	$C_{29}H_{36}O_{15}$	0.284	2.269
3	吉奥诺苷 B1	jionoside B1	$C_{37}H_{50}O_{20}$	0.468	0.908
4	地黄苷	martynoside	$C_{31}H_{40}O_{15}$	0.249	1.187

引自：张文萌, 张石, 付锦楠, 等. RP-HPLC 双波长法同时测定熟地黄中 4 种成分的含量. 沈阳药科大学学报, 2012, 29（5）：367-372。

提取方法 2：醇提

分析方法：高效液相色谱特征指纹图谱法　　色谱柱：Kromasil C_{18} 柱　　流动相 A：乙腈溶液
流动相 B：0.02%甲酸溶液　　柱温：35℃　　流速：1.0ml/min
进样体积：5μl
小分子定量：

序号	中文名	英文名	分子式	最小含量（mg/g）	最大含量（mg/g）
1	毛蕊花糖苷	acteoside	$C_{29}H_{36}O_{15}$	0.2028	0.4018
2	5-羟甲基糖醛	5-hydroxymethyl furfural	$C_6H_6O_3$	0.7054	3.9043

引自：林妤, 冯娇, 陈圻宇, 等. 基于 HPLC 多波长法测定两种熟地黄中有效成分的含量及指纹图谱分析. 中国食品添加剂, 2020, 31（11）：94-102。

118. 松花粉

提取方法 1：醇提

分析方法：高效液相色谱法　　色谱柱：Kromasil C_{18} 柱　　流动相 A：甲醇溶液
流动相 B：0.4%磷酸溶液　　柱温：30℃　　流速：1.0ml/min
进样体积：20μl
小分子定量：

序号	中文名	英文名	分子式	最小含量（mg/g）	最大含量（mg/g）
1	山柰酚	kaempferol	$C_{15}H_{10}O_6$	2.673	2.802

引自：王正, 顾蓉, 朱彩芳, 等. HPLC 法测定松花粉中山柰酚的含量. 齐鲁药事, 2012, 31（12）：701-702。

提取方法 2：醇提

分析方法：高效液相色谱法　　　色谱柱：DiamonsilC$_{18}$柱　　　流动相 A：甲醇溶液

流动相 B：0.05%磷酸溶液　　　柱温：30℃　　　流速：1.0ml/min

进样体积：10μl

小分子定量：

序号	中文名	英文名	分子式	最小含量（mg/g）	最大含量（mg/g）
1	柚皮素	naringenin	C$_{15}$H$_{12}$O$_5$	1.3	2.7

引自：李荣胜，张玉杰，林超颖，等. 松花粉中柚皮素 HPLC 含量测定方法研究. 上海医药，2021，42（9）：64-66，70。

119. 酸枣仁

提取方法 1：醇提

分析方法：高效液相色谱-蒸发光散射检测法　　　色谱柱：Kromasil C$_{18}$柱　　　流动相 A：乙腈溶液

流动相 B：0.1%乙酸溶液　　　柱温：35℃　　　流速：1.0ml/min

进样体积：20μl

小分子定量：

序号	中文名	英文名	分子式	最小含量（mg/g）	最大含量（mg/g）
1	斯皮诺素	spinosin	C$_{28}$H$_{32}$O$_{15}$	0.92	2.24
2	酸枣仁皂苷 A	jujuboside A	C$_{58}$H$_{94}$O$_{26}$	0.567	1.276
3	酸枣仁皂苷 D	jujuboside D	C$_{58}$H$_{94}$O$_{26}$	0.058	0.341
4	酸枣仁皂苷 B	jujuboside B	C$_{52}$H$_{84}$O$_{21}$	0.155	0.451
5	酸枣仁皂苷 B$_1$	jujuboside B$_1$	C$_{52}$H$_{84}$O$_{21}$	0.078	0.125
6	白桦脂酸	betulinic acid	C$_{30}$H$_{48}$O$_3$	1.130	2.826

引自：赵祥升，杨美华，弓宝，等. HPLC-ELSD 同时测定酸枣仁中 6 种成分的含量. 中国医药导报，2016，13（36）：149-152，164。

提取方法 2：醇提

分析方法：高效液相色谱法　　　色谱柱：Shimadzu Inertsil ODS3 柱　　　流动相 A：0.1%乙酸溶液

流动相 B：乙腈溶液　　　柱温：16℃　　　流速：1.0ml/min

进样体积：10μl

小分子定量：

序号	中文名	英文名	分子式	最小含量（mg/g）	最大含量（mg/g）
1	斯皮诺素	spinosin	C$_{28}$H$_{32}$O$_{15}$	1.17	1.83
2	6'''-阿魏酰斯皮诺素	6'''-feruloylspinosin	C$_{38}$H$_{40}$O$_{18}$	0.382	0.778

引自：倪慧，李会军. 高效液相色谱—测多评法测定酸枣仁中的 2 个黄酮活性成分含量. 药学与临床研究，2021，29（1）：15-18。

提取方法 3：醇提

分析方法：高效液相色谱法　　　　色谱柱：Apollo C₁₈ 柱　　　　流动相 A：0.1%甲酸溶液
流动相 B：乙腈溶液　　　　柱温：30℃　　　　流速：1.0ml/min
进样体积：10μl
小分子定量：

序号	中文名	英文名	分子式	最小含量（mg/g）	最大含量（mg/g）
1	乌药碱	coclaurine	$C_{19}H_{27}NO_3$	0.164	0.436
2	木兰花碱	magnoflorine	$C_{20}H_{24}NO_4^+$	1.195	1.762
3	维采宁-2	vicenin-2	$C_{27}H_{30}O_{15}$	0.059	0.073
4	斯皮诺素	spinosin	$C_{28}H_{32}O_{15}$	0.467	0.776
5	6'''-阿魏酰斯皮诺素	6'''-feruloylspinosin	$C_{38}H_{40}O_{18}$	0.434	0.578
6	酸枣仁皂苷 A	jujuboside A	$C_{58}H_{94}O_{26}$	0.550	1.175
7	酸枣仁皂苷 B	jujuboside B	$C_{52}H_{84}O_{21}$	0.328	0.480

引自：杨馥源，魏洁，王玉龙，等. 山西产酸枣仁 HPLC-UV-ELSD 特征图谱及 7 个化学成分的含量测定. 山西医科大学学报，2021，52（2）：194-200。

120. 太子参

提取方法 1：醇提

分析方法：柱前衍生化-高效液相色谱法　　　　色谱柱：Agilent Eclipse XDB-C₁₈ 柱
流动相 A：乙腈溶液　　　　流动相 B：0.02mol/L 乙酸铵溶液　　　　柱温：35℃
流速：1.0ml/min　　　　进样体积：10μl
小分子定量：

序号	中文名	英文名	分子式	最小含量（mg/g）	最大含量（mg/g）
1	鼠李糖	rhamnose	$C_6H_{12}O_5$	83.2	122.0
2	葡萄糖	glucose	$C_6H_{12}O_6$	31.7	77.8
3	半乳糖	galactose	$C_6H_{12}O_6$	129.7	168.2
4	木糖	xylose	$C_5H_{10}O_5$	155.3	203.7

引自：王慧娟，乔杨，张敏，等. HPLC 法测定太子参药材中多糖水解产物单糖的含量. 中国民族民间医药，2021，30（15）：36-42。

提取方法 2：醇提

分析方法：高效液相色谱法　　　　色谱柱：ODS2 柱　　　　流动相 A：水
流动相 B：乙腈溶液　　　　柱温：30℃　　　　流速：1.0ml/min
进样体积：20μl
小分子定量：

序号	中文名	英文名	分子式	最小含量（mg/g）	最大含量（mg/g）
1	太子参环肽 B	heterophyllin B	$C_{40}H_{58}N_8O_8$	0.12893	0.33593

引自：韩怡，巢建国，谷巍，等. 不同产地太子参环肽 B 含量测定. 现代中药研究与实践，2012，26（5）：69-71。

121. 桃仁

提取方法1：醇提

分析方法：高效液相色谱法 　　　　色谱柱：Phenomenex Synergi^{TM} Polar-RP 80A 柱

流动相A：乙腈溶液 　　　　流动相B：水 　　　　柱温：30℃

流速：1.0ml/min 　　　　进样体积：10μl

小分子定量：

序号	中文名	英文名	分子式	最小含量（mg/g）	最大含量（mg/g）
1	D-苦杏仁苷	D-amygdalin	$C_{20}H_{27}NO_{11}$	24.4	33.2

引自：肖雄，魏惠珍，张丹，等.HPLC测定苦杏仁、桃仁、郁李仁中D-苦杏仁苷的含量.江西中医药大学学报，2019，31（3）：76-79。

提取方法2：醇提

分析方法：高效液相色谱法 　　　　色谱柱：Hypersil BDS C$_{18}$ 柱 　　　　流动相A：乙腈溶液

流动相B：水 　　　　柱温：25 ℃ 　　　　流速：1.0ml/min

进样体积：10μl

小分子定量：

序号	中文名	英文名	分子式	最小含量（mg/g）	最大含量（mg/g）
1	苦杏仁苷	amygdalin	$C_{20}H_{27}NO_{11}$	6.3	16.5

引自：叶晶晶.HPLC法测定不同产地桃仁中苦杏仁苷的含量.中华中医药学刊，2011，29（1）：206-207。

122. 天冬

提取方法：醇提

分析方法：高效液相色谱-蒸发光散射检测法 　　　　色谱柱：Waters XSelect$^{®}$ HSS T$_3$ 柱

流动相A：水 　　　　流动相B：乙腈溶液 　　　　柱温：30℃

流速：0.8ml/min 　　　　进样体积：10μl

小分子定量：

序号	中文名	英文名	分子式	最小含量（mg/g）	最大含量（mg/g）
1	原新薯蓣皂苷	protoneodioscin	$C_{51}H_{84}O_{22}$	/	/
2	原薯蓣皂苷	protodioscin	$C_{51}H_{84}O_{22}$	/	/
总含量（天冬饮片）	/	/	/	4.1	7.2
总含量（标准汤剂）	/	/	/	3.3	5.9

引自：靳如娜，郝丽霞，王涛，等.天冬饮片与标准汤剂的质量评价方法探索.中国实验方剂学杂志，2020，26（17）：111-118。

123. 土茯苓

提取方法1：醇提

分析方法：高效液相色谱法 　　　　色谱柱：Agilent ZORBAX SB-C$_{18}$柱 　　　　流动相A：乙腈溶液

流动相 B：0.05%磷酸溶液　　柱温：35℃　　流速：1.0ml/min
进样体积：10μl

小分子定量：

序号	中文名	英文名	分子式	最小含量（mg/g）	最大含量（mg/g）
1	(-)-表儿茶素	(-)-epicatechin	$C_{15}H_{14}O_6$	0.1740	1.3810
2	5-O-咖啡酰基莽草酸	5-O-caffeoylshikimic acid	$C_{16}H_{16}O_8$	0.504	9.913
3	新落新妇苷	neoastilbin	$C_{21}H_{22}O_{11}$	0.06138	3.67300
4	落新妇苷	astilbin	$C_{21}H_{22}O_{11}$	0.6706	27.0800
5	新异落新妇苷	neoisoastilbin	$C_{21}H_{22}O_{11}$	0.06533	1.18100
6	异落新妇苷	isoastilbin	$C_{21}H_{22}O_{11}$	0.1718	4.8330
7	黄杞苷	engeletin	$C_{21}H_{22}O_{10}$	0.06594	2.75400

引自：徐硕，尚明英，刘广学，等. 高效液相色谱法测定土茯苓药材中 7 种活性成分的含量. 中国中药杂志，2015，40（3）：469-479。

提取方法 2：醇提

分析方法：高效液相色谱指纹图谱法　　色谱柱：ZORBAX SB-C$_{18}$ 柱
流动相 A：甲醇溶液　　流动相 B：0.2%乙酸溶液　　柱温：30℃
流速：1.0ml/min　　进样体积：20μl

小分子定量：

序号	中文名	英文名	分子式	最小含量（mg/g）	最大含量（mg/g）
1	落新妇苷	astilbin	$C_{21}H_{22}O_{11}$	0.830	14.964
2	白藜芦醇	resveratrol	$C_{14}H_{12}O_3$	0.07	0.29

引自：张永贵，赵力，杨小英. 土茯苓药材 HPLC 指纹图谱研究及主成分的含量测定. 中国药房，2016，27（36）：5143-5146。

提取方法 3：醇提

分析方法：高效液相色谱法　　色谱柱：Hypersil ODS2 柱
流动相 A：0.1%甲酸-10%甲醇-水　　流动相 B：乙腈溶液　　柱温：20℃
流速：1.0ml/min　　进样体积：10μl

小分子定量：

序号	中文名	英文名	分子式	最小含量（mg/g）	最大含量（mg/g）
1	5-O-咖啡酰基莽草酸	5-O-caffeoyl shikimic acid	$C_{16}H_{16}O_8$	1.014	26.450
2	落新妇苷	astilbin	$C_{21}H_{22}O_{11}$	5.812	48.970
3	黄杞苷	engeletin	$C_{21}H_{22}O_{10}$	0.310	6.962

引自：陈香伶，杜洪志，何席呈，等. 一测多评法测定贵州产切面红色土茯苓中 3 种活性成分的含量. 中国实验方剂学杂志，2018，24（15）：93-99。

提取方法 4：醇提

分析方法：高效液相色谱法　　色谱柱：Agilent ZORBAX SB-C$_{18}$ 柱　　流动相 A：乙腈溶液
流动相 B：0.2%乙酸溶液　　柱温：30℃　　流速：0.4ml/min
进样体积：1μl

小分子定量：

序号	中文名	英文名	分子式	最小含量（mg/g）	最大含量（mg/g）
1	新落新妇苷	neoastilbin	$C_{21}H_{22}O_{11}$	1.5231	2.6238
2	落新妇苷	astilbin	$C_{21}H_{22}O_{11}$	1.1162	2.1978
3	新异落新妇苷	neoisoastilbin	$C_{21}H_{22}O_{11}$	0.7404	1.4098
4	异落新妇苷	isoastilbin	$C_{21}H_{22}O_{11}$	0.4262	0.7375
5	黄杞苷	engeletin	$C_{21}H_{22}O_{10}$	0.0931	0.3303

引自：何荣荣，严玉晶，王瑜婷，等．一测多评法同时测定土茯苓配方颗粒中 5 种成分的含量．广东药科大学学报，2022，38（2）：31-37。

124. 菟丝子

提取方法 1：醇提

分析方法：反相高效液相色谱-质谱法　　　　色谱柱：ZORBAX SB-C$_{18}$柱
流动相 A：0.05%甲酸溶液　　　　流动相 B：乙腈溶液　　　　柱温：45℃
流速：0.4ml/min　　　　进样体积：5μl
小分子定量：

序号	中文名	英文名	分子式	最小含量（mg/g）	最大含量（mg/g）
1	绿原酸	chlorogenic acid	$C_{16}H_{18}O_9$	0.00189	1.86054
2	金丝桃苷	hyperoside	$C_{21}H_{20}O_{12}$	0.00032	2.60260
3	槲皮苷	quercitrin	$C_{21}H_{20}O_{11}$	0.00540	2.87518
4	山柰酚	kaempferol	$C_{15}H_{10}O_6$	0.00033	0.55888
5	异鼠李素	isorhamnetin	$C_{16}H_{12}O_7$	0.00001	0.00733

引自：胡丽萍，王跃飞，宋殿荣，等．HPLC-UV-MS 法同时测定菟丝子中 5 种成分的含量．中药材，2010，33（8）：1277-1279。

提取方法 2：醇提

分析方法：高效液相色谱法　　　　色谱柱：ZORBAX SB-C$_{18}$柱　　　　流动相 A：乙腈溶液
流动相 B：0.1%磷酸溶液　　　　柱温：30℃　　　　流速：1.0ml/min
进样体积：10μl
小分子定量：

序号	中文名	英文名	分子式	最小含量（mg/g）	最大含量（mg/g）
1	绿原酸	chlorogenic acid	$C_{16}H_{18}O_9$	0.529	2.324
2	金丝桃苷	hyperoside	$C_{21}H_{20}O_{12}$	1.608	3.839
3	异槲皮苷	isoquercitrin	$C_{21}H_{20}O_{12}$	0.198	0.842
4	紫云英苷	astragalin	$C_{21}H_{20}O_{11}$	1.154	6.174
5	山柰酚	kaempferol	$C_{15}H_{10}O_6$	0.611	2.853

引自：李怀国，叶家宏，李子鸿，等．HPLC 法同时测定菟丝子中 5 种成分的含量．中药新药与临床药理，2014，25（1）：64-67。

提取方法 3：醇提

分析方法：高效液相色谱法　　　　色谱柱：Agilent TC-C$_{18}$柱　　　　流动相 A：甲醇溶液

流动相 B：0.4%磷酸溶液　　　　　　　柱温：45℃　　　　　　　　　　流速：1.0ml/min

进样体积：15μl

小分子定量：

序号	中文名	英文名	分子式	最小含量（mg/g）	最大含量（mg/g）
1	金丝桃苷	hyperoside	$C_{21}H_{20}O_{12}$	0.6	33.2
2	紫云英苷	astragalin	$C_{21}H_{20}O_{11}$	5.4	21.8
3	槲皮素	quercetin	$C_{15}H_{10}O_7$	0.1	0.8
4	山奈酚	kaempferol	$C_{15}H_{10}O_6$	1.2	11.5
5	异鼠李素	isorhamnetin	$C_{16}H_{12}O_7$	0.1	1.0

引自：许晓嘉，徐丽媛，郭志勇，等.HPLC 法同时测定中药菟丝子中五种黄酮类成分含量的研究.世界中医药，2014，9（4）：491-493。

提取方法 4：醇提

分析方法：高效液相色谱法　　　　色谱柱：Kromasil ODS1 柱　　　　流动相 A：甲醇溶液

流动相 B：0.4%磷酸溶液　　　　柱温：30℃　　　　　　　　　　流速：1.0ml/min

进样体积：10μl

小分子定量：

序号	中文名	英文名	分子式	最小含量（mg/g）	最大含量（mg/g）
1	绿原酸	chlorogenic acid	$C_{16}H_{18}O_9$	38.7	57.7
2	金丝桃苷	hyperoside	$C_{21}H_{20}O_{12}$	75.7	104.3
3	槲皮素	quercetin	$C_{15}H_{10}O_7$	2.91	6.72
4	山奈酚	kaempferol	$C_{15}H_{10}O_6$	7.0	15.2
5	异鼠李素	isorhamnetin	$C_{16}H_{12}O_7$	0.89	1.87

引自：肖岚，杨梓懿，石继连.HPLC 同时测定菟丝子不同炮制品中 5 种主要活性成分含量.湖南中医药大学学报，2012，32（7）：50-53。

125. 乌梅

提取方法 1：醇提

分析方法：高效液相色谱-光电二极管阵列检测法　　　　　　　色谱柱：XBridge™ C_{18} 柱

流动相 A：0.5%$NH_4H_2PO_3$溶液（磷酸调至 pH=3.0）　　　　流动相 B：乙腈溶液

柱温：25℃　　　　　　流速：0.8ml/min　　　　　　进样体积：10μl

小分子定量：

序号	中文名	英文名	分子式	最小含量（mg/g）	最大含量（mg/g）
1	柠檬酸	citric acid	$C_6H_8O_7$	209.5	402.41
2	5-羟甲基糖醛	5-hydroxymethyl furfural	$C_6H_6O_3$	1.01	3.28
3	新绿原酸	neochlorogenic acid	$C_{16}H_{18}O_9$	1.08	3.03

引自：安苗，黎雄，赵亚，等.HPLC-PDA 同时测定乌梅肉中 3 种特征成分.中国实验方剂学杂志，2017，23（23）：52-56。

提取方法 2：醇提

分析方法：反相高效液相色谱法　　　色谱柱：Phenomenex C_{18} 柱　　　流动相 A：甲醇溶液

流动相 B：0.2%磷酸溶液　　　柱温：25℃　　　流速：0.6ml/min

进样体积：10μl

小分子定量：

序号	中文名	英文名	分子式	最小含量（mg/g）	最大含量（mg/g）
1	柠檬酸	citric acid	$C_6H_8O_7$	53.2	269.3

引自：孙全，吴文辉，徐冲，等.RP-HPLC 法测定乌梅不同炮制品及不同部位中枸橼酸含量. 亚太传统医药，2019，15（6）：71-73。

提取方法 3：醇提

分析方法：反相高效液相色谱法　　　色谱柱：Agilent ZORBAX Eclipse XDB-C_{18} 柱

流动相 A：$NH_4H_2PO_4$ 溶液　　　流动相 B：H_3PO_4 溶液　　　柱温：30℃

流速：0.5ml/min　　　进样体积：10μl

小分子定量：

序号	中文名	英文名	分子式	最小含量（mg/g）	最大含量（mg/g）
1	草酸	oxalic acid	$H_2C_2O_4$	12.9	12.9
2	酒石酸	tartaric acid	$C_4H_6O_6$	3.6	3.6
3	苹果酸	malic acid	$C_4H_6O_5$	18.2	18.2
4	抗坏血酸	ascorbic acid	$C_6H_8O_6$	18.2	18.2
5	乳酸	lactic acid	$C_3H_6O_3$	20.9	20.9
6	乙酸	acetic acid	$C_2H_4O_2$	16.5	16.5
7	柠檬酸	citric acid	$C_6H_8O_7$	160	160
8	琥珀酸	succinic acid	$C_4H_6O_4$	30.9	30.9

引自：陈战国，恩伯提，张志琪.RP-HPLC 同时测定乌梅中 8 种有机酸含量. 中国中药杂志，2006，（21）：1783-1786。

126. 吴茱萸

提取方法 1：醇提

分析方法：高效液相色谱法　　　色谱柱：COSMOSIL 5 C_{18}-MS-Ⅱ柱　　　流动相 A：乙腈溶液

流动相 B：0.1%磷酸溶液　　　柱温：30℃　　　流速：1.0ml/min

进样体积：10μl

小分子定量：

序号	中文名	英文名	分子式	最小含量（mg/g）	最大含量（mg/g）
1	芦丁	rutin	$C_{27}H_{30}O_{16}$	0.43	0.43
2	党参炔苷 B	lobetyolin B	$C_{20}H_{28}O_8$	0	0
3	吴茱萸内酯	evodine	$C_{18}H_{19}NO_5$	0.13	0.13
4	6-姜酚	6-gingerol	$C_{17}H_{26}O_4$	0.95	0.95
5	吴茱萸碱	evodiamine	$C_{19}H_{17}N_3O$	0.245	0.245
6	吴茱萸次碱	rutaecarpine	$C_{18}H_{13}N_3O$	8.95	8.95

引自：姬海南，杜新亮，孟晶，等. 高效液相色谱法同时测定吴茱萸汤中 5 种活性成分的含量. 中南药学，2017，15（1）：92-95。

提取方法 2：醇提

分析方法：高效液相色谱-四级杆-飞行时间串联质谱法　　　色谱柱：Promosil C$_{18}$柱

流动相 A：0.1%磷酸溶液　　　流动相 B：乙腈溶液　　　柱温：30℃

流速：1.0ml/min　　　进样体积：7.5μl

小分子定量：

序号	中文名	英文名	分子式	最小含量（mg/g）	最大含量（mg/g）
1	维采宁-2	vicenin-2	C$_{27}$H$_{30}$O$_{15}$	0.71	3.43
2	芦丁	rutin	C$_{27}$H$_{30}$O$_{16}$	0.34	1.24
3	金丝桃苷	hyperoside	C$_{21}$H$_{20}$O$_{12}$	0.35	1.57
4	柚皮苷	naringin	C$_{27}$H$_{32}$O$_{14}$	0	14.76
5	樱桃苷	prunin	C$_{21}$H$_{22}$O$_{10}$	0	1.21
6	芹菜素-7-O-新橙皮苷	apigenin 7-O-neohesperidoside	C$_{27}$H$_{30}$O$_{14}$	0.05	3.61
7	大波斯菊苷	cosmetin	C$_{21}$H$_{20}$O$_{10}$	0	0.67
8	槲皮素	quercetin	C$_{15}$H$_{10}$O$_7$	0.49	1.22

引自：高大林，罗姣，张斌贝，等. 高效液相色谱法同时测定吴茱萸五加叶中 8 种黄酮的含量. 中国药师，2019，22（9）：1725-1728。

127. 西红花

提取方法 1：醇提

分析方法：高效液相色谱法　　　色谱柱：Agilent ZORBAX Eclipse XDB-C$_{18}$柱

流动相 A：甲醇溶液　　　流动相 B：水　　　柱温：25℃

流速：1.0ml/min　　　进样体积：20μl

小分子定量：

序号	中文名	英文名	分子式	最小含量（mg/g）	最大含量（mg/g）
1	西红花苷-Ⅰ	crocin-Ⅰ	C$_{44}$H$_{64}$O$_{24}$	37.6	159.6
2	西红花苷-Ⅱ	crocin-Ⅱ	C$_{38}$H$_{54}$O$_{19}$	11.9	60.0

引自：高丽，王旭，张景景，等. HPLC 法测定不同产地西红花中西红花苷-Ⅰ和西红花苷-Ⅱ的含量. 中华中医药学刊，2017，35（9）：2274-2276。

提取方法 2：醇提

分析方法：高效液相色谱法　　　色谱柱：Hypersil ODS2 柱　　　流动相 A：甲醇溶液

流动相 B：水　　　柱温：25℃　　　流速：1ml/min

进样体积：20μl

小分子定量：

序号	中文名	英文名	分子式	最小含量（mg/g）	最大含量（mg/g）
1	西红花苷-Ⅰ	crocin-Ⅰ	C$_{44}$H$_{64}$O$_{24}$	0.016	123.100
2	西红花苷-Ⅱ	crocin-Ⅱ	C$_{38}$H$_{54}$O$_{19}$	0.011	60.400

引自：王萌萌，徐步斌，周斌，等. HPLC 法测定西红花不同部位中西红花苷-Ⅰ和苷-Ⅱ. 中成药，2019，41（5）：1102-1105。

提取方法 3：醇提

分析方法：高效液相色谱法　　　色谱柱：Capcell Pak C$_{18}$ 柱　　　流动相 A：乙腈溶液

流动相 B：水　　　　　　　　　柱温：25℃　　　　　　　　流速：1ml/min

进样体积：10μl

小分子定量：

序号	中文名	英文名	分子式	最小含量（mg/g）	最大含量（mg/g）
1	苦番红花素	picrocrocin	C$_{16}$H$_{26}$O$_7$	76.6	184.6
2	西红花苷- I	crocin- I	C$_{44}$H$_{64}$O$_{24}$	100.3	187.3
3	西红花苷-Ⅱ	crocin-Ⅱ	C$_{38}$H$_{54}$O$_{19}$	25.7	106.1

引自：胡双，孙文静，徐双双，等. 不同产地不同年份西红花含量的 HPLC 法测定. 时珍国医国药，2021，32（8）：1974-1977。

提取方法 4：醇提

分析方法：高效液相色谱法　　　色谱柱：Capcell Pak C$_{18}$ 柱　　　流动相 A：甲醇溶液

流动相 B：水　　　　　　　　　柱温：30℃　　　　　　　　流速：1ml/min

进样体积：10μl

小分子定量：

序号	中文名	英文名	分子式	最小含量（mg/g）	最大含量（mg/g）
1	藏红花苷	crocin	C$_{44}$H$_{64}$O$_{24}$	0.529	297.466
2	藏红花酸	crocetin	C$_{20}$H$_{24}$O$_4$	0.012	263.948
3	苦番红花素	picrocrocin	C$_{16}$H$_{26}$O$_7$	0.030	21.846

引自：黄利英，次仁巴姆，佘永新，等. 高效液相色谱法测定藏红花不同部位的有效成分. 中兽医医药杂志，2014，33（3）：5-9。

128. 西洋参

提取方法 1：醇提

分析方法：高效液相色谱法　　　色谱柱：C$_{18}$ 柱　　　　　　流动相 A：乙腈溶液

流动相 B：0.1%磷酸溶液　　　　柱温：40℃　　　　　　　　流速：1.1ml/min

进样体积：10μl

小分子定量：

序号	中文名	英文名	分子式	最小含量（mg/g）	最大含量（mg/g）
1	人参皂苷 Rg1	ginsenoside Rg1	C$_{42}$H$_{72}$O$_{14}$	0.564	4.982
2	人参皂苷 Re	ginsenoside Re	C$_{48}$H$_{82}$O$_{18}$	3.775	15.270
3	人参皂苷 Rb1	ginsenoside Rb1	C$_{54}$H$_{92}$O$_{23}$	9.891	39.213

引自：张菊，陈茹，何鹏飞，等. HPLC 法测定不同产地西洋参中人参皂苷 Rb1、Re、Rg1 的含量. 云南中医中药杂志，2018，39（2）：73-74。

提取方法 2：醇提

分析方法：高效液相色谱法　　　色谱柱：C$_{18}$ 柱　　　　　　流动相 A：乙腈溶液

流动相 B：0.1%磷酸溶液　　　　柱温：30℃　　　　　　　　流速：1.1ml/min

进样体积：10μl

小分子定量：

序号	中文名	英文名	分子式	最小含量（mg/g）	最大含量（mg/g）
1	人参皂苷 Rg1	ginsenoside Rg1	$C_{42}H_{72}O_{14}$	3.9	5.6
2	人参皂苷 Re	ginsenoside Re	$C_{48}H_{82}O_{18}$	2.5	4.2
3	人参皂苷 Rb1	ginsenoside Rb1	$C_{54}H_{92}O_{23}$	19	20

引自：李岚，陈华. HPLC 法测定不同产地西洋参中人参皂苷 Rg1、人参皂苷 Re、人参皂苷 Rb1 含量. 中国医药导报，2011，8（20）：103-105。

提取方法 3：醇提

分析方法：反相高效液相色谱法　　色谱柱：Agilent ZORBAX SB-C$_{18}$ 柱　　流动相 A：20%乙腈溶液
流动相 B：80%乙腈溶液　　柱温：25℃　　流速：1.1ml/min
进样体积：10μl
小分子定量：

序号	中文名	英文名	分子式	最小含量（mg/g）	最大含量（mg/g）
1	人参皂苷 Rg1	ginsenoside Rg1	$C_{42}H_{72}O_{14}$	0.188	0.188
2	人参皂苷 Re	ginsenoside Re	$C_{48}H_{82}O_{18}$	1.587	1.587
3	人参皂苷 Rb1	ginsenoside Rb1	$C_{54}H_{92}O_{23}$	0.219	0.219
4	人参皂苷 Rc	ginsenoside RC	$C_{53}H_{90}O_{22}$	0.162	0.162
5	人参皂苷 Rb2	ginsenoside Rb2	$C_{53}H_{90}O_{22}$	0.592	0.592
6	人参皂苷 Rd	ginsenoside Rd	$C_{48}H_{82}O_{18}$	1.977	1.977

引自：许传莲，郑毅男，崔淑玉，等. RP-HPLC 法测定西洋参茎叶中 6 种人参皂苷的含量. 吉林农业大学学报，2002，（3）：50-52。

129. 夏枯草

提取方法 1：醇提

分析方法：高效液相色谱法　　色谱柱：Agilent ZORBAX Eclipse plus-C$_{18}$ 柱
流动相 A：0.6%乙酸溶液　　流动相 B：75%甲醇溶液　　柱温：45℃
流速：1.2ml/min　　进样体积：2μl
小分子定量：

序号	中文名	英文名	分子式	最小含量（mg/g）	最大含量（mg/g）
1	水杨酸	salicylic acid	$C_7H_6O_3$	0.01651	0.02256
2	间羟基苯甲酸	m-hydroxybenzoic acid	$C_7H_6O_3$	0.00199	0.00246
3	对羟基苯甲酸	p-hydroxybenzoic acid	$C_7H_6O_3$	0.00225	0.00430
4	对香豆酸	p-coumaric acid	$C_9H_8O_3$	0.00001	0.00006
5	阿魏酸	ferulic acid	$C_{10}H_{10}O_4$	0.06963	0.12196
6	丁香酸	syringic acid	$C_9H_{10}O_5$	0.01350	0.02107
7	肉桂酸	cinnamic acid	$C_9H_8O_2$	0.00103	0.00162
8	芥子酸	sinapic acid	$C_{11}H_{12}O_5$	0.00002	0.00002
9	3-咖啡酰奎尼酸	3-caffeoylquinic acid	$C_{16}H_{18}O_9$	0.03850	0.05421

引自：余其昌. HPLC-DAD 法测定 4 种夏枯草中的 9 种酚酸类物质. 食品工业，2017，38（7）：295-298。

提取方法 2：醇提

分析方法：高效液相色谱法　　　　色谱柱：Betasil C$_{18}$ 柱
流动相 A：磷酸二氢钠缓冲液[取磷酸二氢钠 7.8g 加水至 1000ml]-甲醇溶液（14∶86）
流动相 B：1%甲酸溶液（40∶60）　　　柱温：25℃　　　　　　流速：1.0ml/min
进样体积：10μl
小分子定量：

序号	中文名	英文名	分子式	最小含量（mg/g）	最大含量（mg/g）
1	熊果酸	ursolic acid	C$_{30}$H$_{48}$O$_3$	1.4	3.1
2	齐墩果酸	oleanolic acid	C$_{30}$H$_{48}$O$_3$	0.4	0.8
3	迷迭香酸	rosmarinic acid	C$_{18}$H$_{16}$O$_8$	0.5	4.2

引自：刘伟，丁海杰. HPLC 测定夏枯草中熊果酸、齐墩果酸、迷迭香酸的含量. 中成药，2008，（4）：577-580。

提取方法 3：醇提

分析方法：高效液相色谱法　　　色谱柱：Agilent C$_{18}$ 柱　　　流动相 A：乙腈溶液
流动相 B：0.2%磷酸缓冲液　　　柱温：28℃　　　　　　流速：1.0ml/min
进样体积：15μl
小分子定量：

序号	中文名	英文名	分子式	最小含量（mg/g）	最大含量（mg/g）
1	咖啡酸	caffeic acid	C$_9$H$_8$O$_4$	0.2395	0.3715
2	芦丁	rutin	C$_{27}$H$_{30}$O$_{16}$	0.5627	0.7120
3	齐墩果酸	oleanolic acid	C$_{30}$H$_{48}$O$_3$	0.5584	0.6321
4	迷迭香酸	rosmarinic acid	C$_{18}$H$_{16}$O$_8$	2.3147	2.4846
5	木犀草素	luteolin	C$_{15}$H$_{10}$O$_6$	0.0523	0.0714

引自：蔡艳芳，戴晖，张丽芬. 高效液相色谱法测定野生夏枯草中 5 种活性有效成分的含量. 临床合理用药杂志，2020，13（31）：136-138。

130. 香附

提取方法 1：醇提

分析方法：高效液相色谱法　　　色谱柱：Intersil ODS3 C$_{18}$ 柱　　　流动相 A：甲醇溶液
流动相 B：0.1%磷酸溶液　　　柱温：25℃　　　　　　流速：1.0ml/min
进样体积：20μl
小分子定量：

序号	中文名	英文名	分子式	最小含量（mg/g）	最大含量（mg/g）
1	芦丁	rutin	C$_{27}$H$_{30}$O$_{16}$	0.00071	0.00136
2	木犀草苷	cynaroside	C$_{21}$H$_{20}$O$_{11}$	0.00117	0.00937
3	木犀草素	luteolin	C$_{15}$H$_{10}$O$_6$	0.01961	0.0375

引自：宋晓，袁芮，许晶晶，等. HPLC 法比较 4 种醋香附中黄酮类成分含量研究. 山东中医药大学学报，2021，45（1）：120-124。

提取方法 2：醇提

分析方法：高效液相色谱法　　　色谱柱：Inertsil ODS3-C$_{18}$柱　　　流动相 A：甲醇溶液

流动相 B：0.1%磷酸溶液　　　柱温：25℃　　　流速：1.0ml/min

进样体积：20μl

小分子定量：

序号	中文名	英文名	分子式	最小含量（mg/g）	最大含量（mg/g）
1	香附烯酮	cyperotundone	C$_{15}$H$_{22}$O	1.179	1.320
2	α-香附酮	α-cyperone	C$_{15}$H$_{22}$O	1.959	2.253

引自：李艳苹，孟辉，苏海潇，等. 不同炮制方法对醋香附中主要成分含量的影响. 华西药学杂志, 2019, 34（4）：427-430。

提取方法 3：醇提

分析方法：高效液相色谱法　　　色谱柱：Kromasil C$_{18}$柱　　　流动相 A：甲醇溶液

流动相 B：水　　　柱温：30℃　　　流速：1.0ml/min

进样体积：20μl

小分子定量：

序号	中文名	英文名	分子式	最小含量（mg/g）	最大含量（mg/g）
1	香附烯酮	cyperotundone	C$_{15}$H$_{22}$O	65.7853	417.977
2	圆柚酮	nootkatone	C$_{15}$H$_{22}$O	0.0493	16.0426
3	马兜铃酮	aristolone	C$_{15}$H$_{22}$O	6.5634	112.4855
4	α-香附酮	α-cyperone	C$_{15}$H$_{22}$O	0.9353	181.6156

引自：许娜，牟玉侦，李文兵，等. 基于HPLC法和多元统计分析的不同产地香附挥发油中4种成分含量的比较研究. 中国药房, 2020, 31（23）：2833-2840。

131. 香薷

提取方法 1：醇提

分析方法：高效液相色谱指纹图谱法　　　色谱柱：Diamosil C$_{18}$色谱柱　　　流动相 A：乙腈溶液

流动相 B：0.2%磷酸溶液　　　柱温：30℃　　　流速：1.0ml/min

进样体积：10μl

小分子定量：

序号	中文名	英文名	分子式	最小含量（mg/g）	最大含量（mg/g）
1	咖啡酸	caffeic acid	C$_9$H$_8$O$_4$	0	1.74
2	芦丁	rutin	C$_{27}$H$_{30}$O$_{16}$	0	3.86
3	芹菜苷	apiin	C$_{26}$H$_{28}$O$_{14}$	1.40	16.79
4	木犀草苷	cynaroside	C$_{21}$H$_{20}$O$_{11}$	0	0.98
5	木犀草素	luteolin	C$_{15}$H$_{10}$O$_6$	0	11.96
6	芹菜素	apigenin	C$_{15}$H$_{10}$O$_5$	0	2.2
7	黄芩素-7-甲醚	7-O-methylbaicalein	C$_{16}$H$_{12}$O$_5$	26.79	95.66

引自：张依欣，凡若楠，张崇佩，等. 不同产地香薷HPLC指纹图谱的建立及7种成分测定. 中成药, 2019, 41（3）：584-589。

提取方法 2：醇提

分析方法：高效液相色谱法　　　色谱柱：Hypersil C$_{18}$柱　　　流动相 A：乙腈溶液
流动相 B：2%乙酸溶液　　　柱温：30℃　　　流速：1.0ml/min
进样体积：10μl
小分子定量：

序号	中文名	英文名	分子式	最小含量（mg/g）	最大含量（mg/g）
1	麝香草酚	thymol	C$_{10}$H$_{14}$O	0.89	1.01
2	香芹酚	carvacrol	C$_{10}$H$_{14}$O	1.65	1.81
3	木香烃内酯	costunolide	C$_{15}$H$_{20}$O$_2$	0.82	0.96
4	去氢木香内酯	dehydrocostusl actone	C$_{15}$H$_{18}$O$_2$	1.96	2.05
5	迷迭香酸	rosmarinic acid	C$_{18}$H$_{16}$O$_8$	1.17	1.29

引自：谢婷.HPLC法测定复方香薷水中麝香草酚、香荆芥酚、木香烃内酯、去氢木香内酯和迷迭香酸.中成药，2014，36（6）：1217-1222。

132. 香橼

提取方法 1：醇提

分析方法：高效液相色谱法　　　色谱柱：Kromasil C$_{18}$柱　　　流动相：甲醇-水-乙酸溶液
柱温：35℃　　　流速：1.0ml/min　　　进样体积：10μl
小分子定量：

序号	中文名	英文名	分子式	最小含量（mg/g）	最大含量（mg/g）
1	柚皮苷	naringin	C$_{27}$H$_{32}$O$_{14}$	0.001	72.600

引自：朱景宁，毛淑杰，顾雪竹，等.HPLC测定香橼中柚皮苷的含量.中国中药杂志，2007，32（3）：265-266。

提取方法 2：醇提

分析方法：高效液相色谱法　　　色谱柱：Waters SunFire^{TM} C$_{18}$柱　　　流动相 A：乙腈溶液
流动相 B：0.1%磷酸溶液　　　柱温：30℃　　　流速：1.0ml/min
进样体积：2～20μl
小分子定量：

序号	中文名	英文名	分子式	最小含量（mg/g）	最大含量（mg/g）
1	柚皮苷	naringin	C$_{27}$H$_{32}$O$_{14}$	25.2	52.4

引自：姜艳艳，张乐，刘娟，等.香橼、佛手中黄酮类成分含量测定及 HPLC 特征图谱研究.中国实验方剂学杂志，2013，19（20）：103-107。

133. 小茴香

提取方法 1：醇提

分析方法：反相高效液相色谱法　　色谱柱：Agilent ZORBAX SB-C$_{18}$ 柱　　流动相 A：0.1%磷酸溶液
流动相 B：甲醇溶液　　　　　　　柱温：25°C　　　　　　　　　流速：0.6ml/min
进样体积：5μl
小分子定量：

序号	中文名	英文名	分子式	最小含量（mg/g）	最大含量（mg/g）
1	芦丁	rutin	$C_{27}H_{30}O_{16}$	0	0.8849
2	茴香醛	anisaldehyde	$C_8H_8O_2$	0.0923	0.3174

引自：李玉华，陈燕芹，范蓉，等. 高效液相色谱法同时测定小茴香中芦丁和茴香醛的含量. 中国调味品，2015，40（11）：96-98。

提取方法 2：醇提

分析方法：反相高效液相色谱法　　色谱柱：Agilent ZORBAX Eclipse C$_{18}$ 柱　　流动相 A：甲醇溶液
流动相 B：0.4%磷酸溶液　　　　　柱温：25°C　　　　　　　　　流速：1.0ml/min
进样体积：20μl
小分子定量：

序号	中文名	英文名	分子式	最小含量（mg/g）	最大含量（mg/g）
1	槲皮素	quercetin	$C_{15}H_{10}O_7$	0.29	0.29
2	山柰酚	kaempferol	$C_{15}H_{10}O_6$	0.36	0.36

引自：石雪萍，余芳. RP-HPLC 测定小茴香中槲皮素和山柰酚含量. 中国调味品，2015，40（5）：93-96。

134. 小蓟

提取方法 1：醇提

分析方法：高效液相色谱法　　　　色谱柱：Diamonsil C$_{18}$ 柱　　　流动相 A：甲醇溶液
流动相 B：水（含 1%乙酸溶液）　　柱温：35°C　　　　　　　　　流速：1.0ml/min
进样体积：20μl
小分子定量：

序号	中文名	英文名	分子式	最小含量（mg/g）	最大含量（mg/g）
1	绿原酸	chlorogenic acid	$C_{16}H_{18}O_9$	4.9	12.9
2	蒙花苷	buddleoside	$C_{28}H_{32}O_{14}$	1.1	9.2

引自：侯坤，许浚，张铁军. HPLC 同时测定小蓟中蒙花苷和绿原酸的含量. 中国实验方剂学杂志，2010，16（13）：62-64。

提取方法2：醇提

分析方法：高效液相色谱法　　　色谱柱：Diamonsil C₁₈柱　　　流动相A：甲醇溶液

流动相B：0.3%磷酸溶液　　　柱温：30℃　　　流速：1.0ml/min

进样体积：20μl

小分子定量：

序号	中文名	英文名	分子式	最小含量（mg/g）	最大含量（mg/g）
1	绿原酸	chlorogenic acid	$C_{16}H_{18}O_9$	0.23	1.34
2	咖啡酸	caffeic acid	$C_9H_8O_4$	0.2	0.9
3	黄芩苷	baicalin	$C_{21}H_{18}O_{11}$	0.83	1.52
4	芦丁	rutin	$C_{27}H_{30}O_{16}$	0.88	2.52
5	蒙花苷	buddleoside	$C_{28}H_{32}O_{14}$	2.87	9.21
6	金合欢素	acacetin	$C_{16}H_{12}O_5$	0.069	0.112

引自：黄丽. HPLC-DAD法同时测定中药小蓟中6种活性成分的含量. 中医药导报，2016，22（4）：66-68，74。

提取方法3：醇提

分析方法：高效液相色谱法　　　色谱柱：Agilent 5HC-C₁₈柱　　　流动相A：0.1%磷酸溶液

流动相B：甲醇溶液　　　柱温：30℃　　　流速：1.0ml/min

进样体积：10μl

小分子定量：

序号	中文名	英文名	分子式	最小含量（mg/g）	最大含量（mg/g）
1	原儿茶酸	protocatechuic acid	$C_7H_6O_4$	2.3011	2.6595
2	绿原酸	chlorogenic acid	$C_{16}H_{18}O_9$	2.5968	3.5359
3	咖啡酸	caffeic acid	$C_9H_8O_4$	1.8548	2.5848
4	蒙花苷	buddleoside	$C_{28}H_{32}O_{14}$	10.5485	11.4857
5	芹菜素	apigenin	$C_{15}H_{10}O_5$	3.8548	4.1289

引自：郑艳平，滕春. HPLC法同时测定小蓟中5种成分的含量. 中药材，2020，43（12）：2992-2994。

135. 薤白

提取方法：醇提

分析方法：高效液相色谱法　　　色谱柱：Agilent ZORBAX SB-C₁₈柱　　　流动相A：0.1%磷酸溶液

流动相B：乙腈溶液　　　柱温：30℃　　　流速：1.0ml/min

进样体积：10μl

小分子定量：

序号	中文名	英文名	分子式	最小含量（mg/g）	最大含量（mg/g）
1	腺苷	adenosine	$C_{10}H_{13}N_5O_4$	0.067	0.172
2	辛弗林	synephrine	$C_9H_{13}NO_2$	3.013	14.244

续表

序号	中文名	英文名	分子式	最小含量（mg/g）	最大含量（mg/g）
3	柚皮苷	naringin	$C_{27}H_{32}O_{14}$	0.022	64.483
4	橙皮苷	hesperidin	$C_{28}H_{34}O_{15}$	1.444	5.476
5	新橙皮苷	neohesperidin	$C_{28}H_{34}O_{15}$	2.821	37.621
6	香豆素	coumarin	$C_9H_6O_2$	0.065	0.415
7	槲皮素	quercetin	$C_{15}H_{10}O_7$	/	/
8	肉桂酸	cinnamic acid	$C_9H_8O_2$	0.139	0.239
9	和厚朴酚	honokiol	$C_{18}H_{18}O_2$	0.055	0.814
10	厚朴酚	magnolol	$C_{18}H_{18}O_2$	0.071	0.601

引自：袁海建，李卫，祝一飞，等. 枳实薤白桂枝汤 HPLC 指纹图谱及 10 种指标成分含量测定研究. 中草药，2020，51（9）：2448-2459。

136. 玄参

提取方法 1：醇提

分析方法：高效液相色谱法　　　色谱柱：Waters 柱　　　流动相 A：乙腈溶液
流动相 B：0.8%乙酸溶液　　　柱温：30℃　　　流速：0.8ml/min
进样体积：20μl
小分子定量：

序号	中文名	英文名	分子式	最小含量（mg/g）	最大含量（mg/g）
1	阿克苷	acteoside	$C_{29}H_{36}O_{15}$	2.0	3.5
2	苦玄参苷ⅠB	picfeltarraenin ⅠB	$C_{42}H_{64}O_{14}$	1.9	3.1
3	苦玄参苷ⅠA	picfelltarraenin ⅠA	$C_{41}H_{62}O_{13}$	1.3	1.9

引自：李玲，金李峰.HPLC 法测定不同产地苦玄参中 3 种成分的含量. 中药材，2016，39（2）：355-357。

提取方法 2：醇提

分析方法：高效液相色谱法　　　色谱柱：Agilent SB-C$_{18}$柱　　　流动相 A：乙腈溶液
流动相 B：0.03%磷酸溶液　　　柱温：30℃　　　流速：1.0ml/min
进样体积：20μl
小分子定量：

序号	中文名	英文名	分子式	最小含量（mg/g）	最大含量（mg/g）
1	哈巴苷	harpagide	$C_{15}H_{24}O_{10}$	0.90	8.31
2	哈巴俄苷	harpagoside	$C_{24}H_{30}O_{11}$	0.34	2.69
3	肉桂酸	cinnamic acid	$C_9H_8O_2$	0.16	1.30
4	麦角甾苷	acteoside	$C_{29}H_{36}O_{15}$	0.11	0.63
5	安格洛苷 C	angoroside C	$C_{36}H_{48}O_{19}$	0.42	3.49

引自：张雪梅，王瑞，安睿，等.HPLC 同时测定玄参中 5 种成分的含量. 中国中药杂志，2011，36（6）：709-711。

137. 芫荽

提取方法：醇提

分析方法：高效液相色谱法 色谱柱：Hypersil-ODS 柱 流动相 A：甲醇溶液
流动相 B：0.4%乙酸溶液 柱温：室温 流速：1.0ml/min
进样体积：5μl
小分子定量：

序号	中文名	英文名	分子式	最小含量（mg/g）	最大含量（mg/g）
1	绿原酸	chlorogenic acid	$C_{16}H_{18}O_9$	0.2314	0.2314

引自：李锋，解成喜，张丽静，等.HPLC 法测定芫荽籽中的绿原酸. 药物分析杂志，2005，25（11）：1391-1392。

138. 野菊花

提取方法 1：醇提

分析方法：高效液相色谱法 色谱柱：Agilent Eclipse XDB-C$_{18}$柱
流动相 A：乙腈溶液 流动相 B：0.1%磷酸溶液 柱温：30℃
流速：1.0ml/min 进样体积：10μl
小分子定量：

序号	中文名	英文名	分子式	最小含量(mg/g)	最大含量(mg/g)
1	木犀草素-7-O-β-D-葡萄糖苷	luteolin-7-O-β-D-glucuronide	$C_{21}H_{18}O_{12}$	0.62	1.83
2	芹菜素-7-O-β-D-葡萄糖苷	apigenin-7-O-β-D-glucopyranoside	$C_{21}H_{20}O_{10}$	0.20	0.52
3	香叶木素-7-O-β-D-葡萄糖苷	diosmetin-7-O-β-D-glucopyra-noside	$C_{22}H_{22}O_{11}$	0.21	0.92
4	蒙花苷	buddleoside	$C_{28}H_{32}O_{14}$	3.04	10.21

引自：宋冷梅，徐倩倩，孙迎东，等.HPLC 同时测定野菊花中 4 种黄酮苷类的含量. 中国药师，2019，22（9）：1728-1730。

提取方法 2：醇提

分析方法：高效液相色谱法 色谱柱：Agilent Eclipse C$_{18}$柱 流动相 A：乙腈溶液
流动相 B：甲醇溶液 柱温：30℃ 流速：1.0ml/min
进样体积：10μl
小分子定量：

序号	中文名	英文名	分子式	最小含量（mg/g）	最大含量（mg/g）
1	绿原酸	chlorogenic acid	$C_{16}H_{18}O_9$	86.3	11.2
2	咖啡酸	caffeic acid	$C_9H_8O_4$	10.7	12.4
3	蒙花苷	buddleoside	$C_{28}H_{32}O_{14}$	8.9	11.1

引自：沈亚芬，杜伟锋，郑敏霞，等.HPLC 同时测定野菊花中绿原酸、咖啡酸和蒙花苷的含量. 中国现代应用药学，2015，32（9）：1117-1120。

提取方法 3：醇提

分析方法：反相高效液相色谱法　　色谱柱：Inertsustain-C$_{18}$柱　　流动相 A：乙腈溶液
流动相 B：0.05%磷酸溶液　　柱温：30℃　　流速：1.0ml/min
进样体积：10μl
小分子定量：

序号	中文名	英文名	分子式	最小含量（mg/g）	最大含量（mg/g）
1	绿原酸	chlorogenic acid	C$_{16}$H$_{18}$O$_9$	2.67	3.43
2	木犀草苷	cynaroside	C$_{21}$H$_{20}$O$_{11}$	0.58	1.71
3	蒙花苷	buddleoside	C$_{28}$H$_{32}$O$_{14}$	4.17	15.07

引自：武秀丽.RP-HPLC 法同时测定野菊花中绿原酸、木樨草苷和蒙花苷的含量. 临床研究，2019，27（5）：1-4。

139. 益母草

提取方法：醇提

分析方法：高效液相色谱法　　色谱柱：Waters XBridge^{TM} C$_{18}$柱
流动相 A：水（含 0.1%甲酸溶液）　　流动相 B：乙腈溶液　　柱温：30℃
流速：1.0ml/min　　进样体积：10μl
小分子定量：

序号	中文名	英文名	分子式	最小含量（mg/g）	最大含量（mg/g）
1	盐酸益母草碱	leonurine hydrochloride	C$_{14}$H$_{22}$ClN$_3$O$_5$	0.531	3.714
2	芦丁	rutin	C$_{27}$H$_{30}$O$_{16}$	0.081	1.591
3	金丝桃苷	hyperoside	C$_{21}$H$_{20}$O$_{12}$	0.075	1.342
4	异槲皮苷	isoquercitrin	C$_{21}$H$_{20}$O$_{12}$	0.127	1.565

引自：乔晶晶，吴啟南，许一鸣，等.HPLC 法同时测定益母草中 4 种成分. 中成药，2018，40（11）：2467-2471。

140. 益智

提取方法 1：醇提

分析方法：反相高效液相色谱法　　色谱柱：Phenomenex Gemini C$_8$-phenyl 柱　　流动相 A：乙腈溶液
流动相 B：水　　柱温：30℃　　流速：1.0ml/min
进样体积：10μl
小分子定量：

序号	中文名	英文名	分子式	最小含量（mg/g）	最大含量（mg/g）
1	圆柚酮	nootkatone	C$_{15}$H$_{22}$O	0.169	2.210
2	益智酮甲	yakuchinone A	C$_{20}$H$_{24}$O$_3$	0.077	4.142

引自：李永辉，赖伟勇，黄莎莎，等.RP-HPLC 法测定不同生长期益智药材中圆柚酮和益智酮甲的含量. 药物分析杂志，2013，33（5）：808-811。

提取方法 2：醇提

分析方法：高效液相色谱法　　　　色谱柱：Phenomenex Gemini C$_6$苯基柱　　　流动相 A：水
流动相 B：乙腈溶液　　　　　　　柱温：30℃　　　　　　　　　　　　　　　流速：1.0ml/min
进样体积：10μl
小分子定量：

序号	中文名	英文名	分子式	最小含量（mg/g）	最大含量（mg/g）
1	圆柚酮	nootkatone	C$_{15}$H$_{22}$O	1.1437	2.2467
2	杨芽黄素	tectochrysin	C$_{16}$H$_{12}$O$_4$	0.0752	0.1403
3	益智酮甲	yakuchinone A	C$_{20}$H$_{24}$O$_3$	0.32700	4.26778

引自：王俊芳，赖伟勇，蔡红蝶，等. SPE-HPLC 法测定益智果实中 3 种化合物的含量. 海南医学院学报，2014，20（10）：1316-1319。

141. 薏苡仁

提取方法 1：醇提

分析方法：高效液相色谱法　　　　　　　　　色谱柱：Welchrom C$_{18}$柱
流动相：甲醇-0.5%乙酸溶液（5：95）　　　　柱温：35℃
流速：1.0ml/min　　　　　　　　　　　　　进样体积：10μl
小分子定量：

序号	中文名	英文名	分子式	最小含量（mg/g）	最大含量（mg/g）
1	5-羟甲基糠醛	5-hydroxymethylfurfural	C$_6$H$_6$O$_3$	0.00037	0.01147
2	糠醛	furfural	C$_5$H$_4$O$_2$	0.000301	0.00104

引自：张令志，吴皓，李伟，等. HPLC 法测定薏苡仁不同炮制品中 5-羟甲基糠醛及糠醛的含量. 药学与临床研究，2012，20（6）：574-576。

提取方法 2：醇提

分析方法：高效液相色谱法　　　色谱柱：Apollo C$_{18}$柱　　　流动相：乙腈-二氯甲烷溶液（65：35）
柱温：25℃　　　　　　　　　　流速：1.0ml/min　　　　　进样体积：10μl
小分子定量：

序号	中文名	英文名	分子式	最小含量（mg/g）	最大含量（mg/g）
1	甘油三油酸酯	glycerol trioleate	C$_{57}$H$_{104}$O$_6$	0.0006066	0.0014842

引自：郑利，陈丹，范世明，等. 不同产地薏苡仁的鉴别及含量测定. 福建中医药大学学报，2012，22（5）：52-54。

提取方法 3：醇提

分析方法：高效液相色谱-蒸发光散射检测法　　　色谱柱：Inertsil ODS3-C$_{18}$柱
流动相：乙腈-异丙醇溶液（57：43）　　　　　　柱温：30℃
流速：1.0ml/min　　　　　　　　　　　　　　　进样体积：2μl

小分子定量：

序号	中文名	英文名	分子式	最小含量（mg/g）	最大含量（mg/g）
1	甘油三亚油酸酯	trilinolein	$C_{57}H_{98}O_6$	0.00068	0.00109
2	1,2-二亚油酸-3-棕榈酸甘油酯	1,2-dilinoleoyl-3-palmitoyl-rac-glycerol	$C_{55}H_{98}O_6$	0.00047	0.00093
3	1-棕榈酸-2-油酸-3-亚油酸甘油酯	1-palmitoyl-2-oleoyl-3-linoleoyl-rac-glycerol	$C_{55}H_{100}O_6$	0.0011	0.00197
4	甘油三油酸酯	glycerol trioleate	$C_{57}H_{104}O_6$	0.00169	0.00276

引自：吴人杰，许平翠，寿旦，等. 一测多评法同时测定薏苡仁油中4种甘油三酯类抗肿瘤成分的含量. 中国药房，2019，30（10）：1375-1380。

142. 银杏叶

提取方法1：醇提

分析方法：高效液相色谱法　　　　　　色谱柱：Hyperil ODS-C$_{18}$柱
流动相：甲醇-四氢呋喃-水（25∶5∶70）　　柱温：30℃
流速：1ml/min　　　　　　　　　　　进样体积：5μl
小分子定量：

序号	中文名	英文名	分子式	最小含量（mg/g）	最大含量（mg/g）
1	银杏内酯C	ginkgolide C	$C_{20}H_{24}O_{11}$	0.68	1.51
2	白果内酯	bilobalide	$C_{15}H_{18}O_8$	0.62	1.25
3	银杏内酯A	ginkgolide A	$C_{20}H_{24}O_9$	0.90	2.71
4	银杏内酯B	ginkgolide B	$C_{20}H_{24}O_{10}$	1.29	1.64

引自：王馨，李晶. HPLC-ELSD法测定重庆三峡库区银杏叶中银杏内酯的含量. 中国药房，2012，23（19）：1786-1787。

提取方法2：醇提

分析方法：高效液相色谱法　　　　　　色谱柱：Phenomenex Luna C$_{18}$柱
流动相：乙腈-0.4%磷酸溶液（50∶50）　　柱温：40℃
流速：1.0ml/min　　　　　　　　　　进样体积：20μl
小分子定量：

序号	中文名	英文名	分子式	最小含量（mg/g）	最大含量（mg/g）
1	槲皮素	quercetin	$C_{15}H_{10}O_7$	0.59	1.92
2	山柰酚	kaempferol	$C_{15}H_{10}O_6$	0.93	1.82
3	异鼠李素	isorhamnetin	$C_{16}H_{12}O_7$	0.18	0.65

引自：曹便利，王荞薇，连琦，等. 银杏叶中总黄酮醇苷成分定量分析方法研究. 中药与临床，2016，7（6）：17-21。

143. 淫羊藿

提取方法1：醇提

分析方法：高效液相色谱法　　　　　色谱柱：Eclipse XDB-C$_{18}$柱

流动相 A：乙腈溶液　　　　　流动相 B：0.1%磷酸溶液　　　　　柱温：25℃

流速：1.0ml/min　　　　　进样体积：5μl

小分子定量：

序号	中文名	英文名	分子式	最小含量（mg/g）	最大含量（mg/g）
1	绿原酸	chlorogenic acid	$C_{16}H_{18}O_9$	2.623	3.210
2	咖啡酸	caffeic acid	$C_9H_8O_4$	0.1481	0.1623
3	松脂醇二葡萄糖苷	pinoresinol diglucoside	$C_{32}H_{42}O_{16}$	1.968	2.607
4	朝藿定 A	epimedin A	$C_{39}H_{50}O_{20}$	2.257	2.947
5	朝藿定 B	epimedin B	$C_{38}H_{48}O_{19}$	3.660	3.789
6	朝藿定 C	epimedin C	$C_{39}H_{50}O_{19}$	3.888	5.015
7	淫羊藿苷	icariin	$C_{33}H_{40}O_{15}$	7.323	9.220
8	宝藿苷 I	baohuoside I	$C_{27}H_{30}O_{10}$	0.8753	1.2080

引自：张凌风，洪雅丹，骆媛，等. HPLC 法测定杜仲-淫羊藿药对中 8 个化学成分的含量. 药物分析杂志，2019，39（5）：772-779。

提取方法 2：醇提

分析方法：高效液相色谱法　　　　色谱柱：ZORBAX Eclipse SB-C$_{18}$柱　　　　流动相 A：乙腈溶液

流动相 B：水　　　　柱温：30℃　　　　流速：1.0ml/min

进样体积：5μl

小分子定量：

序号	中文名	英文名	分子式	最小含量（mg/g）	最大含量（mg/g）
1	淫羊藿苷 A	epimedoside A	$C_{32}H_{38}O_{15}$	28.8	30.9
2	朝藿定 A1	epimedin A1	$C_{39}H_{50}O_{20}$	40.9	44.4
3	朝藿定 A	epimedin A	$C_{39}II_{50}O_{20}$	44.6	48.1
4	朝藿定 B	epimedin B	$C_{38}H_{48}O_{19}$	71.0	77.1
5	朝藿定 C	epimedin C	$C_{39}H_{50}O_{19}$	173.3	186.4
6	淫羊藿苷	icariin	$C_{33}H_{40}O_{15}$	318.2	344.9
7	鼠李糖基淫羊藿次苷 II	2"-O-rhamnosylicariside II	$C_{33}H_{40}O_{14}$	8.5	9.1
8	宝藿苷 I	baohuoside I	$C_{27}H_{30}O_{10}$	9.2	10.1

引自：牛晓静，鲁静，孙广科，等. 淫羊藿总黄酮提取物的 HPLC 指纹图谱建立及其中 8 种成分的含量测定. 中国药房，2018，29（24）：3376-3380。

144. 余甘子

提取方法：醇提

分析方法：高效液相色谱法　　　　色谱柱：Agilent Eclipse XDB 柱

流动相 A：乙腈溶液　　　　流动相 B：0.1%磷酸溶液　　　　柱温：25℃

流速：1.0ml/min　　　　进样体积：20μl

小分子定量：

序号	中文名	英文名	分子式	最小含量（mg/g）	最大含量（mg/g）
1	没食子酸	gallic acid	$C_7H_6O_5$	2.0968	9.4787
2	没食子儿茶素	gallocatechin	$C_{15}H_{14}O_7$	0.1007	0.3783
3	柯里拉京	corilagin	$C_{27}H_{22}O_{18}$	4.1849	7.1982
4	诃子鞣酸	chebulagic acid	$C_{41}H_{30}O_{27}$	11.1811	16.2992
5	鞣花酸	ellagic acid	$C_{14}H_6O_8$	1.8970	5.2717

引自：李琦，裴河欢，李静，等. HPLC 法同时测定余甘子中 5 种成分的含量及主成分、聚类分析. 中国药房, 2018, 29（11）：1491-1495。

145. 鱼腥草

提取方法 1：醇提

分析方法：高效液相色谱法　　　　　　　　色谱柱：Agilent 5 HC-C$_{18}$（2）柱

流动相：乙腈-0.1%磷酸溶液（23：77）　　柱温：30℃

流速：1.0ml/min　　　　　　　　　　　　进样体积：10μl

小分子定量：

序号	中文名	英文名	分子式	最小含量（mg/g）	最大含量（mg/g）
1	槲皮苷	quercitrin	$C_{21}H_{20}O_{11}$	2.43	4.89

引自：信文远，张侠，李晓艳，等. HPLC 法测定鱼腥草中槲皮苷的含量. 中医药导报, 2020, 26（15）：56-58。

提取方法 2：醇提

分析方法：高效液相色谱法

色谱柱：Agilent ZORBAX Eclipse XDB-C$_{18}$柱、Agilent ZORBAX Eclipse SB-C$_{18}$柱、Diamonsil C$_{18}$柱、Kromasil C$_{18}$柱、Welch Xtimate- C$_{18}$柱

流动相：乙腈-0.5%乙酸溶液（19：81）　　柱温：30℃　　　　　流速：1.0ml/min

进样体积：10μl

小分子定量：

序号	中文名	英文名	分子式	最小含量（mg/g）	最大含量（mg/g）
1	槲皮苷	quercitrin	$C_{21}H_{20}O_{11}$	1.3	5.0

引自：印晓红，金汉台，谭林威，等. 不同产地鱼腥草中槲皮苷含量测定. 中国中医药信息杂志, 2016, 23（12）：78-80。

提取方法 3：醇提

分析方法：高效液相色谱法　　　　　　　　色谱柱：Waters Sunfire C$_{18}$柱

流动相：乙腈-0.1%磷酸溶液（18：82）　　柱温：30℃

流速：1.0ml/min　　　　　　　　　　　　进样体积：10μl

小分子定量：

序号	中文名	英文名	分子式	最小含量（mg/g）	最大含量（mg/g）
1	金丝桃苷	hyperoside	$C_{21}H_{20}O_{12}$	0.4	8.6
2	槲皮苷	quercitrin	$C_{21}H_{20}O_{11}$	1.0	25.8

引自：张思荻，赖月月，杨超，等. 基于金丝桃苷和槲皮苷的鱼腥草含量测定及质量分析. 中国现代中药, 2018, 20（5）：556-560, 569。

提取方法 4：醇提

分析方法：反相高效液相色谱法　　　色谱柱：迪马 C$_{18}$ 柱　　　流动相 A：水

流动相 B：乙腈溶液　　　柱温：40℃　　　流速：0.8ml/min

进样体积：20μl

小分子定量：

序号	中文名	英文名	分子式	最小含量（mg/g）	最大含量（mg/g）
1	葡萄糖苷	glucoevatromonoside	C$_{35}$H$_{54}$O$_{12}$	0.1556	0.3536
2	芦丁	rutin	C$_{27}$H$_{30}$O$_{16}$	0.0147	0.2581
3	金丝桃苷	hyperoside	C$_{21}$H$_{20}$O$_{12}$	0.0072	0.1145
4	槲皮苷	quercitrin	C$_{21}$H$_{20}$O$_{11}$	0.0135	0.2593
5	槲皮素	quercetin	C$_{15}$H$_{10}$O$_7$	0.0156	0.3557
6	山奈素	kaempferide	C$_{16}$H$_{12}$O$_6$	0.0826	0.5772
7	异鼠李素	isorhamnetin	C$_{16}$H$_{12}$O$_7$	0.0156	0.3637

引自：彭全材，杨占南，胡继伟，等. 高效液相色谱法同时测定鱼腥草中 7 黄酮的含量. 江西师范大学学报（自然科学版），2008，32（6）：645-648，661。

146. 玉竹

提取方法 1：醇提

分析方法：高效液相色谱法　　　　　　　　　　　色谱柱：Kromasil C$_{18}$ 柱

流动相：乙酸-甲醇-乙腈-磷酸-水（10∶100∶100∶10∶300）　　　柱温：25℃

流速：0.5ml/min　　　进样体积：6.0μl

小分子定量：

序号	中文名	英文名	分子式	最小含量（mg/g）	最大含量（mg/g）
1	槲皮素	quercetin	C$_{15}$H$_{10}$O$_7$	0.078	0.084

引自：彭秧锡，陈启元，钟世安，等. 反相高效液相色谱法用于玉竹中黄酮类化合物槲皮素的分离与测定. 食品科学，2007，（11）：453-456。

提取方法 2：醇提

分析方法：高效液相色谱法　　　色谱柱：反相 C$_{18}$ 柱　　　流动相：甲醇-水（60∶40）

柱温：30℃　　　流速：1.0ml/min　　　进样体积：10μl

小分子定量：

序号	中文名	英文名	分子式	最小含量（mg/g）	最大含量（mg/g）
1	天麻苷元	4-hydroxybenzyl alcohol	C$_7$H$_8$O$_2$	0.000575	0.000575

引自：吴杰，彭鹏，张猛，等. 湘玉竹中天麻苷元含量的定量分析. 黑龙江畜牧兽医，2016，（5）：203-205。

147. 郁李仁

提取方法 1：醇提

分析方法：高效液相色谱法　　　色谱柱：Supelco ODS-C$_{18}$柱　　　流动相 A：甲醇溶液
流动相 B：水　　　　　　　　　柱温：25℃　　　　　　　　　　流速：1.0ml/min
进样体积：20μl
小分子定量：

序号	中文名	英文名	分子式	最小含量（mg/g）	最大含量（mg/g）
1	苦杏仁苷	amygdalin	C$_{20}$H$_{27}$NO$_{11}$	23.7	32.4

引自：钱平，贾云，刘志辉，等. 高效液相色谱法测定郁李仁中苦杏仁苷的含量. 中国中医药信息杂志，2009，16（12）：50-51。

提取方法 2：醇提

分析方法：反相高效液相色谱法　　　色谱柱：Kromasil C$_{18}$柱　　　流动相：乙腈-水（12：88）
柱温：25℃　　　　　　　　　　　流速：1.0ml/min　　　　　　　进样体积：10μl
小分子定量：

序号	中文名	英文名	分子式	最小含量（mg/g）	最大含量（mg/g）
1	苦杏仁苷	amygdalin	C$_{20}$H$_{27}$NO$_{11}$	18.8	48.2

引自：霍琳，陈晓辉，王鹏，等. RP-HPLC 法测定郁李仁中苦杏仁苷含量. 药物分析杂志，2009，29（12）：2055-2057。

提取方法 3：醇提

分析方法：反相高效液相色谱法　　　　　色谱柱：Kromasil C$_{18}$柱
流动相：甲醇-乙酸溶液（52：48）　　　柱温：35℃
流速：1.0ml/min　　　　　　　　　　　进样体积：10μl
小分子定量：

序号	中文名	英文名	分子式	最小含量（mg/g）	最大含量（mg/g）
1	郁李仁苷 A	prunuside A	C$_{26}$H$_{32}$O$_{16}$	0.0396	0.3843
2	阿福豆苷	afzelin	C$_{21}$H$_{20}$O$_{10}$	0.02167	0.1017

引自：霍琳，陈晓辉，曹阳，等. RP-HPLC 法测定郁李仁中郁李仁苷 A 和阿福豆苷含量. 药物分析杂志，2010，30（5）：831-833。

148. 泽兰

提取方法 1：醇提

分析方法：高效液相色谱法　　　　　　　　　色谱柱：Agilent TC C$_{18}$柱
流动相：甲醇-乙腈-0.2%乙酸溶液（78：10：12）　　柱温：40℃
流速：0.8ml/min　　　　　　　　　　　　　　进样体积：10μl

小分子定量：

序号	中文名	英文名	分子式	最小含量（mg/g）	最大含量（mg/g）
1	齐墩果酸	oleanolic acid	$C_{30}H_{48}O_3$	0.554	2.511
2	熊果酸	ursolic acid	$C_{30}H_{48}O_3$	0.824	3.067

引自：姚静. HPLC 测定不同产地泽兰药材中齐墩果酸和熊果酸含量. 中国实验方剂学杂志, 2015, 21（10）：80-82。

提取方法 2：醇提

分析方法：反相高效液相色谱法　　　　色谱柱：Hypersil ODS-C_{18} 柱
流动相：乙腈-0.1%磷酸溶液（16：84）　　柱温：30℃　　　　　流速：1.0ml/min
进样体积：10μl
小分子定量：

序号	中文名	英文名	分子式	最小含量（mg/g）	最大含量（mg/g）
1	咖啡酸	caffeic acid	$C_9H_8O_4$	0.1	0.2
2	迷迭香酸	rosmarinic acid	$C_{18}H_{16}O_8$	0.20	1.27

引自：童欣, 贺凡珍, 彭维, 等. HPLC 法同时测定泽兰中咖啡酸和迷迭香酸的含量. 中药材, 2012, 35（2）：246-247。

提取方法 3：醇提

分析方法：高效液相色谱法　　色谱柱：Inertsil ODS4 柱　　流动相 A：0.1%三乙胺溶液
流动相 B：乙腈溶液　　　　柱温：23~25℃　　　　　　流速：1.0ml/min
进样体积：10μl
小分子定量：

序号	中文名	英文名	分子式	最小含量（mg/g）	最大含量（mg/g）
1	迷迭香酸	rosmarinic acid	$C_{18}H_{16}O_8$	1.81323	3.32392

引自：赖正权, 廖慧君, 胡震, 等. 泽兰质量标准提高研究. 按摩与康复医学, 2019, 10（17）：35-37。

提取方法 4：水提

分析方法：超高效液相色谱法　　色谱柱：XBridge C_{18} 柱　　流动相 A：甲醇溶液
流动相 B：0.005mol/L 甲酸铵溶液　柱温：40℃　　　　　　流速：0.4ml/min
进样体积：2μl
小分子定量：

序号	中文名	英文名	分子式	最小含量（mg/g）	最大含量（mg/g）
1	迷迭香酸	rosmarinic acid	$C_{18}H_{16}O_8$	1.27	1.27
2	咖啡酸	caffeic acid	$C_9H_8O_4$	0.25	0.25
3	熊果酸	ursolic acid	$C_{30}H_{48}O_3$	0.36	0.36
4	木犀草素	luteolin	$C_{15}H_{10}O_6$	0.12	0.12
5	芦丁	rutin	$C_{27}H_{30}O_{16}$	0.26	0.26
6	齐墩果酸	oleanolic acid	$C_{30}H_{48}O_3$	1.42	1.42
7	槲皮素	quercetin	$C_{15}H_{10}O_7$	0.42	0.42

引自：强光辉, 刘昆善, 姚宏武, 等. HPLC-ESI-MS/MS 快速测定泽兰水提物中的 7 种成分. 西北药学杂志, 2015, 30（6）：693-696。

149. 泽泻

提取方法 1：醇提

分析方法：高效液相色谱法　　　色谱柱：Ultimate XB-C$_{18}$柱　　　流动相：乙腈-水（65∶35）
柱温：30℃　　　　　　　　　　流速：1.0ml/min　　　　　　　　进样体积：10μl
小分子定量：

序号	中文名	英文名	分子式	最小含量（mg/g）	最大含量（mg/g）
1	23-乙酰泽泻醇 C	alisol C 23-acetate	C$_{32}$H$_{48}$O$_6$	0.055	0.330
2	泽泻醇 A	alisol A	C$_{30}$H$_{50}$O$_5$	0.443	0.728
3	泽泻醇 B	alisol B	C$_{30}$H$_{48}$O$_4$	0.333	2.219
4	23-乙酰泽泻醇 B	alisol B 23-acetate	C$_{32}$H$_{50}$O$_5$	0.818	2.729

引自：丘建芳, 林婧, 许文, 等. HPLC-DAD-ELSD 测定泽泻药材中 4 种三萜类成分含量. 中国实验方剂学杂志, 2014, 20（2）：42-46。

提取方法 2：醇提

分析方法：高效液相色谱法　　　色谱柱：Diamonsil C$_{18}$（2）柱　　　流动相 A：0.1%磷酸溶液
流动相 B：乙腈溶液　　　　　　柱温：30℃　　　　　　　　　　流速：1.0ml/min
进样体积：20μl
小分子定量：

序号	中文名	英文名	分子式	最小含量（mg/g）	最大含量（mg/g）
1	环氧泽泻烯	alismoxide	C$_{15}$H$_{26}$O$_2$	0.07	0.24
2	24-乙酰泽泻醇 A	alisol A 24-acetate	C$_{32}$H$_{52}$O$_6$	0.58	9.90
3	23-乙酰泽泻醇 B	alisol B 23-acetate	C$_{32}$H$_{50}$O$_5$	0.48	1.82

引自：李丽霞, 王书林, 王强, 等. HPLC 法测定泽泻中 3 种成分的含量. 中药材, 2015, 38（7）：1444-1446。

提取方法 3：醇提

分析方法：高效液相色谱法　　　色谱柱：Shim-Pack-CLC-ODS 柱　　　流动相：乙腈-水
柱温：35℃　　　　　　　　　　流速：1.0ml/min　　　　　　　　进样体积：10μl
小分子定量：

序号	中文名	英文名	分子式	最小含量（mg/g）	最大含量（mg/g）
1	泽泻醇 A	alisol A	C$_{30}$H$_{50}$O$_5$	0.112	0.289
2	泽泻醇 F	alisol F	C$_{30}$H$_{48}$O$_5$	0.697	2.900
3	24-乙酰泽泻醇 A	alisol A 24-acetate	C$_{32}$H$_{52}$O$_6$	0.159	1.060
4	23-乙酰泽泻醇 B	alisol B 23-acetate	C$_{32}$H$_{50}$O$_5$	0.160	0.715

引自：罗张炎, 周爱存, 张朝凤, 等. HPLC 同时测定泽泻中 4 种泽泻醇成分的含量. 中国中药杂志, 2010, 35（24）：3306-3309。

150. 浙贝母

提取方法 1：醇提

分析方法：高效液相色谱法　　色谱柱：DIKMA，Diamand C$_{18}$柱　　流动相 A：乙腈-水-二乙胺溶液
流动相 B：水　　柱温：30℃　　流速：1.0ml/min
进样体积：10μl
小分子定量：

序号	中文名	英文名	分子式	最小含量（mg/g）	最大含量（mg/g）
1	贝母素甲	peimine	C$_{27}$H$_{45}$NO$_3$	0.62	0.75
2	贝母素乙	peiminine	C$_{27}$H$_{43}$NO$_3$	0.47	0.58

引自：何敏，郭田，杜昕，等. 高效液相色谱法测定浙贝母配方颗粒中贝母素甲和贝母素乙的含量. 医药导报，2018，37（4）：477-479。

提取方法 2：醇提

分析方法：高效液相色谱法　　色谱柱：Agilent ZORBAX Eclipse XDB-C$_{18}$柱　　流动相 A：乙腈溶液
流动相 B：0.1%二乙胺溶液　　柱温：30℃　　流速：1.0ml/min
进样体积：10μl
小分子定量：

序号	中文名	英文名	分子式	最小含量（mg/g）	最大含量（mg/g）
1	贝母素甲	peimine	C$_{27}$H$_{45}$NO$_3$	2.3	6.9
2	贝母素乙	peiminine	C$_{27}$H$_{43}$NO$_3$	1.3	2.9

引自：闵会，吴健，楼芳芳，等. HPLC测定浙贝母花中的贝母素甲和贝母素乙. 华西药学杂志，2016，31（3）：307-309。

提取方法 3：醇提

分析方法：高效液相色谱法　　色谱柱：ES Caprisil C$_{18}$-AQ柱　　流动相 A：乙腈溶液
流动相 B：0.1%二乙胺溶液　　柱温：30℃　　流速：1.0ml/min
进样体积：20μl
小分子定量：

序号	中文名	英文名	分子式	最小含量（mg/g）	最大含量（mg/g）
1	贝母素甲	peimine	C$_{27}$H$_{45}$NO$_3$	0.221	1.182
2	贝母素乙	peiminine	C$_{27}$H$_{43}$NO$_3$	0.183	0.645

引自：刘玉红，孙彩霞，宗侃侃，等. 浙贝母中贝母素甲和贝母素乙含量的调研. 浙江农业科学，2020，61（9）：1768-1771，1775。

151. 知母

提取方法 1：醇提

分析方法：高效液相色谱法　　色谱柱：Acclaim-C$_{18}$柱　　流动相 A：乙腈溶液
流动相 B：0.2%乙酸溶液　　柱温：30℃　　流速：1.0ml/min
进样体积：20μl

小分子定量：

序号	中文名	英文名	分子式	最小含量（mg/g）	最大含量（mg/g）
1	芒果苷	mangiferin	$C_{19}H_{18}O_{11}$	5.4	16.9
2	知母皂苷 B II	timosaponin B II	$C_{45}H_{76}O_{19}$	32.7	55.7

引自：南易，郑伟，马凤霞，等.HPLC-CAD 同时测定知母中芒果苷和知母皂苷 BII的含量. 药物分析杂志，2021，41（1）：111-116。

提取方法 2：醇提

分析方法：高效液相色谱法　　色谱柱：Agilent Poroshell 120 EC-C$_{18}$柱　　流动相 A：乙腈溶液
流动相 B：0.2%乙酸溶液　　柱温：30℃　　流速：0.7ml/min
进样体积：20μl

小分子定量：

序号	中文名	英文名	分子式	最小含量（mg/g）	最大含量（mg/g）
1	新芒果苷	neomangiferin	$C_{25}H_{28}O_{16}$	16.2	16.2
2	芒果苷	mangiferin	$C_{19}H_{18}O_{11}$	8.2	8.2
3	知母皂苷 B II	timosaponin B II	$C_{45}H_{76}O_{19}$	73.6	73.6
4	宝藿苷 I	baohuoside I	$C_{27}H_{30}O_{10}$	0.7	0.7
5	知母皂苷 A III	timosaponin A III	$C_{39}H_{64}O_{13}$	3.4	3.4

引自：戴建英，尤巍，田甜，等.HPLC-ELSD 法同时测定知母药材中 5 种成分的含量. 药学实践杂志，2022，40（1）：34-37。

提取方法 3：醇提

分析方法：高效液相色谱法　　色谱柱：Ecosil 柱　　流动相 A：乙腈溶液
流动相 B：0.2%乙酸溶液　　柱温：室温　　流速：1.0ml/min
进样体积：10μl

小分子定量：

序号	中文名	英文名	分子式	最小含量（mg/g）	最大含量（mg/g）
1	新芒果苷	neomangiferin	$C_{25}H_{28}O_{16}$	14.5	27.2
2	芒果苷	mangiferin	$C_{19}H_{18}O_{11}$	7.1	12.3
3	异芒果苷	isomangiferin	$C_{19}H_{18}O_{11}$	0.57	0.77

引自：宋泽璧，吴莹，高慧.HPLC 法测定盐炙前后知母中新芒果苷、芒果苷和异芒果苷. 现代药物与临床，2015，30（2）：145-148。

152. 栀子

提取方法 1：醇提

分析方法：高效液相色谱法　　色谱柱：Agilent ZORBAX SB-C$_{18}$柱　　流动相 A：乙腈溶液
流动相 B：0.2%磷酸溶液　　柱温：30℃　　流速：1.0ml/min
进样体积：5μl

小分子定量：

序号	中文名	英文名	分子式	最小含量（mg/g）	最大含量（mg/g）
1	京尼平苷酸	geniposidic acid	$C_{16}H_{22}O_{10}$	0.239	4.421
2	去乙酰基车叶草苷酸	deacetylasperulosidic acid	$C_{16}H_{22}O_{11}$	0.535	5.432
3	羟基栀子苷	gardenoside	$C_{17}H_{24}O_{11}$	0.956	7.451
4	鸡矢藤次苷甲酯	scandoside methyl ester	$C_{17}H_{24}O_{11}$	0.362	2.163
5	京尼平龙胆双糖苷	genipin-1-gentiobioside	$C_{23}H_{34}O_{15}$	3.852	11.455
6	京尼平苷	geniposide	$C_{17}H_{24}O_{10}$	23.025	69.996
7	对香豆酰京尼平龙胆双糖苷	*p-trans*-coumaroylgenipin gentiobioside	$C_{32}H_{40}O_{17}$	1.433	5.856
8	西红花苷-Ⅰ	crocin-Ⅰ	$C_{44}H_{64}O_{24}$	1.963	13.478
9	西红花苷-Ⅱ	crocin-Ⅱ	$C_{38}H_{54}O_{19}$	0.216	1.623
10	西红花苷-Ⅲ	crocin-Ⅲ	$C_{32}H_{44}O_{14}$	0.237	1.271

引自：付小梅，彭水梅，刘婧，等.HPLC法同时测定栀子类药材中10个主要有效成分的含量.药物分析杂志，2014，34（4）：615-621。

提取方法 2：醇提

分析方法：高效液相色谱法　　　色谱柱：Waters WATO54275-C$_{18}$柱　　　流动相A：乙腈溶液
流动相B：0.1%磷酸溶液　　　柱温：25℃　　　流速：1.0ml/min
进样体积：10μl

小分子定量：

序号	中文名	英文名	分子式	最小含量（mg/g）	最大含量（mg/g）
1	京尼平苷酸	geniposidic acid	$C_{16}H_{22}O_{10}$	1.59	1.99
2	去乙酰车叶草酸甲酯	deacetylasperulosidic acid methyl ester	$C_{17}H_{24}O_{11}$	0.44	3.36
3	京尼平龙胆双糖苷	genipin 1-gentiobioside	$C_{23}H_{34}O_{15}$	0.56	17.94
4	绿原酸	chlorogenic acid	$C_{16}H_{18}O_9$	0.12	0.12
5	栀子苷	geniposide	$C_{17}H_{24}O_{10}$	15.61	36.25
6	西红花苷-Ⅰ	crocin-Ⅰ	$C_{44}H_{64}O_{24}$	7.98	19.16
7	西红花苷-Ⅱ	crocin-Ⅱ	$C_{38}H_{54}O_{19}$	0.96	1.18

引自：刘芳，颜彬，龙吉财，等.栀子不同部位提取工艺优化与7种成分含量测定.湖南生态科学学报，2022，9（2）：10-18。

153. 枳椇子

提取方法 1：醇提

分析方法：反相高效液相色谱法　　　色谱柱：Synergi 4μ Fusion-RP 80 柱　　　流动相A：乙腈溶液
流动相B：0.5%磷酸溶液　　　柱温：30℃　　　流速：1.0ml/min
进样体积：10μl

小分子定量：

序号	中文名	英文名	分子式	最小含量（mg/g）	最大含量（mg/g）
1	槲皮素	quercetin	$C_{15}H_{10}O_7$	0.1	6.4

引自：宋粉云, 张德志, 钟兆健, 等. HPLC法测定枳椇子中槲皮素的含量. 中药新药与临床药理, 2006, （5）：361-363。

提取方法2：醇提

分析方法：高效液相色谱法　　色谱柱：Agilent ZORBAX Extend-C$_{18}$柱　　流动相A：0.1%乙酸溶液
流动相B：乙腈溶液　　柱温：35℃　　流速：1.0ml/min
进样体积：10μl
小分子定量：

序号	中文名	英文名	分子式	最小含量（mg/g）	最大含量（mg/g）
1	二氢杨梅素	dihydromyricetin	$C_{15}H_{12}O_8$	1.868	19.320
2	二氢槲皮素	dihydroquercetin	$C_{15}H_{12}O_7$	0.053	3.450
3	杨梅素	myricetin	$C_{15}H_{10}O_8$	0.049	1.350
4	槲皮素	quercetin	$C_{15}H_{10}O_7$	0	2.755

引自：杨雪艳, 张楠, 闫丽晔, 等. 枳椇子药材HPLC指纹图谱及4种黄酮类成分的含量测定方法研究. 沈阳药科大学学报, 2019, 36（2）：130-136。

154. 枳壳

提取方法1：醇提

分析方法：高效液相色谱法　　色谱柱：Agilent Extend-C$_{18}$柱　　流动相A：0.1%甲酸溶液
流动相B：乙腈溶液　　柱温：35℃　　流速：1.0ml/min
进样体积：10μl
小分子定量：

序号	中文名	英文名	分子式	最小含量（mg/g）	最大含量（mg/g）
1	圣草次苷	eriocitrin	$C_{27}H_{32}O_{15}$	1.9955	2.6488
2	芸香柚皮苷	narirutin	$C_{27}H_{32}O_{14}$	4.3177	5.0051
3	柚皮苷	naringin	$C_{27}H_{32}O_{14}$	33.2155	34.0546
4	柚皮素	naringenin	$C_{15}H_{12}O_5$	3.1404	3.4715
5	橙皮苷	hesperidin	$C_{28}H_{34}O_{15}$	3.2212	3.7488
6	新橙皮苷	neohesperidin	$C_{28}H_{34}O_{15}$	42.7466	44.0266
7	水合橙皮内酯	hesperide hydrate	$C_{15}H_{18}O_5$	0.2027	0.2394
8	木犀草素	luteolin	$C_{15}H_{10}O_6$	0.1912	0.2088
9	橙皮内酯	hesperide	$C_{15}H_{16}O_4$	0.0803	0.0979
10	川陈皮素	nobiletin	$C_{21}H_{22}O_8$	0.2919	0.3071
11	桔皮素	tangeratin	$C_{20}H_{20}O_7$	0.1199	0.1491
12	橙皮油内酯	hesperiddactone	$C_{19}H_{22}O_3$	0.0827	0.0898

引自：冯敬骞, 胡卫南, 徐礼萍, 等. HPLC法同时测定不同采集地衢枳壳中12种黄酮类成分的含量. 中国药房, 2020, 31（5）：571-575。

提取方法 2：醇提

分析方法：高效液相色谱法　　色谱柱：Agilent Extend-C$_{18}$柱　　流动相 A：乙腈溶液
流动相 B：0.1%甲酸溶液　　柱温：30℃　　流速：1.0ml/min
进样体积：10μl
小分子定量：

序号	中文名	英文名	分子式	最小含量（mg/g）	最大含量（mg/g）
1	芸香柚皮苷	narirutin	C$_{27}$H$_{32}$O$_{14}$	5.149	16.120
2	柚皮苷	naringin	C$_{27}$H$_{32}$O$_{14}$	26.569	72.70
3	橙皮苷	hesperidin	C$_{28}$H$_{34}$O$_{15}$	3.331	15.365
4	新橙皮苷	neohesperidin	C$_{28}$H$_{34}$O$_{15}$	29.722	67.428
5	木犀草素	luteolin	C$_{15}$H$_{10}$O$_6$	0.116	0.342
6	桔皮素	tangeratin	C$_{20}$H$_{20}$O$_7$	0.124	0.314
7	川陈皮素	nobiletin	C$_{21}$H$_{22}$O$_8$	0.219	0.411

引自：黄文康，岳超，宋剑锋，等. HPLC 同时测定衢枳壳中 7 种指标成分的含量. 中国现代应用药学，2018, 35（3）：404-407。

提取方法 3：醇提

分析方法：高效液相色谱法　　色谱柱：Kinetex® 2.6μ C$_{18}$ 100A 柱　　流动相 A：0.1%甲酸溶液
流动相 B：乙腈溶液　　柱温：30℃　　流速：1.0ml/min
进样体积：10μl
小分子定量：

序号	中文名	英文名	分子式	最小含量（mg/g）	最大含量（mg/g）
1	新北美圣草苷	neoeriocitrin	C$_{27}$H$_{32}$O$_{15}$	1.1	4.5
2	芸香柚皮苷	narirutin	C$_{27}$H$_{32}$O$_{14}$	1.7	5.9
3	柚皮苷	naringin	C$_{27}$H$_{32}$O$_{14}$	48.5	90.9
4	橙皮苷	hesperidin	C$_{28}$H$_{34}$O$_{15}$	3.7	7.4
5	新橙皮苷	neohesperidin	C$_{28}$H$_{34}$O$_{15}$	32.4	61.7
6	枳属苷	poncirin	C$_{28}$H$_{34}$O$_{14}$	0.5	5.6

引自：田芳，何小芳，谭梓君，等. 枳壳 HPLC 特征图谱及 6 个黄酮苷类成分含量测定. 药物分析杂志，2020, 40（6）：1090-1096。

155. 枳实

提取方法：醇提

分析方法：高效液相色谱法　　色谱柱：Agilent ZORBAX SB-C$_{18}$柱　　流动相 A：0.1%磷酸溶液
流动相 B：乙腈溶液　　柱温：30℃　　流速：1.0ml/min
进样体积：10μl
小分子定量：

序号	中文名	英文名	分子式	最小含量（mg/g）	最大含量（mg/g）
1	腺苷	adenosine	C$_{10}$H$_{13}$N$_5$O$_4$	0.067	0.172
2	辛弗林	synephrine	C$_9$H$_{13}$NO$_2$	3.013	14.244
3	柚皮苷	naringin	C$_{27}$H$_{32}$O$_{14}$	0.022	64.483

续表

序号	中文名	英文名	分子式	最小含量（mg/g）	最大含量（mg/g）
4	橙皮苷	hesperidin	$C_{28}H_{34}O_{15}$	1.444	5.476
5	新橙皮苷	neohesperidin	$C_{28}H_{34}O_{15}$	2.821	37.621
6	香豆素	coumarin	$C_9H_6O_2$	0.065	0.415
7	槲皮素	quercetin	$C_{15}H_{10}O_7$	0	0
8	肉桂酸	cinnamic acid	$C_9H_8O_2$	0.139	0.239
9	和厚朴酚	honokiol	$C_{18}H_{18}O_2$	0.055	0.814
10	厚朴酚	magnolol	$C_{18}H_{18}O_2$	0.071	0.601

引自：袁海建，李卫，祝一飞，等. 枳实薤白桂枝汤 HPLC 指纹图谱及 10 种指标成分含量测定研究. 中草药，2020，51（9）：2448-2459。

156. 紫苏

提取方法 1：醇提

分析方法：反相高效液相色谱法　　色谱柱：Agilent C_{18} 柱　　流动相 A：乙腈溶液
流动相 B：0.1%磷酸溶液　　柱温：30℃　　流速：1.0ml/min
进样体积：10μl
小分子定量：

序号	中文名	英文名	分子式	最小含量（mg/g）	最大含量（mg/g）
1	咖啡酸	caffeic acid	$C_9H_8O_4$	0.18	0.73
2	迷迭香酸	rosmarinic acid	$C_{18}H_{16}O_8$	0.36	15.96

引自：胡军华，刘莉莉，张艳军，等. HPLC 法同时测定不同产地紫苏叶和荆芥中咖啡酸和迷迭香酸. 中草药，2015，46（14）：2155-2159。

提取方法 2：醇提

分析方法：高效液相色谱法　　色谱柱：Phenomenex C_{18} 柱　　流动相 A：0.1%乙酸溶液
流动相 B：甲醇溶液　　柱温：35℃　　流速：1.0ml/min
进样体积：20μl
小分子定量：

序号	中文名	英文名	分子式	最小含量（mg/g）	最大含量（mg/g）
1	咖啡酸	caffeic acid	$C_9H_8O_4$	0.3446	0.3657
2	阿魏酸	ferulic acid	$C_{10}H_{10}O_4$	0.0537	0.0697
3	迷迭香酸	rosmarinic acid	$C_{18}H_{16}O_8$	0.4717	0.4921
4	木犀草素	luteolin	$C_{15}H_{10}O_6$	0.3436	0.3618
5	芹菜素	apigenin	$C_{15}H_{10}O_5$	0.1511	0.1624

引自：秦红英，周光明，彭贵龙，等. 高效液相色谱法测定紫苏中 5 种有机酸和黄酮的含量. 食品科学，2014，35（14）：102-105。

提取方法 3：醇提

分析方法：高效液相色谱法　　色谱柱：Kromasil C_{18} 柱　　流动相 A：甲醇溶液

流动相 B：水　　　　　　　柱温：30℃　　　　　　　流速：1.0ml/min

进样体积：10μl

小分子定量：

序号	中文名	英文名	分子式	最小含量（mg/g）	最大含量（mg/g）
1	紫苏酮	perilla ketone	$C_{10}H_{14}O_2$	0.252	2.995
2	紫苏醛	perillaldehyde	$C_{10}H_{14}O$	0.154	6.588
3	咖啡酸	caffeic acid	$C_9H_8O_4$	0.063	0.680
4	野黄芩苷	scutellarin	$C_{21}H_{18}O_{12}$	0.330	7.657
5	迷迭香酸	rosmarinic acid	$C_{18}H_{16}O_8$	0.402	15.695

引自：闫钰，易红，张东，等. 基于 HPLC 多成分含量测定的紫苏叶质量标准探讨. 中国中药杂志，2021，46（16）：4051-4060。

157. 紫苏子

提取方法 1：醇提

分析方法：高效液相色谱法　　　　色谱柱：Agilent Eclipse C$_{18}$ 柱　　　　流动相 A：甲醇溶液

流动相 B：0.1%乙酸溶液　　　　柱温：30℃　　　　流速：1.0ml/min

进样体积：10μl

小分子定量：

序号	中文名	英文名	分子式	最小含量（mg/g）	最大含量（mg/g）
1	迷迭香酸	rosmarinic acid	$C_{18}H_{16}O_8$	2.57	4.37
2	芹菜素	apigenin	$C_{15}H_{10}O_5$	0.12	0.82
3	木犀草苷	cynaroside	$C_{21}H_{20}O_{11}$	0.24	0.46

引自：权勤波，宋建建，陈淑梅，等. HPLC 法同时测定紫苏子中迷迭香酸、芹菜素和木樨草苷的含量. 药学研究，2021，40（6）：380-382，396。

提取方法 2：醇提

分析方法：高效液相色谱法　　　　色谱柱：Agilent ZORBAX Eclipse XDB-C$_{18}$ 柱

流动相 A：乙腈溶液　　　　流动相 B：0.05%磷酸溶液　　　　柱温：30℃

流速：1.0ml/min　　　　进样体积：10μl

小分子定量：

序号	中文名	英文名	分子式	最小含量（mg/g）	最大含量（mg/g）
1	咖啡酸	caffeic acid	$C_9H_8O_4$	0.0795	0.1502
2	木犀草苷	cynaroside	$C_{21}H_{20}O_{11}$	0.0341	0.0643
3	迷迭香酸	rosmarinic acid	$C_{18}H_{16}O_8$	2.431	3.134
4	木犀草素	luteolin	$C_{15}H_{10}O_6$	0.1964	0.2568
5	芹菜素	apigenin	$C_{15}H_{10}O_5$	0.1198	0.1805

引自：王文华，吴小林，夏平，等. HPLC 法研究紫苏子炒制前后 5 种成分的含量变化. 中国药师，2020，23（9）：1855-1858。

提取方法 3：醇提

分析方法：高效液相色谱法　　色谱柱：Thermo ODS2 Hypersil 柱　　流动相 A：乙腈溶液

流动相 B：0.1%磷酸溶液　　柱温：30℃　　流速：1.0ml/min

进样体积：10μl

小分子定量：

序号	中文名	英文名	分子式	最小含量（mg/g）	最大含量（mg/g）
1	咖啡酸	caffeic acid	$C_9H_8O_4$	0.1160	0.1506
2	迷迭香酸	rosmarinic acid	$C_{18}H_{16}O_8$	2.7526	3.0325
3	木犀草素	luteolin	$C_{15}H_{10}O_6$	0.2219	0.2405
4	芹菜素	apigenin	$C_{15}H_{10}O_5$	0.1532	0.1702

引自：史勤怡，张倩玉，刘莉，等. 不同炮制方法对紫苏子中咖啡酸、迷迭香酸、木樨草素和芹菜素含量变化的影响. 中医药导报，2021，27（11）：83-86，99。

158. 补骨脂

提取方法 1：醇提

分析方法：高效液相色谱法　　色谱柱：WondaSil RC$_{18}$柱　　流动相 A：0.05%三氟乙酸溶液

流动相 B：乙腈溶液　　柱温：30℃　　流速：1.0ml/min

进样体积：20μl

小分子定量：

序号	中文名	英文名	分子式	最小含量（mg/g）	最大含量（mg/g）
1	补骨脂素	psoralen	$C_{11}H_6O_3$	0.00104	0.00256
2	异补骨脂素	isopsoralen	$C_{11}H_6O_3$	0.00056	0.00237
3	新补骨脂异黄酮	neobavaisoflavone	$C_{20}H_{18}O_4$	0.00248	0.00738
4	补骨脂二氢黄酮	bavachin	$C_{20}H_{20}O_4$	0.00107	0.00383
5	补骨脂宁	corylin	$C_{20}H_{16}O_4$	0.0004	0.00126
6	补骨脂定	psoralidin	$C_{20}H_{16}O_5$	0.00073	0.00327
7	异补骨脂查尔酮	isobavachalcone	$C_{20}H_{20}O_4$	0.00168	0.00585
8	补骨脂二氢黄酮甲醚	bavachinin	$C_{21}H_{22}O_4$	0.00315	0.00973
9	次苷酸查尔酮	corylifol A	$C_{25}H_{26}O_4$	0.00133	0.00330
10	补骨脂酚	bakuchiol	$C_{18}H_{24}O$	0.02605	0.06780

引自：樊玲，秋新松，高阳，等. HPLC 法同时测定中药补骨脂中 10 种成分的含量. 齐齐哈尔医学院学报，2018，39（16）：1928-1931。

提取方法 2：醇提

分析方法：高效液相色谱法　　色谱柱：YMC-Triart C$_{18}$柱　　流动相 A：乙腈溶液

流动相 B：水　　柱温：30℃　　流速：1.0ml/min

进样体积：10μl

小分子定量：

序号	中文名	英文名	分子式	最小含量（mg/g）	最大含量（mg/g）
1	补骨脂素	psoralen	$C_{11}H_6O_3$	1.6	7.3
2	异补骨脂素	isopsoralen	$C_{11}H_6O_3$	1.3	5.6

引自：赵婷，朱汀滢，吴斌. 补骨脂中补骨脂素和异补骨脂素测定. 中成药，2015，37（5）：1036-1040。

159. 刺玫果

提取方法1：醇提

分析方法：高效液相色谱法　　色谱柱：ODS2-C_{18}柱　　流动相A：乙腈溶液
流动相B：0.1%磷酸溶液　　柱温：35℃　　流速：1.0ml/min
进样体积：20μl
小分子定量：

序号	中文名	英文名	分子式	最小含量（mg/g）	最大含量（mg/g）
1	金丝桃苷	hyperoside	$C_{21}H_{20}O_{12}$	0.6784	0.7046
2	芦丁	rutin	$C_{27}H_{30}O_{16}$	0.4482	0.4539
3	槲皮素	quercetin	$C_{15}H_{10}O_7$	0.3888	0.4051
4	木犀草素	luteolin	$C_{15}H_{10}O_6$	0.0526	0.0533

引自：邸松，钟方丽，张晓丽，等. HPLC法同时测定刺玫果提取物中的黄酮类成分及其体外活性测定. 食品与机械，2019，35（8）：83-89。

提取方法2：醇提

分析方法：高效液相色谱法　　色谱柱：Shim-Pack VP-ODS C_{18}柱　　流动相A：甲醇溶液
流动相B：1.0%乙酸溶液　　柱温：25℃　　流速：1.0ml/min
进样体积：20μl
小分子定量：

序号	中文名	英文名	分子式	最小含量（mg/g）	最大含量（mg/g）
1	槲皮素	quercetin	$C_{15}H_{10}O_7$	0.08036	0.11794
2	山柰酚	kaempferol	$C_{15}H_{10}O_6$	0.06898	0.11090

引自：郭海欢，王晓林，钟方丽，等. 高效液相色谱法同时测定刺玫果提取物中黄酮苷元槲皮素、山柰酚的含量. 河南工业大学学报（自然科学版），2016，37（3）：55-60。

提取方法3：醇提

分析方法：高效液相色谱法　　色谱柱：Inertsil ODS-SP柱　　流动相A：0.5%磷酸溶液
流动相B：乙腈溶液　　柱温：37℃　　流速：1.0ml/min
进样体积：20μl

小分子定量：

序号	中文名	英文名	分子式	最小含量（mg/g）	最大含量（mg/g）
1	芦丁	rutin	$C_{27}H_{30}O_{16}$	0.06227	0.06678
2	金丝桃苷	hyperoside	$C_{21}H_{20}O_{12}$	0.00156	0.00219
3	槲皮素	quercetin	$C_{15}H_{10}O_7$	0.01229	0.01477

引自：郝晓倩，王进东，卫罡，等. 黄刺玫果提取物中几种化合物的含量测定. 山西医科大学学报，2019，50（5）：621-625。

160. 刺五加

提取方法 1：醇提

分析方法：高效液相色谱法　　　色谱柱：Welch Materials C_{18} 柱　　　流动相 A：乙腈溶液
流动相 B：0.1%磷酸溶液　　　柱温：30℃　　　流速：1.0ml/min
进样体积：10μl
小分子定量：

序号	中文名	英文名	分子式	最小含量（mg/g）	最大含量（mg/g）
1	原儿茶酸	protocatechuic acid	$C_7H_6O_4$	0.004	0.016
2	紫丁香苷	syringin	$C_{17}H_{24}O_9$	0.071	0.152
3	绿原酸	chlorogenic acid	$C_{16}H_{18}O_9$	0.372	0.806
4	刺五加苷 E	eleutheroside E	$C_{34}H_{46}O_{18}$	0.057	0.103
5	异嗪皮啶	isofraxidin	$C_{11}H_{10}O_5$	0.002	0.010

引自：尚海花，王淼，刘颖，等. HPLC 法测定不同产地刺五加中原儿茶酸、紫丁香苷、绿原酸、刺五加苷 E 和异嗪皮啶. 现代药物与临床，2018，33（6）：1324-1328。

提取方法 2：醇提

分析方法：反相高效液相色谱法　　　色谱柱：Agilent Eclipse XDB-C18 柱　　　流动相 A：乙腈溶液
流动相 B：0.3%磷酸溶液　　　柱温：30℃　　　流速：1.0ml/min
进样体积：20μl
小分子定量：

序号	中文名	英文名	分子式	最小含量（mg/g）	最大含量（mg/g）
1	原儿茶酸	protocatechuic acid	$C_7H_6O_4$	0.501	0.510
2	紫丁香苷	syringin	$C_{17}H_{24}O_9$	2.511	2.522
3	绿原酸	chlorogenic acid	$C_{16}H_{18}O_9$	2.310	2.325
4	刺五加苷 E	eleutheroside E	$C_{34}H_{46}O_{18}$	1.331	1.340
5	异嗪皮啶	isofraxidin	$C_{11}H_{10}O_5$	0.371	0.382
6	槲皮素-3-鼠李糖苷	quercetin-3-rhamnoside	$C_{21}H_{20}O_{11}$	0.260	0.272

引自：姚慧敏，关颖丽，朱俊义，等. RP-HPLC 法测定野生刺五加果实中 6 种成分的含量. 药物分析杂志，2015，35（10）：1825-1828。

提取方法3：醇提

分析方法：高效液相色谱法　　色谱柱：Agilent Eclipse plus C_{18} 柱　　流动相A：0.3%磷酸溶液

流动相B：乙腈溶液　　　　　柱温：30℃　　　　　　　　　　流速：1.0ml/min

进样体积：20μl

小分子定量：

序号	中文名	英文名	分子式	最小含量（mg/g）	最大含量（mg/g）
1	新绿原酸	neochlorogenic acid	$C_{16}H_{18}O_9$	0.006	0.144
2	绿原酸	chlorogenic acid	$C_{16}H_{18}O_9$	0.080	0.904
3	隐绿原酸	cryptochlorogenic acid	$C_{16}H_{18}O_9$	0.008	0.164
4	金丝桃苷	hyperoside	$C_{21}H_{20}O_{12}$	0.087	0.410
5	槲皮苷	quercitrin	$C_{21}H_{20}O_{11}$	0.034	0.148

引自：关欣，秦雯，谢百波，等. 一测多评法测定刺五加叶中5个酚类成分含量的研究. 北京城市学院学报，2021，（1）：69-73。

161. 大蒜

提取方法1：醇提

分析方法：高效液相色谱法　　　色谱柱：Eclipse XDB-C_{18} 柱　　流动相A：水

流动相B：甲醇溶液　　　　　　柱温：30℃　　　　　　　　　流速：0.8ml/min

进样体积：10μl

小分子定量：

序号	中文名	英文名	分子式	最小含量（mg/g）	最大含量（mg/g）
1	蒜氨酸	alliin	$C_6H_{11}NO_3S$	15.8	36.7

引自：夏陈，朱永清，杨开俊，等. 高效液相色谱法测定甘孜州大蒜有效成分蒜氨酸的含量. 化学与生物工程，2017，34（9）：67-70。

提取方法2：醇提

分析方法：高效液相色谱法　　色谱柱：Agilent ZORBAX SB-C_{18} 柱　　流动相A：乙腈溶液

流动相B：0.02%磷酸溶液　　柱温：24℃　　　　　　　　　　流速：1.0ml/min

进样体积：10μl

小分子定量：

序号	中文名	英文名	分子式	最小含量（mg/g）	最大含量（mg/g）
1	大蒜辣素	allicin	$C_6H_{10}OS_2$	0	5.16
2	二烯丙基二硫醚	diallyl disulfide	$C_6H_{10}S_2$	0	4.88
3	二烯丙基三硫醚	diallyl trisulfide	$C_6H_{10}S_3$	0	33.06

引自：杨亮，李贝贝，刘棋玮，等. HPLC用于大蒜及其制品中三种重要功效成分的同时测定. 分析试验室，2019，38（3）：284-289。

162. 淡竹叶

提取方法 1：醇提

分析方法：高效液相色谱法　　　色谱柱：Waters Atlantis C_{18} 柱　　　流动相 A：乙腈溶液
流动相 B：水　　　柱温：35℃　　　流速：1.0ml/min
进样体积：10μl
小分子定量：

序号	中文名	英文名	分子式	最小含量（mg/g）	最大含量（mg/g）
1	绿原酸	chlorogenic acid	$C_{16}H_{18}O_9$	1.4	5.5
2	牡荆素	vitexin	$C_{21}H_{20}O_{10}$	1.11	3.25

引自：时海燕，徐男，王玉团，等. HPLC 法同时测定淡竹叶中绿原酸和牡荆素的含量. 中国药房，2016，27（6）：833-835。

提取方法 2：醇提

分析方法：大孔树脂-高效液相色谱法　　　色谱柱：Agilent C_{18} 柱　　　流动相 A：甲醇溶液
流动相 B：0.5%乙酸溶液　　　柱温：25℃　　　流速：1.0ml/min
进样体积：10μl
小分子定量：

序号	中文名	英文名	分子式	最小含量（mg/g）	最大含量（mg/g）
1	荭草苷	orientin	$C_{21}H_{20}O_{11}$	2.03	2.03
2	异荭草苷	isoorientin	$C_{21}H_{20}O_{11}$	57.04	57.04
3	牡荆素	vitexin	$C_{21}H_{20}O_{10}$	2.73	2.73
4	异牡荆素	isovitexin	$C_{21}H_{20}O_{10}$	2.22	2.22
5	芦丁	rutin	$C_{27}H_{30}O_{16}$	2.49	2.49
6	槲皮素	quercetin	$C_{15}H_{10}O_7$	0.005	0.005
7	木犀草素	luteolin	$C_{15}H_{10}O_6$	2.62	2.62

引自：李博，聂阳，朱俊访. 大孔树脂-HPLC 法测定淡竹叶中 7 种黄酮化合物. 今日药学，2019，29（10）：684-686，690。

163. 蜂胶

提取方法：醇提

分析方法：甲醇超声溶解-高效液相色谱法　　　色谱柱：Inertsil ODS3 柱　　　流动相 A：甲醇溶液
流动相 B：0.4%磷酸溶液　　　柱温：38℃　　　流速：1.0ml/min
进样体积：10μl
小分子定量：

序号	中文名	英文名	分子式	最小含量（mg/g）	最大含量（mg/g）
1	芦丁	rutin	$C_{27}H_{30}O_{16}$	15.28	15.28
2	槲皮素	quercetin	$C_{15}H_{10}O_7$	11.692	11.692
3	杨梅素	myricetin	$C_{15}H_{10}O_8$	12.656	12.656

续表

序号	中文名	英文名	分子式	最小含量（mg/g）	最大含量（mg/g）
4	芹菜素	apigenin	$C_{15}H_{10}O_5$	12.95	12.95
5	山柰酚	kaempferol	$C_{15}H_{10}O_6$	7.89	7.89
6	乔松素	pinocembrin	$C_{15}H_{12}O_4$	9.862	9.862
7	高良姜素	galangin	$C_{15}H_{10}O_5$	12.35	12.35

引自：陈文，王湘君，李凌燕，等. 甲醇超声溶解-HPLC 法测定蜂胶黄酮类化合物含量. 海南热带海洋学院学报，2017，24（5）：81-87。

164. 蝮蛇

提取方法 1：醇提

分析方法：高效液相色谱法　　色谱柱：Venusil MP-C$_{18}$柱　　流动相：乙腈-水（2∶98）

柱温：25℃　　流速：0.6ml/min　　进样体积：10μl

小分子定量：

序号	中文名	英文名	分子式	最小含量（mg/g）	最大含量（mg/g）
1	次黄嘌呤	hypoxanthine	$C_5H_4N_4O$	2.9729	2.9729

引自：郭娟，王贵金，赵晶，等. 蝮蛇肌肉中次黄嘌呤的鉴定与含量测定. 蛇志，2010，22（2）：97-99。

提取方法 2：醇提

分析方法：高效液相色谱法　　色谱柱：Venusil MP-C$_{18}$柱　　流动相：乙腈-水（2∶98）

柱温：25℃　　流速：0.6ml/min　　进样体积：10μl

小分子定量：

序号	中文名	英文名	分子式	最小含量（mg/g）	最大含量（mg/g）
1	肌苷	inosine	$C_{10}H_{12}N_4O_5$	0.5245	0.5245

引自：王贵金，孙佳明，王丹，等. 蝮蛇肉中肌苷的 HPLC-MS/MS 鉴定与含量测定. 世界科学技术-中医药现代化，2007，（5）：68-71。

165. 橄榄

提取方法 1：酸提

分析方法：高效液相色谱法　　色谱柱：Inertsil ODS3（5μm）柱

流动相：0.1%磷酸-甲醇溶液（91∶9）　　柱温：35℃

流速：1.0ml/min　　进样体积：10μl

小分子定量：

序号	中文名	英文名	分子式	最小含量（mg/g）	最大含量（mg/g）
1	没食子酸	gallic acid	$C_7H_6O_5$	3.3375	3.7955

引自：冯娟，李秋平，黄思睿，等. HPLC 法定量测定青橄榄中没食子酸含量. 广州化工，2020，48（22）：117-119。

提取方法 2：醇提

分析方法：高效液相色谱法　　色谱柱：Agilent ZORBAX SB-C$_{18}$ 反相柱　　流动相 A：0.5%乙酸溶液
流动相 B：甲醇溶液　　　　　色谱相 C：异丙醇　　　　　　　　　柱温：35℃
流速：1.0ml/min　　　　　　　进样体积：20µl

小分子定量：

序号	中文名	英文名	分子式	最小含量（mg/g）	最大含量（mg/g）
1	没食子酸	gallic acid	C$_7$H$_6$O$_5$	0.00013	0.00013
2	羟基酪醇	hydroxytyrosol	C$_8$H$_{10}$O$_3$	3.79045	3.79045
3	儿茶素	catechin	C$_{15}$H$_{14}$O$_6$	0.40842	0.40842
4	阿魏酸	ferulic acid	C$_{10}$H$_{10}$O$_4$	0.00399	0.00399

引自：向春蓉，邓俊琳，刘露，等. HPLC 同时测定橄榄油中 4 种多酚类化合物的含量. 中国油脂，2015，40（12）：84-87。

166. 蛤蚧

提取方法 1：醇提

分析方法：高效液相色谱法　　色谱柱：Hypersil ODS2 柱　　流动相 A：甲醇溶液
流动相 B：水　　　　　　　　柱温：40℃　　　　　　　　　流速：1.0ml/min
进样体积：10µl

小分子定量：

序号	中文名	英文名	分子式	最小含量（mg/g）	最大含量（mg/g）
1	胆固醇	cholesterol	C$_{27}$H$_{46}$O	2.081	2.304

引自：邱葵，吴华，王鹤尧. HPLC 法测定蛤蚧中胆甾醇含量. 中国中医药信息杂志，2008，（9）：43-44。

提取方法 2：超声水提

分析方法：高效液相色谱法　　色谱柱：Doamonsil C$_{18}$ 柱　　流动相 A：0.05mol/L 磷酸氢二铵溶液
流动相 B：水　　　　　　　　柱温：室温　　　　　　　　　流速：1.0ml/min
进样体积：10µl

小分子定量：

序号	中文名	英文名	分子式	最小含量（mg/g）	最大含量（mg/g）
1	尿嘧啶	uracil	C$_4$H$_4$N$_2$O$_2$	0.0300	0.1353
2	黄嘌呤	xanthine	C$_5$H$_4$N$_4$O$_2$	2.0771	5.1362
3	次黄嘌呤	hypoxanthine	C$_5$H$_4$N$_4$O	0.5418	1.4463

引自：张阳，李峰，孟凡科. HPLC 法测定商品蛤蚧中核苷类成分的含量. 中药材，2008，（2）：237-239。

167. 黑胡椒

提取方法：醇提

分析方法：高效液相色谱法　　色谱柱：XBridge C$_{18}$ 柱　　流动相 A：乙腈溶液
流动相 B：水　　　　　　　　柱温：室温　　　　　　　　　流速：1.0ml/min

进样体积：10μl

小分子定量：

序号	中文名	英文名	分子式	最小含量（mg/g）	最大含量（mg/g）
1	胡椒碱	piperine	$C_{17}H_{19}NO_3$	44.8	44.8

引自：张名楠，周雪晴，梁振益. 不同胡椒粉中胡椒碱的含量比较. 热带农业科学, 2011, 31（8）: 85-88。

168. 红景天

提取方法 1：醇提

分析方法：高效液相色谱法　　色谱柱：WondaSil C$_{18}$柱　　流动相 A：乙腈溶液

流动相 B：0.3%磷酸溶液　　柱温：25℃　　流速：1.0ml/min

进样体积：10μl

小分子定量：

序号	中文名	英文名	分子式	最小含量（mg/g）	最大含量（mg/g）
1	没食子酸	gallic acid	$C_7H_6O_5$	0.2855	5.7922
2	红景天苷	salidroside	$C_{14}H_{20}O_7$	0.0086	30.7397
3	酪醇	tyrosol	$C_8H_{10}O_2$	0.0785	3.6801
4	咖啡酸	caffeic acid	$C_9H_8O_4$	0.0048	3.6083
5	对香豆酸	p-coumaric acid	$C_9H_8O_3$	0.0359	0.4698

引自：吕秀梅，范芳芳，文检，等. HPLC 法同时测定 3 种红景天药材中 5 种化学成分的含量. 中国药房, 2018, 29（18）: 2515-2519。

提取方法 2：醇提

分析方法：超高效液相色谱-光电二极管阵列检测法　　色谱柱：ACE Excei 2 C$_{18}$柱

流动相 A：0.1%磷酸超纯溶液　　流动相 B：乙腈溶液　　柱温：30℃

流速：0.4ml/min　　进样体积：5μl

小分子定量：

序号	中文名	英文名	分子式	最小含量（mg/g）	最大含量（mg/g）
1	没食子酸	gallic acid	$C_7H_6O_5$	1.1579	8.6319
2	红景天苷	salidroside	$C_{14}H_{20}O_7$	1.1614	8.4682
3	酪醇	tyrosol	$C_8H_{10}O_2$	0.8107	6.3357
4	咖啡酸	caffeic acid	$C_9H_8O_4$	0.0212	0.5027

引自：徐智玮，李亚伟，吴立斌，等. UPLC 法同时测定红景天及其市场流通品 4 种成分的含量. 中医药导报, 2021, 27（9）: 65-68，77。

169. 湖北贝母

提取方法 1：醇提

分析方法：超高效液相色谱-串联质谱法　　色谱柱：Agilent ZORBAX Eclipse XDB-C$_{18}$柱

流动相 A：0.1%甲酸溶液（含 0.01mol/L 甲酸铵溶液）　　流动相 B：乙腈溶液

柱温：35℃　　　　　　　　　　　流速：0.4ml/min　　　进样体积：2μl

小分子定量：

序号	中文名	英文名	分子式	最小含量（mg/g）	最大含量（mg/g）
1	西贝母碱苷	edpetiline	$C_{33}H_{53}NO_8$	0.000121	0.001422
2	西贝素	imperialine	$C_{27}H_{43}NO_3$	0.0000312	0.002561
3	贝母辛	peimisine	$C_{27}H_{41}NO_3$	0.2562	0.7188
4	贝母素甲	peimine	$C_{27}H_{45}NO_3$	0.0272	0.4002
5	贝母素乙	peiminine	$C_{27}H_{43}NO_3$	0.4606	1.4439
6	新贝母碱	hupehenine	$C_{27}H_{45}NO_2$	0.0946	0.5416

引自：金丽鑫, 耿昭, 苟琰, 等. UPLC-MS/MS 法测定湖北贝母药材中的 6 种生物碱. 华西药学杂志, 2020, 35（4）：428-431。

提取方法 2：醇提

分析方法：高效液相色谱-蒸发光散射检测法　　　　　色谱柱：Agilent ZORBAX Extend-C$_{18}$柱
流动相 A：乙腈溶液　　　流动相 B：0.02%三乙胺溶液　　柱温：25℃
流速：1.0ml/min　　　进样体积：10μl

小分子定量：

序号	中文名	英文名	分子式	最小含量（mg/g）	最大含量（mg/g）
1	贝母素乙	peiminine	$C_{27}H_{43}NO_3$	1.628	2.683

引自：朱利霞, 汪旭, 张汉扬, 等. 湖北贝母药材的质量标准研究. 中华中医药学刊, 2017, 35（4）：838-842。

170. 怀牛膝

提取方法 1：醇提

分析方法：高效液相色谱法　　　色谱柱：Agilent ZORBAX SB-C$_{18}$柱　　　流动相 A：乙腈溶液
流动相 B：0.5%磷酸溶液　　　柱温：30℃　　　　　　　　　　　　流速：1.0ml/min
进样体积：10μl

小分子定量：

序号	中文名	英文名	分子式	最小含量（mg/g）	最大含量（mg/g）
1	β-蜕皮甾酮	20-hydroxyecdysone	$C_{27}H_{44}O_7$	0.316	0.737
2	25R-牛膝甾酮	25R-inokosterone	$C_{27}H_{44}O_7$	0.108	0.169
3	25S-牛膝甾酮	25S-inokosterone	$C_{27}H_{44}O_7$	0.084	0.171
4	人参皂苷 Ro	ginsenoside Ro	$C_{48}H_{76}O_{19}$	0.444	1.072
5	竹节参皂苷 IVa	chikusetsusaponin IVa	$C_{42}H_{66}O_{14}$	0.471	1.028

引自：张留记, 刘晓苗, 屠万倩, 等. HPLC 法同时测定怀牛膝中 5 个成分的含量. 药物分析杂志, 2018，38（4）：623-629。

提取方法 2：醇提

分析方法：超高效液相色谱法　　　色谱柱：WATERS ACQUITY ODS-C$_{18}$柱　　　流动相 A：乙腈溶液
流动相 B：0.1%甲酸溶液　　　柱温：30℃　　　　　　　　　　　　流速：0.16ml/min

进样体积：2μl

小分子定量：

序号	中文名	英文名	分子式	最小含量（mg/g）	最大含量（mg/g）
1	三七皂苷 R1	notoginsenoside R1	$C_{47}H_{80}O_{18}$	0.33	0.36
2	竹节参皂苷Ⅳa	chikusetsusaponin Ⅳa	$C_{42}H_{66}O_{14}$	0.56	0.57

引自：戴丽，吴虹，傅俊，等. UHPLC-ELSD 检测怀牛膝中的三七皂苷 R1 和竹节参皂苷Ⅳa的含量. 广州化工，2018，46（6）：92-94。

提取方法 3：醇提

分析方法：高效液相色谱指纹图谱法　　色谱柱：Venusil C_{18}柱　　流动相 A：乙腈溶液

流动相 B：水　　柱温：30℃　　流速：0.8ml/min

进样体积：10μl

小分子定量：

序号	中文名	英文名	分子式	最小含量（mg/g）	最大含量（mg/g）
1	蜕皮甾酮	ecdysterone	$C_{27}H_{44}O_7$	0.413	0.526
2	25R-牛膝甾酮	25R-inokosterone	$C_{27}H_{44}O_7$	0.044	0.121
3	25S-牛膝甾酮	25S-inokosterone	$C_{27}H_{44}O_7$	0.058	0.231

引自：张维方，梁献葵，纪亮，等. 不同品种牛膝 3 个成分含量测定及 HPLC 指纹图谱研究. 时珍国医国药，2020，31（11）：2665-2669。

171. 槐实

提取方法 1：醇提

分析方法：高效液相色谱法　　色谱柱：YWG ODS-C_{18}柱　　流动相 A：甲醇溶液

流动相 B：乙腈溶液　　柱温：室温　　流速：0.9ml/min

进样体积：10μl

小分子定量：

序号	中文名	英文名	分子式	最小含量（mg/g）	最大含量（mg/g）
1	槐角苷	sophoricoside	$C_{21}H_{20}O_{10}$	41.3	76.5

引自：刘晓华，孙文基，李涛. 高效液相色谱法测定槐角中槐角苷的含量. 药物分析杂志，2004，24（2）：160-162。

提取方法 2：醇提

分析方法：高效液相色谱法　　　　　　色谱柱：Agilent ZORBAX-C_{18}柱

流动相：甲醇-乙腈-0.007mol/L 磷酸溶液　　流动相 B：乙腈溶液　　柱温：30℃

流速：1.0ml/min　　进样体积：10μl

小分子定量：

序号	中文名	英文名	分子式	最小含量（mg/g）	最大含量（mg/g）
1	槐角苷	sophoricoside	$C_{21}H_{20}O_{10}$	25.4	93.1
2	芦丁	rutin	$C_{27}H_{30}O_{16}$	16.4	48.5

引自：郑芳，李志浩，李鹏，等. 高效液相色谱法同时测定槐角中槐角苷和芦丁的含量. 新乡医学院学报，2010，27（6）：569-571。

172. 黄芥子

提取方法 1：醇提

分析方法：高效液相色谱法　　　　　　　　色谱柱：Phenomenex Luna C_{18} 柱
流动相：乙腈-0.08mol/L 磷酸二氢钾溶液（10：90）　　柱温：30℃
流速：1.0ml/min　　　　　　　　　　　　进样体积：10μl
小分子定量：

序号	中文名	英文名	分子式	最小含量（mg/g）	最大含量（mg/g）
1	芥子碱硫氰酸盐	sinapine thiocyanate	$C_{17}H_{24}N_2O_5S$	7.0	7.1

引自：王海波. 不同产地白芥子和黄芥子中芥子碱硫氰酸盐的含量比较. 中医研究, 2012, 25（1）：68-70。

提取方法 2：醇提

分析方法：反相高效液相色谱法　　　　　　色谱柱：Aichrom Bond-AQ C_{18} 柱
流动相：乙腈-0.1mol/L 磷酸二氢钾溶液（18：82）　　柱温：25℃
流速：1.0ml/min　　　　　　　　　　　　进样体积：10μl
小分子定量：

序号	中文名	英文名	分子式	最小含量（mg/g）	最大含量（mg/g）
1	芥子碱硫氰酸盐	sinapine thiocyanate	$C_{17}H_{24}N_2O_5S$	6.2	6.4

引自：杜松云, 李其兰, 余军. RP-HPLC 法测定白芥子中芥子碱硫氰酸盐的含量. 中国药房, 2007,（27）：2126-2128。

173. 麦冬

提取方法 1：醇提

分析方法：高效液相色谱-蒸发光散射检测法　　色谱柱：Agilent Extend C_{18} 柱
流动相 A：乙腈溶液　　流动相 B：水　　　　柱温：35℃
流速：1.0ml/min　　　进样体积：20μl
小分子定量：

序号	中文名	英文名	分子式	最小含量（mg/g）	最大含量（mg/g）
1	麦冬皂苷 B	ophiopogonin B	$C_{39}H_{62}O_{12}$	0.01022	0.08226
2	麦冬皂苷 D	ophiopogonin D	$C_{44}H_{70}O_{16}$	0.04129	0.18358
3	麦冬皂苷 D′	ophiopogonin D'	$C_{44}H_{70}O_{16}$	0.03346	0.11223
4	甲基麦冬二氢高异黄酮 A	methylophiopogonanone A	$C_{19}H_{18}O_6$	0.12912	0.21959
5	甲基麦冬二氢高异黄酮 B	methylophiopogonanone B	$C_{19}H_{20}O_5$	0.04717	0.26329

引自：顾志荣, 李芹, 吕鑫, 等. 川麦冬、浙麦冬中 8 种成分测定及综合质量评价. 中成药, 2021, 43（6）：1513-1520。

提取方法 2：醇提

分析方法：高效液相色谱法　　色谱柱：Boston BosChrom ODS 柱　　　　流动相 A：乙腈溶液

流动相 B：0.1%甲酸溶液　　　　　柱温：30℃　　　　　　　　　　　流速：1.0ml/min

进样体积：10μl

小分子定量：

序号	中文名	英文名	分子式	最小含量（mg/g）	最大含量（mg/g）
1	对香豆酸	*p*-coumaric acid	$C_9H_8O_3$	0.0051	0.0144
2	*N*-反式-*p*-香豆酰基去甲辛弗林	*N-trans-p*-coumaroyloctopamine	$C_{17}H_{17}NO_4$	0.0061	0.0379
3	麦冬酰胺	*N-trans*-feruloyloctopamine	$C_{18}H_{19}NO_5$	0.0168	0.0656
4	甲基麦冬黄烷酮 A	methylophiopogonanone A	$C_{19}H_{18}O_6$	0.0701	0.1850
5	甲基麦冬黄烷酮 B	methylophiopogonanone B	$C_{19}H_{20}O_5$	0.1497	0.3804
6	5-*O*-甲基麦冬黄烷酮 C	5-*O*-methyl-ophiopogonanone C	$C_{19}H_{16}O_7$	0.0274	0.0956
7	8-醛基-5-*O*-甲基麦冬黄烷酮 B	8-formyl-5-*O*-methylophiopogonanone B	$C_{19}H_{18}O_6$	0.0223	0.1362

引自：何佳，黄文康，马相锋，等. 基于主成分分析与 PLS-DA 分析研究浙麦冬道地性与等级评价标准. 中国药学杂志, 2021, 56（4）：285-292。

174. 猕猴桃

提取方法 1：醇提

分析方法：高效液相色谱法　　　　　色谱柱：Diamonsil C$_{18}$ 柱　　　　　流动相 A：甲醇溶液

流动相 B：0.5%乙酸溶液　　　　　柱温：35℃　　　　　　　　　　　流速：0.5/1.0ml/min

进样体积：10μl

小分子定量：

序号	中文名	英文名	分子式	最小含量（mg/g）	最大含量（mg/g）
1	没食子酸	gallic acid	$C_7H_6O_5$	0.11	1.06
2	原儿茶酸	protocatechuic acid	$C_7H_6O_4$	0.34	10.74
3	绿原酸	chlorogenic acid	$C_{16}H_{18}O_9$	0.42	0.88
4	七叶亭	esculetin	$C_9H_6O_4$	1.61	1.83
5	儿茶素	catechin	$C_{15}H_{14}O_6$	0.42	0.71
6	表儿茶素	epicatechin	$C_{15}H_{14}O_6$	0.58	7.15
7	对香豆酸	*p*-coumaric acid	$C_9H_8O_3$	0.19	0.82

引自：苏天霞，周艳，孙晓红，等.HPLC 测定猕猴桃不同部位中的 7 种多酚类化合物. 食品科技, 2019, 44（9）：327-331。

提取方法 2：醇提

分析方法：高效液相色谱法　　　　　色谱柱：InertSustain C$_{18}$ 柱

流动相 A：10mmoL/L KH$_2$PO$_4$ 溶液（pH=2.0）　　　流动相 B：甲醇溶液　　　　　　柱温：40℃

流速：1.0ml/min　　　　　进样体积：10μl

小分子定量：

序号	中文名	英文名	分子式	最小含量（mg/g）	最大含量（mg/g）
1	原儿茶酸	protocatechuic acid	$C_7H_6O_4$	22.18	22.18
2	绿原酸	chlorogenic acid	$C_{16}H_{18}O_9$	5.44	5.44
3	咖啡酸	caffeic acid	$C_9H_8O_4$	3.99	3.99
4	表儿茶素	epicatechin	$C_{15}H_{14}O_6$	6.39	6.39
5	对香豆酸	*p*-coumaric acid	$C_9H_8O_3$	4.42	4.42
6	根皮苷	phlorizin	$C_{21}H_{24}O_{10}$	3.61	3.61

引自：刘晓燕，尚霞，马立志，等. 猕猴桃皮中6种多酚类化合物的HPLC检测法建立. 食品工业科技，2019，40（10）：262-268。

提取方法3：研磨过滤

分析方法：反相高效液相色谱法　　　　色谱柱：Hypersil C_{18} 柱

流动相A：10mmol/L H_2SO_4 溶液（pH=2.6）　　流动相B：水　　　　柱温：30℃

流速：0.5ml/min　　　　进样体积：10μl

小分子定量：

序号	中文名	英文名	分子式	最小含量（mg/g）	最大含量（mg/g）
1	酒石酸	tartaric acid	$C_4H_6O_6$	2.02	2.26
2	奎宁酸	quinic acid	$C_7H_{12}O_6$	8.63	9.77
3	苹果酸	malic acid	$C_4H_6O_5$	1.33	1.77
4	抗坏血酸	ascorbic acid	$C_6H_8O_6$	0.56	1.30
5	柠檬酸	citric acid	$C_6H_8O_7$	6.75	10.73

引自：周元，傅虹飞. 猕猴桃中的有机酸高效液相色谱法分析. 食品研究与开发，2013，34（19）：85-87。

175. 牡蛎

提取方法：醇提

分析方法：高效液相色谱法　　色谱柱：Agilent Eclipse XDB-C_{18}柱　　　流动相A：乙腈溶液

流动相B：超纯水　　　　柱温：30℃　　　　流速：0.5ml/min

进样体积：10μl

小分子定量：

序号	中文名	英文名	分子式	最小含量（mg/g）	最大含量（mg/g）
1	牛磺酸	taurine	$C_2H_7NO_3S$	1.60	2.19

引自：陈申如，胡阳，倪辉，等. 高效液相色谱法测定牡蛎中牛磺酸含量. 中国食品学报，2013，13（2）：193-198。

176. 牛蒡根

提取方法1：醇提

分析方法：超高效液相色谱法　　色谱柱：Acquity UPLC BEH-C_{18}柱　　流动相A：乙腈溶液

流动相B：0.1%甲酸溶液　　　　柱温：25℃　　　　流速：0.3ml/min

进样体积：2μl

小分子定量：

序号	中文名	英文名	分子式	最小含量（mg/g）	最大含量（mg/g）
1	橙皮苷	hesperidin	$C_{28}H_{34}O_{15}$	0.26	0.72
2	牛蒡苷	arctiin	$C_{27}H_{34}O_{11}$	0.37	0.91

引自：卢肖英, 刘晓东, 叶颖霞, 等. UPLC法同时测定不同产地牛蒡根中橙皮苷和牛蒡苷的含量. 中国药师, 2017, 20（7）：1311-1313。

提取方法 2：醇提

分析方法：高效液相色谱法　　色谱柱：Phenomenex C_{18} 柱　　流动相 A：乙腈溶液
流动相 B：0.4%磷酸溶液　　柱温：35℃　　流速：1.0ml/min
进样体积：10μl

小分子定量：

序号	中文名	英文名	分子式	最小含量（mg/g）	最大含量（mg/g）
1	绿原酸	chlorogenic acid	$C_{16}H_{18}O_9$	1.09	1.90

引自：窦培元, 栾晓宁, 朱连连, 等. 牛蒡根中有效成分的含量测定. 山西中医学院学报, 2018, 19（4）：30-33, 44。

177. 蒲公英

提取方法 1：醇提

分析方法：高效液相色谱法　　色谱柱：Agilent C_{18} 柱　　流动相 A：乙腈溶液
流动相 B：0.3%磷酸溶液　　柱温：30℃　　流速：1.0ml/min
进样体积：10μl

小分子定量：

序号	中文名	英文名	分子式	最小含量（mg/g）	最大含量（mg/g）
1	绿原酸	chlorogenic acid	$C_{16}H_{18}O_9$	0.1773	0.8123
2	咖啡酸	caffeic acid	$C_9H_8O_4$	0.1987	0.5915
3	阿魏酸	ferulic acid	$C_{10}H_{10}O_4$	0.0182	0.0315

引自：黄志恒. HPLC法测定蒲公英中绿原酸、咖啡酸及阿魏酸的含量. 中国民族民间医药, 2014, 23（22）：21-22。

提取方法 2：醇提

分析方法：高效液相色谱法　　色谱柱：Agilent ZORBOX SB-C_{18}柱　　流动相 A：甲醇溶液
流动相 B：20mmol/L 磷酸溶液　　柱温：室温　　流速：1.0ml/min
进样体积：5μl

小分子定量：

序号	中文名	英文名	分子式	最小含量（mg/g）	最大含量（mg/g）
1	绿原酸	chlorogenic acid	$C_{16}H_{18}O_9$	0.158	0.302
2	咖啡酸	caffeic acid	$C_9H_8O_4$	0.387	0.612

引自：夏琴, 张新选. HPLC法测定蒲公英中绿原酸和咖啡酸的含量. 西北药学杂志, 2019, 34（4）：462-465。

提取方法 3：醇提

分析方法：高效液相色谱法　　色谱柱：Kromasil C_{18} 柱　　流动相 A：乙腈溶液
流动相 B：0.1%磷酸溶液　　柱温：35℃　　流速：1.0ml/min
进样体积：20μl
小分子定量：

序号	中文名	英文名	分子式	最小含量（mg/g）	最大含量（mg/g）
1	木犀草素	luteolin	$C_{15}H_{10}O_6$	0.068	0.280

引自：彭章明，粟珊，刘燕，等.HPLC法测定宜宾地区蒲公英中木樨草素的含量.中国药师，2010，13（10）：1460-1461。

提取方法 4：醇提

分析方法：高效液相色谱法　　色谱柱：Thermo C_{18} 柱　　流动相 A：甲醇溶液
流动相 B：0.2%磷酸溶液　　柱温：35℃　　流速：1.0ml/min
进样体积：20μl
小分子定量：

序号	中文名	英文名	分子式	最小含量（mg/g）	最大含量（mg/g）
1	咖啡酰酒石酸	caftaric acid	$C_{13}H_{12}O_9$	1.03	4.41
2	绿原酸	chlorogenic acid	$C_{16}H_{18}O_9$	0.15	0.72
3	咖啡酸	caffeic acid	$C_9H_8O_4$	0.13	0.51
4	菊苣酸	cichoric acid	$C_{22}H_{18}O_{12}$	1.04	5.99

引自：李立，杨龙华，王亮.HPLC法同时测定蒲公英中单咖啡酰酒石酸、绿原酸、咖啡酸、菊苣酸的含量.中国药师，2017，19（9）：1677-1679。

178. 山楂

提取方法 1：醇提

分析方法：高效液相色谱法　　色谱柱：Hypersil ODS2 柱　　流动相 A：0.1%磷酸溶液
流动相 B：甲醇溶液　　柱温：27.5℃　　流速：0.8ml/min
进样体积：10μl
小分子定量：

序号	中文名	英文名	分子式	最小含量（mg/g）	最大含量（mg/g）
1	草酸	oxalic acid	$C_2H_2O_4$	0.1124	0.1375
2	酒石酸	tartaric acid	$C_4H_6O_6$	1.2432	5.5116
3	苹果酸	malic acid	$C_4H_6O_5$	1.4820	6.0207
4	乳酸	lactic acid	$C_3H_6O_3$	0.5604	0.9269
5	柠檬酸	citric acid	$C_6H_8O_7$	5.5771	77.9820
6	琥珀酸	succinic acid	$C_4H_6O_4$	1.4372	4.0732
7	没食子酸	gallic acid	$C_7H_6O_5$	0.0097	0.0220

序号	中文名	英文名	分子式	最小含量（mg/g）	最大含量（mg/g）
8	原儿茶酸	protocatechuic acid	$C_7H_6O_4$	0.0018	0.0061
9	香草酸	vanillic acid	$C_8H_8O_4$	0.2785	0.6092
10	咖啡酸	caffeic acid	$C_9H_8O_4$	0.1489	0.1609

引自：蒋昊.HPLC法测定山楂炮制前后10种有机酸成分的含量.天津中医药，2021，38（7）：935-940。

提取方法2：醇提

分析方法：高效液相色谱法　　　　　　　色谱柱：Inert Sustain AQ-C$_{18}$柱
流动相：甲醇-乙腈-0.5%乙酸铵溶液　　　柱温：25℃　　　　　　流速：0.8ml/min
进样体积：20μl
小分子定量：

序号	中文名	英文名	分子式	最小含量（mg/g）	最大含量（mg/g）
1	牡荆素	vitexin	$C_{21}H_{20}O_{10}$	0.018	0.018
2	芦丁	rutin	$C_{27}H_{30}O_{16}$	0.013	0.013
3	金丝桃苷	hyperoside	$C_{21}H_{20}O_{12}$	0.215	0.215
4	异槲皮素	isoquercitrin	$C_{21}H_{20}O_{12}$	0.781	0.781
5	槲皮素	quercetin	$C_{15}H_{10}O_7$	0.004	0.004
6	山楂酸	maslinic acid	$C_{30}H_{48}O_4$	0.146	0.146
7	齐墩果酸	oleanolic acid	$C_{30}H_{48}O_3$	0.618	0.618
8	熊果酸	ursolic acid	$C_{30}H_{48}O_3$	3.453	3.453

引自：罗嘉琪，许滨，陈雨，等.山楂药材中八种降血脂有效成分的提取与HPLC含量测定.广东化工，2017，44（4）：17-20。

179. 生地黄

提取方法1：醇提

分析方法：高效液相色谱法　　　色谱柱：Neptune C$_{18}$柱　　　　流动相A：乙腈溶液
流动相B：0.1%磷酸溶液　　　　柱温：30℃　　　　　　　　　　流速：1.0ml/min
进样体积：10μl
小分子定量：

序号	中文名	英文名	分子式	最小含量（mg/g）	最大含量（mg/g）
1	梓醇	catalpol	$C_{15}H_{22}O_{10}$	3.7124	4.5367
2	地黄苷D	rehmannioside D	$C_{27}H_{42}O_{20}$	1.4781	2.1257
3	地黄苷A	rehmannioside A	$C_{21}H_{32}O_{15}$	0.3596	0.7734
4	益母草苷	ajugol	$C_{15}H_{24}O_9$	0.5946	0.8264
5	毛蕊花糖苷	acteoside	$C_{29}H_{36}O_{15}$	0.4295	0.9276
6	异类叶升麻苷	isoacteoside	$C_{29}H_{36}O_{15}$	0.0117	0.0422

引自：胡轲，李珊珊，刘炜，等.双波长HPLC同时测定生地黄中6种化合物的含量.中国现代应用药学，2020，37（12）：1478-1482。

提取方法 2：醇提

分析方法：高效液相色谱法　　　色谱柱：Kromasil 100-5 C$_{18}$ 柱　　　流动相 A：乙腈溶液

流动相 B：水　　　柱温：30℃　　　流速：1.0ml/min

进样体积：10μl

小分子定量：

序号	中文名	英文名	分子式	最小含量（mg/g）	最大含量（mg/g）
1	地黄苷 D	rehmannioside D	C$_{27}$H$_{42}$O$_{20}$	1.100	2.771
2	益母草苷	ajugol	C$_{15}$H$_{24}$O$_9$	0.548	3.873
3	毛蕊花糖苷	acteoside	C$_{29}$H$_{36}$O$_{15}$	0.285	0.477

引自：岳超，高杰，石上梅，等. HPLC 测定地黄炮制前后 3 种苷类物质的含量. 中国实验方剂学杂志，2015，21（4）：71-74。

180. 石斛

提取方法 1：醇提

分析方法：高效液相色谱-电喷雾式检测法　　　色谱柱：Shodex Asahipak NH2P-50 4E 柱

流动相 A：乙腈溶液　　　流动相 B：水　　　柱温：30℃

流速：1.0ml/min　　　进样体积：10μl

小分子定量：

序号	中文名	英文名	分子式	最小含量（mg/g）	最大含量（mg/g）
1	果糖	fructose	C$_6$H$_{12}$O$_6$	2.8	11.2
2	D-无水葡萄糖	D-anhydrous glucose	C$_6$H$_{12}$O$_6$	0.2	1.3
3	蔗糖	sucrose	C$_{12}$H$_{22}$O$_{11}$	7.6	26.7

引自：郑晓倩，金传山，张亚中，等. HPLC-CAD 法测定 3 种药用石斛中 3 种糖类成分的含量. 中国药房，2020，31（10）：1185-1189。

提取方法 2：醇提

分析方法：高效液相色谱法　　　色谱柱：Zorbax SB-Aq 柱　　　流动相 A：乙腈溶液

流动相 B：0.4%甲酸溶液　　　柱温：30℃　　　流速：1.0ml/min

进样体积：5μl

小分子定量：

序号	中文名	英文名	分子式	最小含量（mg/g）	最大含量（mg/g）
1	夏佛塔苷	schaftoside	C$_{26}$H$_{28}$O$_{14}$	0.0122	0.0866
2	异夏佛塔苷	isoschaftoside	C$_{26}$H$_{28}$O$_{14}$	0.0297	0.1463

引自：杨丽娥，叶家宏，周楚娟，等. HPLC 法测定霍山石斛中夏佛塔苷、异夏佛塔苷的含量. 广州中医药大学学报，2019，36（9）：1431-1437。

提取方法 3：醇提

分析方法：高效液相色谱法　　　色谱柱：Hypersil BDS-C$_{18}$ 柱　　　流动相 A：10mmol/L 乙酸铵溶液

流动相 B：甲醇溶液　　　　　　柱温：40℃　　　　　　　流速：0.5ml/min

进样体积：10μl

小分子定量：

序号	中文名	英文名	分子式	最小含量（mg/g）	最大含量（mg/g）
1	没食子酸	gallic acid	$C_7H_6O_5$	0.0041	0.0083
2	原儿茶酸	protocatechuic acid	$C_7H_6O_4$	0.0046	0.0073
3	香草酸	vanillic acid	$C_8H_8O_4$	0.0015	0.0042
4	对羟基肉桂酸	*p*-hydroxycinnamic acid	$C_9H_8O_3$	0.0018	0.0047
5	对羟基苯甲酸	*p*-hydroxybenzoic acid	$C_7H_6O_3$	0.0083	0.0187
7	3-羟基肉桂酸	3-hydroxycinnamic acid	$C_9H_8O_3$	0.0017	0.0094
8	*N-p*-香豆酰酪胺	*N-p*-coumaroyltyramine	$C_{17}H_{17}NO_3$	0.0008	0.0046
9	丁香酸	syringic acid	$C_9H_{10}O_5$	0.0285	0.0628
10	丁香醛	syringaldehyde	$C_9H_{10}O_4$	0.0006	0.0028
11	对羟基苯丙酸	*p*-hydroxybenzene propanoic acid	$C_9H_{10}O_3$	0.0013	0.0042
12	阿魏酸	ferulic acid	$C_{10}H_{10}O_4$	0.1873	0.4237

引自：李岩，陈德泉，叶泽波.HPLC法测定铁皮石斛中酚酸类物质组成及含量.食品研究与开发，2018，39（7）：174-179。

提取方法 4：醇提

分析方法：高效液相色谱法　　色谱柱：Agilent ZORBAX SB-Aq 柱　　流动相 A：乙腈溶液

流动相 B：0.1%磷酸溶液　　　柱温：30℃　　　　　　　　流速：1.0ml/min

进样体积：10μl

小分子定量：

序号	中文名	英文名	分子式	最小含量（mg/g）	最大含量（mg/g）
1	原儿茶酸	protocatechuic acid	$C_7H_6O_4$	0.0374	0.2030

引自：朱莎，任晋，谢镇山，等.HPLC法测定有瓜石斛中原儿茶酸的含量.北方药学，2015，12（10）：1-2。

181. 首乌藤

提取方法 1：醇提

分析方法：高效液相色谱法　　色谱柱：Waters BEH-C$_{18}$柱　　流动相 A：0.1%甲酸溶液

流动相 B：乙腈溶液　　　　　柱温：35℃　　　　　　　　流速：0.25ml/min

进样体积：5μl

小分子定量：

序号	中文名	英文名	分子式	最小含量（mg/g）	最大含量（mg/g）
1	表儿茶素	epicatechin	$C_{15}H_{14}O_6$	0.2798	0.7327
2	芦丁	rutin	$C_{27}H_{30}O_{16}$	0.0543	0.5762
3	金丝桃苷	hyperoside	$C_{21}H_{20}O_{12}$	0.0776	0.6392
4	二苯乙烯苷	tetrahydroxystilbene glucoside	$C_{20}H_{22}O_9$	2.6430	5.6059

续表

序号	中文名	英文名	分子式	最小含量（mg/g）	最大含量（mg/g）
5	紫云英苷	astragalin	$C_{21}H_{20}O_{11}$	0.0640	0.6989
6	白藜芦醇	resveratrol	$C_{14}H_{12}O_3$	0.0095	0.0099
7	槲皮素	quercetin	$C_{15}H_{10}O_7$	0.0340	0.0520
8	没食子酸	gallic acid	$C_7H_6O_5$	0.6644	0.8692
9	芦荟大黄素	aloe-emodin	$C_{15}H_{10}O_5$	0.0006	0.0039
10	大黄素-8-β-D-葡萄糖苷	emodin-8-β-D-glucoside	$C_{21}H_{20}O_{10}$	3.9008	5.9924
11	大黄素	emodin	$C_{15}H_{10}O_5$	2.1651	5.9529
12	虎杖苷	polydatin	$C_{20}H_{22}O_8$	1.2840	3.8436
13	大黄素甲醚	physcion	$C_{16}H_{12}O_5$	1.6974	6.7924

引自：罗益远，刘娟秀，王锋，等. 超高效液相色谱-串联质谱同时测定首乌藤中13种成分. 中国中药杂志，2016，41（8）：1474-1479。

提取方法2：醇提

分析方法：高效液相色谱法　　　色谱柱：Extend-C$_{18}$ 773450-902　　　流动相A：0.1%磷酸水溶液
流动相B：甲醇　　　柱温：30℃　　　流速：0.3ml/min
进样体积：5μl
小分子定量：

序号	中文名	英文名	分子式	最小含量（mg/g）	最大含量（mg/g）
1	没食子酸	gallic acid	$C_7H_6O_5$	0.094	0.168
2	反式二苯乙烯苷	*trans*-tetrahydroxystilbene glucoside	$C_{20}H_{22}O_9$	2.004	6.9
3	大黄素	emodin	$C_{15}H_{10}O_5$	0.042	0.182

引自：周桂，谢瑞芳，于天源，等. 首乌藤指纹图谱的建立及3种成分的测定. 中医药导报，2020，26（13）：27-32。

182. 酸角

提取方法：醇提

分析方法：高效液相色谱法　　　色谱柱：Phenomenex Luna C$_{18}$柱
流动相：甲醇-0.05%H$_3$PO$_4$溶液（55：45）　　　柱温：室温
流速：1.0ml/min　　　进样体积：10μl
小分子定量：

序号	中文名	英文名	分子式	最小含量（mg/g）	最大含量（mg/g）
1	木犀草素	luteolin	$C_{15}H_{10}O_6$	0.0052	0.0056

引自：王阿丽，胥秀英，郑一敏，等. 高效液相色谱法测定酸角果实不同部位木樨草素的含量. 时珍国医国药，2006，（4）：551-552。

183. 五加皮

提取方法：醇提

分析方法：高效液相色谱法　　　　　色谱柱：Kromasil C$_{18}$柱　　　　　流动相A：乙腈溶液

流动相B：0.1%H$_3$PO$_4$溶液　　　　柱温：30℃　　　　　　　　　流速：1.0ml/min

进样体积：5μl

小分子定量：

序号	中文名	英文名	分子式	最小含量（mg/g）	最大含量（mg/g）
1	原儿茶酸	protocatechuic acid	C$_7$H$_6$O$_4$	0.138	1.320
2	紫丁香苷	syringin	C$_{17}$H$_{24}$O$_9$	0.238	6.160
3	绿原酸	chlorogenic acid	C$_{16}$H$_{18}$O$_9$	3.72	21.69

引自：任晋，廖娴，谢镇山，等.HPLC法测定刺五加、五加皮与红毛五加皮中3种成分的含量.广东药学院学报，2015，31（5）：602-606。

184. 远志

提取方法1：醇提

分析方法：高效液相色谱-电雾式检测法　　　　　　色谱柱：Ultimate XB-C$_{18}$柱

流动相A：甲醇溶液　　　　流动相B：0.3ml/L磷酸溶液　　　柱温：25℃

流速：1.0ml/min　　　　进样体积：10μl

小分子定量：

序号	中文名	英文名	分子式	最小含量（mg/g）	最大含量（mg/g）
1	细叶远志皂苷	tenuifolin	C$_{36}$H$_{56}$O$_{12}$	12.2	15.6

引自：刘可，刘利根.HPLC-CAD法测定远志药材中细叶远志皂苷的含量.西北药学杂志，2016，31（1）：34-36。

提取方法2：醇提

分析方法：高效液相色谱法　　　　　色谱柱：Kromasil C$_{18}$柱　　　　　流动相A：乙腈溶液

流动相B：0.05%磷酸溶液　　　　柱温：30℃　　　　　　　　　流速：1.0ml/min

进样体积：10μl

小分子定量：

序号	中文名	英文名	分子式	最小含量（mg/g）	最大含量（mg/g）
1	远志山酮Ⅲ	polygalaxanthone Ⅲ	C$_{25}$H$_{28}$O$_{15}$	1.28	8.57
2	3,6'-二芥子酰基蔗糖	3,6'-disinapoyl sucrose	C$_{34}$H$_{42}$O$_{19}$	2.37	17.04

引自：刘艳芳，杨晓娟，田昕，等.HPLC法同时测定远志中2种活性成分的含量.药物分析杂志，2010，30（5）：806-809。

185. 代代花（玳玳花）

提取方法 1：醇提

分析方法：高效液相色谱法　　　　色谱柱：Poroshell 120 EC-C$_{18}$柱　　　流动相 A：乙腈溶液

流动相 B：20%乙腈溶液（含 0.08%十二烷基硫酸钠的 2.4%乙酸溶液）

柱温：30℃　　　　　　　　　　　流速：1.0ml/min　　　　　　　　进样体积：10μl

小分子定量：

序号	中文名	英文名	分子式	最小含量（mg/g）	最大含量（mg/g）
1	柚皮苷	naringin	C$_{27}$H$_{32}$O$_{14}$	30.2	35.3
2	橙皮苷	hesperidin	C$_{28}$H$_{34}$O$_{15}$	3.9	5.0
3	新橙皮苷	neohesperidin	C$_{28}$H$_{34}$O$_{15}$	50.7	60.9
4	辛弗林	synephrine	C$_9$H$_{13}$NO$_2$	5.5	6.8

引自：承晨, 李莉. HPLC 法同时测定代代花中柚皮苷、橙皮苷、新橙皮苷和辛弗林的含量. 药学与临床研究, 2020, 28（4）：263-265, 269。

提取方法 2：醇提

分析方法：高效液相色谱法　　　　色谱柱：Agilent ZORBAX Eclipse plus-C$_{18}$柱

流动相 A：0.4%磷酸溶液　　　　　流动相 B：乙腈溶液　　　　　　柱温：30℃

流速：1.0ml/min　　　　　　　　进样体积：10μl

小分子定量：

序号	中文名	英文名	分子式	最小含量（mg/g）	最大含量（mg/g）
1	芸香柚皮苷	narirutin	C$_{27}$H$_{32}$O$_{14}$	1.943	3.441
2	柚皮苷	naringin	C$_{27}$H$_{32}$O$_{14}$	0.139	0.257
3	橙皮苷	hesperidin	C$_{28}$H$_{34}$O$_{15}$	0.295	0.494
4	新橙皮苷	neohesperidin	C$_{28}$H$_{34}$O$_{15}$	4.436	8.064

引自：承晨, 顾峥嵘. 一测多评法测定代代花中 4 种二氢黄酮类成分. 药学与临床研究, 2020, 28（3）：175-178。

186. 榧子

提取方法：醇提

分析方法：高效液相色谱法　　　　　　　　　色谱柱：C$_{18}$柱

流动相：乙腈-35mmol/L 乙酸铵缓冲液（pH＝5）-四氢呋喃溶液

柱温：30℃　　　　　　　　　　流速：1.2ml/min　　　　　　　进样体积：10μl

小分子定量：

序号	中文名	英文名	分子式	最小含量（mg/g）	最大含量（mg/g）
1	紫杉醇	paclitaxel	C$_{47}$H$_{51}$NO$_{14}$	0.01692	0.02770

引自：吕阳成, 宋进, 骆广生. 香榧假种皮中紫杉醇的检定. 中药材, 2005, （5）：370-372。

187. 肉桂

提取方法 1：醇提

分析方法：超高效液相色谱-光电二极管阵列检测法　　　　色谱柱：Waters Xbridge™ C₁₈柱

流动相 A：乙腈溶液　　　　流动相 B：0.2%甲酸溶液　　　　柱温：30℃

流速：1.0ml/min　　　　进样体积：20μl

小分子定量：

序号	中文名	英文名	分子式	最小含量（mg/g）	最大含量（mg/g）
1	原儿茶酸	protocatechuic acid	$C_7H_6O_4$	0.055	0.167
2	表儿茶素	epicatechin	$C_{15}H_{14}O_6$	0.237	3.703
3	香豆素	coumarin	$C_9H_6O_2$	0.501	9.323
4	肉桂醇	cinnamyl alcohol	$C_9H_{10}O$	0.126	3.218
5	肉桂酸	cinnamic acid	$C_9H_8O_2$	0.263	0.668
6	肉桂醛	cinnamaldehyde	C_9H_8O	10.881	40.574

引自：黄亚婷，潘婷，温静，等. 基于药物体系的肉桂特征图谱质量表征关联分析研究. 北京中医药大学学报，2015，38（5）：344-350，365。

提取方法 2：醇提

分析方法：高效液相色谱法　　　　色谱柱：ECOSIL C₁₈柱　　　　流动相 A：乙腈溶液

流动相 B：0.1%磷酸溶液　　　　柱温：室温　　　　流速：1.0ml/min

进样体积：20μl

小分子定量：

序号	中文名	英文名	分子式	最小含量（mg/g）	最大含量（mg/g）
1	肉桂醇	cinnamyl alcohol	$C_9H_{10}O$	0.05	2.11
2	肉桂酸	cinnamic acid	$C_9H_8O_2$	0.16	0.87
3	肉桂醛	cinnamaldehyde	C_9H_8O	12.19	64.98
4	2-甲氧基肉桂醛	2-methoxycinnamaldehyde	$C_{10}H_{10}O_2$	0.09	16.01

引自：伍彩红，冯冲，杨丽，等. 一测多评法测定肉桂药材中4种挥发油类成分. 中国药学杂志，2019，54（5）：400-406。

提取方法 3：醇提

分析方法：高效液相色谱法　　　　色谱柱：Welch Ultimate LP-C₁₈柱

流动相 A：0.05%磷酸溶液　　　　流动相 B：乙腈溶液　　　　柱温：25℃

流速：1.0ml/min　　　　进样体积：10μl

小分子定量：

序号	中文名	英文名	分子式	最小含量（mg/g）	最大含量（mg/g）
1	香豆素	coumarin	$C_9H_6O_2$	0.07	1.67
2	肉桂酸	cinnamic acid	$C_9H_8O_2$	0.17	1.65
3	肉桂醛	cinnamaldehyde	C_9H_8O	16.04	51.12
4	邻甲氧基肉桂醛	2-methoxycinnamaldehyde	$C_{10}H_{10}O_2$	0.12	6.95

引自：张永，丁越，杨骏，等. 一测多评法同时测定肉桂药材中4种成分的含量. 中华中医药学刊，2021，39（2）：51-55。

提取方法 4：水提

分析方法：高效液相色谱法　　色谱柱：MG-Ⅱ C₁₈ 柱　　流动相：水-乙腈（2：3）
柱温：室温　　流速：0.5ml/min　　进样体积：10μl
小分子定量：

序号	中文名	英文名	分子式	最小含量（mg/ml）	最大含量（mg/ml）
1	肉桂醛	cinnamaldehyde	C_9H_8O	8.5	8.5
2	肉桂醇	cinnamyl alcohol	$C_9H_{10}O$	3.6	3.6

引自：Yan S, Misato F, Yoshimasa I et al. Verification of the antidiabetic effects of cinnamon（Cinnamomum zeylanicum）using insulin-uncontrolled type 1 diabetic rats and cultured adipocytes .Biosci Biotechnol Biochem, 2010, 74：2418-2425。

188. 制大黄

提取方法：醇提

分析方法：高效液相色谱法　　色谱柱：Thermo BDS HYPERSIL C₁₈ 柱　　流动相 A：甲醇溶液
流动相 B：0.1%磷酸溶液　　柱温：40℃　　流速：1.0ml/min
进样体积：20μl
小分子定量：

序号	中文名	英文名	分子式	最小含量（mg/g）	最大含量（mg/g）
1	芦荟大黄素	aloe-emodin	$C_{15}H_{10}O_5$	1.1599	1.1687
2	大黄酸	rhein	$C_{15}H_8O_6$	1.2963	1.3247
3	大黄素	emodin	$C_{15}H_{10}O_5$	16.0177	17.0786
4	大黄酚	chrysophanol	$C_{15}H_{10}O_4$	4.9300	5.3058
5	大黄素甲醚	physcion	$C_{16}H_{12}O_5$	10.1877	10.2354

引自：李莉，宋俊骊，王志梅，等. 高效液相色谱法同时测定九制大黄丸中 5 组分含量. 中国药业，2015，24（5）：34-36。

189. 制首乌

提取方法 1：醇提

分析方法：高效液相色谱法　　色谱柱：Diamonsil C₁₈ 柱
流动相：乙腈-甲醇-水（10：20：70）　　柱温：30℃
流速：1.5ml/min　　进样体积：10μl
小分子定量：

序号	中文名	英文名	分子式	最小含量（mg/g）	最大含量（mg/g）
1	2,3,5,4′-四羟基二苯乙烯-α-O-β-D-葡萄糖苷	2,3,5,4′-tetrahydroxystilbene-α-O-β-D-glucoside	$C_{20}H_{22}O_9$	0.04	3.44

引自：刘云，张冬，苑华. HPLC 测定制首乌药材中羟基芪衍生物的含量. 中成药，2005，（11）：1310-1312。

提取方法 2：醇提

分析方法：高效液相色谱法　　　色谱柱：Agilent 5 TC-C$_{18}$ 柱　　　流动相 A：甲醇溶液
流动相 B：水　　　　　　　　　柱温：30℃　　　　　　　　　流速：1.0ml/min
进样体积：10μl
小分子定量：

序号	中文名	英文名	分子式	最小含量（mg/g）	最大含量（mg/g）
1	顺式二苯乙烯苷	*cis*-2,3,5,4′-tetrahydroxystilbene-2-*O*-β-*D*-glucoside	C$_{20}$H$_{22}$O$_9$	0.01372	0.35819
2	反式二苯乙烯苷	*trans*-2,3,5,4′-tetrahydroxystilbene-2-*O*-β-*D*-glucoside	C$_{20}$H$_{22}$O$_9$	0.01098	0.052

引自：王雪婷，杨建波，高慧宇，等. HPLC 法测定不同产地生何首乌和不同炮制工艺制首乌中顺（反）式二苯乙烯苷含量. 中国药物警戒，2023，20（4）：383-387。

第三章 药食同源中药小分子地域定量

由于中药小分子在不同地域中药的含量存在差异，本章提供了药食同源中药小分子的地域定量信息，见表3-1。

表 3-1 药食同源中药小分子成分的地域定量[*]

中药来源	小分子名称	含量（前三位）（mg/g）	产地
八角茴香	莽草酸	228.8	广西百色市隆林各族自治县
八角茴香		121.9	广西防城港市上思县
八角茴香		10.48	广西南宁
八角茴香	反式茴香脑	84.8	广东
八角茴香		80	江苏
八角茴香		78.5	四川
巴戟天	甲氧基-2-羟基蒽醌	0.0722	广西百色
巴戟天		0.0402	广西
巴戟天		0.0364	广东梅州
巴戟天	1,2-二甲氧基-3-羟基蒽醌	0.0658	广西百色
巴戟天		0.045	福建
巴戟天		0.0415	广西
巴戟天	甲基异茜草素-1-甲醚	0.0684	广西百色
巴戟天		0.0607	福建漳州市南靖县
巴戟天		0.0547	广东普宁
巴戟天	1,3-二羟基-2-甲氧基蒽醌	0.3965	广西百色
巴戟天		0.1688	广西
巴戟天		0.1186	福建
巴戟天	甲基异茜草素	0.0179	广西百色
巴戟天		0.0152	广西梧州市苍梧县
巴戟天		0.0103	福建漳州市南靖县
巴戟天	水晶兰苷	3.48827	海南
巴戟天		3.22418	海南
巴戟天		2.93147	广东
巴戟天	去乙酰车叶草苷酸	3.80428	海南
巴戟天		3.41683	海南
巴戟天		2.21858	广东
巴戟天	车叶草苷酸	0.23955	海南

[*] 本表含量数据及产地源于不同文献。

续表

中药来源	小分子名称	含量（前三位）（mg/g）	产地
巴戟天		0.23856	广东
巴戟天		0.20836	海南
巴戟天	车叶草苷	0.10868	海南
巴戟天		0.04778	广东
巴戟天		0.02188	海南
白扁豆	派可林酸	2.4	广西
白扁豆		1.9	黑龙江
白扁豆		1.6	河南
白果	萜内酯	0.07	湖北武汉
白果	双黄酮	0.01	湖北武汉
白果	银杏酸	0.54	湖北武汉
白果		0.498061	江苏泰兴
白果		0.488681	江苏泰兴
白及	天麻素	10.1994	四川甘孜藏族自治州
白及		9.9397	安徽安庆
白及		9.5845	甘肃陇南
白及	α-异丁基苹果酸	5.638	云南
白及		2.39	重庆
白及		2.322	贵州遵义市务川自治县
白及	4-（葡萄糖氧基）-肉桂酸葡萄糖氧基苄酯	3.674	安徽
白及		3.047	广西
白及		2.147	云南
白及	1,4-二［4-（葡萄糖氧）苄基］-2-异丁基苹果酸酯	38.694	贵州毕节市织金县
白及		37.16	安徽
白及		36.348	广西
白及	1-［4-（葡萄糖氧）苄基］-2-异丁基苹果酸	2.206	贵州遵义市务川自治县
白及		2.086	云南
白及		1.908	重庆
白及	3-（对羟基苄基）-4-甲氧基-9,10-二氢菲	0.264	贵州遵义市正安县
白及		0.262	广西
白及		0.247	贵州遵义市正安县
白及	1,4-二［4-（葡萄糖氧）苄基]-2-异丁基苹果酸酯-2-［4-O-肉桂酰基-6-O-乙酰基］葡萄糖	3.349	贵州毕节市织金县
白及		3.227	贵州遵义市正安县
白及		2.681	重庆
白芍	芍药内酯苷	7.45	辽宁
白芍		7.17	江西
白芍		6.9	安徽亳州市谯城区大杨镇

中药来源	小分子名称	含量（前三位）（mg/g）	产地
白术		0.9	湖南
白术		0.89	湖南
白术	白术内酯Ⅲ	1.056	浙江
白芷	花椒毒酚	0.044	安徽
白芷		0.145	安徽
白芷	异欧前胡素	0.725	山东
白芷		0.645	安徽亳州
白芷		0.631	河北安国
百合	王百合苷 C	2.965	安徽六安市霍山县
百合		2.462	安徽六安市霍山县
百合		1.403	安徽六安市霍山县
百合	王百合苷 F	0.4475	安徽六安市霍山县
百合		0.2757	安徽六安市霍山县
百合		0.267	安徽六安市霍山县
百合	王百合苷 E	1.862	安徽六安市霍山县
百合		1.702	安徽六安市霍山县
百合		1.091	安徽六安市霍山县
百合	王百合苷 B	4.724	安徽六安市霍山县
百合		4.695	安徽六安市霍山县
百合		3.276	安徽六安市霍山县
柏子仁	β-谷甾醇	1.8516	山东济宁市汶上县
柏子仁		1.7371	山东济宁市汶上县
柏子仁		1.6274	山东济宁市汶上县
柏子仁	胡萝卜苷	0.407	河南辉县
柏子仁		0.3384	山东枣庄
柏子仁		0.3281	安徽淮北
柏子仁	β-谷甾醇	1.8516	山东济宁市汶上县
柏子仁		1.7371	山东济宁市汶上县
柏子仁		1.6274	山东济宁市汶上县
薄荷	迷迭香酸	17.19	河北
薄荷	香叶木苷	37.22	河北
薄荷		16.61	河南
薄荷		16.36	河南
薄荷	香蜂草苷	1.37	河北
薄荷		1.11	河北
薄荷		1.08	湖北
薄荷	蒙花苷	19.11	河北
薄荷	隐绿原酸	1.46	河北

续表

中药来源	小分子名称	含量（前三位）（mg/g）	产地
北沙参	补骨脂素	0.446582	福建福州市平潭县
北沙参		0.274621	福建福州市平潭县
北沙参		0.249715	福建福州市平潭县
北沙参	花椒毒素	0.07385	山东
北沙参		0.06701	山东
北沙参		0.04368	山东
北沙参	（8E）-1,8-heptadecadiene-4,6-diyne-3,10-diol	0.48825	内蒙古赤峰
北沙参		0.43312	内蒙古赤峰
北沙参		0.40755	河北安国
北沙参	法卡林二醇	0.79706	内蒙古赤峰
北沙参		0.56512	内蒙古赤峰
北沙参		0.52716	内蒙古赤峰
北沙参	人参炔醇	1.48005	内蒙古赤峰
北沙参		1.40804	内蒙古赤峰
北沙参		0.93655	内蒙古赤峰
北五味子	五味子醇甲	57.27	四川成都
北五味子	五味子醇乙	39.29	四川成都
北五味子	五味子丙素	1.317	黑龙江
北五味子		0.0795	黑龙江
北五味子		0.051	黑龙江
荜茇	荜茇宁	2.906	安徽亳州
荜茇		2.763	广西
荜茇		2.645	广西
荜茇	胡椒碱	68.564	广西
荜茇		68.248	安徽亳州
荜茇		56.092	广西
补骨脂	异补骨脂素	0.0336	云南
补骨脂		0.0288	陕西
补骨脂		0.0228	云南
补骨脂	新补骨脂异黄酮	0.00738	云南
补骨脂		0.00714	广西
补骨脂		0.00653	广东
补骨脂	补骨脂二氢黄酮	0.00383	云南
补骨脂		0.00367	云南
补骨脂		0.0036	四川
补骨脂	异补骨脂查尔酮	0.00585	四川
补骨脂		0.00555	广西
补骨脂		0.00529	广东

续表

中药来源	小分子名称	含量(前三位)(mg/g)	产地
补骨脂	补骨脂二氢黄酮甲醚	0.00973	四川
补骨脂		0.00883	广西
补骨脂		0.00838	云南
补骨脂	次苷酸查尔酮	0.0033	云南
补骨脂		0.00322	广东
补骨脂		0.00319	广西
布渣叶	表儿茶素	38.1	广西
布渣叶		37.9	广西
布渣叶		37.6	广西
布渣叶	牡荆苷	19.6	广西
布渣叶		19.5	广西
布渣叶		19.4	广西
布渣叶	异牡荆苷	22	广西
布渣叶		21.8	广西
布渣叶		21.8	广西
布渣叶	山奈酚-3-O-芸香糖苷	8.5	广西
布渣叶		8.5	广西
布渣叶		8.4	广西
布渣叶	异鼠李素 3 O 葡萄糖苷	8.8	广西
布渣叶		8.6	广西
布渣叶		8.6	广西
布渣叶	水仙苷	42.7	广西
布渣叶		42.4	广西
布渣叶		42.3	广西
布渣叶	山奈酚-3-O-芸香糖苷	2.727	海南
布渣叶		2.264	广西
布渣叶		2.152	广东
苍术	白术内酯I	1.36	吉林
苍术	白术内酯Ⅱ	0.944	吉林
苍术		0.611	吉林
苍术		0.592	内蒙古
苍术		0.773	内蒙古
苍术		0.708	吉林
苍术	苍术酮	17.98	吉林
苍术		17.6	吉林
苍术		17.24	吉林
苍术	苍术素	11.671	黑龙江
苍术		7.611	黑龙江

续表

中药来源	小分子名称	含量（前三位）（mg/g）	产地
苍术		7.326	黑龙江
苍术	(4E,6E,12E)-十四癸三烯-8,10-二炔-1,3-二乙酸酯	2.34	内蒙古
苍术		2.277	吉林
苍术		2.177	吉林
苍术	β-桉叶醇	32.15	湖北
苍术		31.9	湖北
苍术		30.73	湖北
草果	鼠李素	1.25	广西百色市那坡县
草果		1.18	广西百色市那坡县
草果		0.98	广西百色市隆林各族自治县
草果	鼠李柠檬素	3.59	广西百色市隆林各族自治县
草果		3.58	广西百色市隆林各族自治县
草果		3.24	广西靖西
草果	3,5-二羟基-7,4'-二甲氧基黄酮	0.47	广西百色市隆林各族自治县
草果		0.47	广西百色市隆林各族自治县
草果		0.46	广西靖西
草果	对羟基苯甲酸	0.05708	云南怒江傈僳族自治州
草果		0.05427	云南怒江傈僳族自治州
草果		0.03769	云南怒江傈僳族自治州
草果	龙胆酸	3.4213	云南怒江傈僳族自治州
草果		2.3865	云南德宏州盈江县
草果		2.3437	贵州安顺市镇宁自治县
草果	对羟基苯丙酸	2.4047	贵州六盘水市水城区
草果		2.26	贵州安顺市镇宁自治县
草果		2.1247	云南红河州
侧柏叶	杨梅苷	3.4756	山东临沂市费县
侧柏叶		2.9933	山东临沂市东山
侧柏叶		2.7265	山东济南
侧柏叶	穗花杉双黄酮	1.0038	山东济南市章丘区
侧柏叶		0.8178	山东济南
侧柏叶		0.7883	山东临沂市洪山
侧柏叶	阿福豆苷	0.402	安徽亳州
侧柏叶		0.394	安徽亳州
侧柏叶		0.384	广东广州
侧柏叶	扁柏双黄酮	0.714	广东广州
侧柏叶		0.698	吉林长春
侧柏叶		0.697	安徽亳州
车前草	大车前苷	8.2	江西樟树

续表

中药来源	小分子名称	含量(前三位)(mg/g)	产地
车前草		7	江苏淮安市盱眙县
车前草		6.8	江苏淮安市盱眙县
车前草	车前草苷 D	0.7	安徽广德
车前草		0.6	安徽广德
车前草		0.6	四川德阳市中江县
车前子	京尼平苷酸	14.6559	湖北咸宁
车前子		14.1386	湖北咸宁
车前子		13.64	四川成都
车前子	车前素	6.56	黑龙江哈尔滨
车前子		4.67	江西吉安市泰和县
车前子		4.03	江西九江市修水县
车前子	麦角甾苷	10.88	江西吉安市泰和县
车前子		10.68	四川成都
车前子		9.78	四川成都
车前子	异麦角甾苷	4.27	四川成都
车前子		3.47	安徽亳州
车前子		3.45	黑龙江哈尔滨
陈皮	3,5,6,7,8,3',4'-七甲氧基黄酮	0.353	湖北宜昌
陈皮		0.309	浙江东阳
陈皮		0.308	湖北宜昌
陈皮	橙皮素	1.897	浙江东阳
陈皮		0.933	四川眉山市丹棱县
陈皮		0.867	四川眉山市丹棱县
陈皮	维采宁-2	7.14	广东
陈皮		3.55	广东
陈皮	异甜橙黄酮	1.13	广东
陈皮		0.84	广东
陈皮		0.79	广东
陈皮	甜橙黄酮	0.48	广东
陈皮		0.36	广东
陈皮		0.34	广东
陈皮	异黄芩配基甲醚	0.47	广东
陈皮		0.36	广东
陈皮		0.35	广东
陈皮	3,5,6,7,8,3',4'-七甲氧基黄酮	0.59	广东
陈皮		0.58	广东
陈皮		0.58	广东
陈皮	5-去甲川陈皮素	0.6	广东

续表

中药来源	小分子名称	含量（前三位）（mg/g）	产地
陈皮		0.54	广东
陈皮		0.51	广东
赤芍	芍药苷	43.26	内蒙古
赤小豆	儿茶素-7- O-β-D-吡喃葡萄糖苷	2	北京
赤小豆		1.72	安徽
赤小豆		1.59	北京
川贝母	西贝母碱苷	1.181	新疆伊犁哈萨克自治州巩留县库尔德宁镇
川贝母		1.05	新疆伊犁哈萨克自治州霍城县芦草沟镇
川贝母		0.338	新疆伊犁哈萨克自治州巩留县库尔德宁镇
川贝母	西贝母碱	1.272	新疆伊犁哈萨克自治州巩留县库尔德宁镇
川贝母		1.124	新疆伊犁哈萨克自治州巩留县库尔德宁镇
川贝母		1.061	新疆伊犁哈萨克自治州霍城县
川牛膝	川牛膝皂苷 A	17.6	四川成都
川牛膝		16.5	四川成都
川牛膝		13.7	四川
川牛膝	川牛膝皂苷 B	14.1	四川成都
川牛膝		13.2	四川成都
川牛膝		13	四川
川牛膝	牛膝皂苷 C	13.9	河南焦作市武陟县大封镇
川牛膝		12.9	河南焦作市武陟县大封镇
川牛膝		10.9	安徽亳州
川牛膝	牛膝皂苷 D	16.9	河南焦作市武陟县大封镇
川牛膝		15.2	河南焦作市武陟县大封镇
川牛膝		12.6	安徽亳州
川芎	洋川芎内酯 A	38.2	四川眉山市彭山区公义镇
川芎		32.2	四川眉山市彭山区公义镇
川芎		25.4	四川眉山市彭山区公义镇
川芎	洋川芎内酯 I	2.7	四川眉山市彭州市敖平镇
川芎		2.5	四川乐山市夹江县
川芎		2.3	四川眉山市彭州市敖平镇
刺五加	刺五加苷 E	1.34	吉林通化
刺五加		1.335	吉林通化
刺五加		1.331	吉林通化

续表

中药来源	小分子名称	含量（前三位）（mg/g）	产地
刺五加	异嗪皮啶	0.382	吉林通化
刺五加		0.374	吉林通化
刺五加		0.371	吉林通化
刺五加	槲皮素-3-鼠李糖苷	0.272	吉林通化
刺五加		0.264	吉林通化
刺五加		0.26	吉林通化
大蓟		12.52	江苏镇江
大蓟		0.802	江西樟树
大蓟		0.744	江西樟树
大蓟	柳穿鱼叶苷	9.122	江西樟树
大蓟		9.052	江西樟树
大蓟		8.9	江西樟树
大蓟	金合欢素	0.715	江西樟树
大蓟		0.661	江西樟树
大蓟		0.651	江西樟树
大蓟	柳穿鱼黄素	0.6293	江西樟树
大蓟		0.6249	江西樟树
大蓟		0.6103	江西樟树
大蒜	蒜氨酸	36.7	四川甘孜藏族自治州道孚县八美镇
大蒜		24.4	四川甘孜藏族自治州道孚县八美镇
大蒜		18	四川甘孜藏族自治州道孚县八美镇
大蒜	大蒜辣素	5.16	新疆
大蒜		4.82	新疆
大蒜		3.15	新疆
大蒜	二烯丙基二硫醚	4.88	新疆
大蒜		4.25	新疆
大蒜		0.42	新疆
大蒜	二烯丙基三硫醚	33.06	新疆
大蒜		10.91	新疆
大蒜		3.63	新疆
代代花		60.9	江苏苏州
丹参	丹酚酸 A	0.22	湖北
丹参		0.22	湖北
丹参		0.22	湖北
丹参	丹参素	0.4121	山东新泰市龙廷镇龙廷村
丹参		0.3063	山东新泰市汶南镇东鲁庄村
丹参		0.2477	山东泰安市龙廷镇上豹峪村
丹参	丹酚酸 B	57.84	山东新泰市禹村镇南峪村

续表

中药来源	小分子名称	含量（前三位）(mg/g)	产地
丹参		56.45	山东新泰市龙廷镇大河东村
丹参		53.16	山东新泰市石莱镇苏家庄
丹参	二氢丹参酮Ⅰ	1.1104	山东新泰市龙廷镇龙廷村
丹参		0.6485	山东新泰市禹村镇南泉头村
丹参		0.6469	山东新泰市石莱镇左家沟村
丹参	隐丹参酮	2.6658	山东新泰市龙廷镇龙廷村
丹参		2.0944	山东新泰市石莱镇左家沟村
丹参		1.8162	山东新泰市龙廷镇大河东村
丹参	丹参酮Ⅰ	2.8283	山东新泰市禹村镇南泉头村
丹参		2.6395	山东新泰市龙廷镇龙廷村
丹参		2.4077	山东新泰市放城镇郝家峪村
丹参	丹参酮ⅡA	4.9706	山东新泰市龙廷镇龙廷村
丹参		4.4628	山东新泰市放城镇郝家峪村
丹参		3.9659	山东新泰市禹村镇南泉头村
淡豆豉	大豆黄素	21.4	河北
淡豆豉	染料木素	10.3	河北
淡竹叶	荭草苷	2.03	广东
淡竹叶	异荭草苷	57.04	广东广州
当归	欧前胡素	6.748	云南迪庆州维西傈僳族自治县永春乡
当归		6.286	云南迪庆州维西傈僳族自治县叶枝镇
当归		5.958	云南迪庆州维西傈僳族自治县攀天阁乡
当归	藁本内酯	29.15	甘肃定西市岷县麻子川镇
当归		27.39	甘肃定西市岷县蒲麻镇
当归		27.26	四川绵阳市平武县
当归	E-丁烯基苯酞	0.54	四川绵阳市盐亭县
当归		0.53	四川绵阳市盐亭县
当归		0.45	云南大理白族自治州鹤庆县
当归	Z-藁本内酯	29.15	甘肃定西市岷县麻子川镇
当归		27.39	甘肃定西市岷县蒲麻镇
当归		27.26	四川绵阳市平武县
当归	色氨酸	2.359	云南迪庆州维西傈僳族自治县永春乡四保村
当归		2.234	云南迪庆州维西傈僳族自治县永春乡四保村
当归		1.485	云南迪庆州维西傈僳族自治县叶枝镇拉波洛村

中药来源	小分子名称	含量（前三位）（mg/g）	产地
当归	丁烯基苯酞	1.586	云南迪庆州维西傈僳族自治县保和镇兰永村
当归		1.156	云南迪庆州维西傈僳族自治县叶枝镇拉波洛村
当归		1.09	云南迪庆州维西傈僳族自治县永春乡四保村
党参	花党参碱 A	1.469	广东广州
党参		1.224	广东广州
党参		1.206	广东广州
党参	腺苷	0.2489	甘肃定西市陇西县
党参		0.2143	甘肃定西市陇西县
党参		0.2127	甘肃定西市陇西县
刀豆	δ-生育酚	0.00838	辽宁
丁香	丁香酚	144	浙江
丁香		140	浙江
丁香		137	浙江
丁香	橄榄苦苷	7.392	辽宁
丁香		7.351	辽宁
丁香		7.339	辽宁
杜仲	白桦脂酸	52.6	湖南张家界
杜仲		32.31	四川
杜仲		32.08	湖南张家界
杜仲	京尼平	0.256	四川
杜仲		0.053	湖南张家界
杜仲		0.027	四川
杜仲叶	桃叶珊瑚苷	17.245	河南灵宝市朱阳镇
杜仲叶		17.1	河南灵宝市朱阳镇
杜仲叶		15.903	河南灵宝市朱阳镇
番泻叶	异鼠李素-3-O-龙胆二糖苷	17.1	江西
番泻叶		16	北京
番泻叶		15.8	北京
番泻叶	番泻苷 B	10.53	江苏
番泻叶		10.52	江苏
番泻叶		10.2	陕西
番泻叶	番泻苷 A	6.6	陕西
番泻叶		6.4	江苏
番泻叶		6.3	江苏
番泻叶	丁内未利葡萄糖苷	2.5	北京
番泻叶		2.3	北京

续表

中药来源	小分子名称	含量（前三位）（mg/g）	产地
番泻叶		2.3	北京
榧子	紫杉醇	0.0277	北京
榧子		0.02455	北京
榧子		0.02662	北京
蜂胶	芹菜素	12.95	海南
蜂胶	乔松素	9.862	海南
蜂胶		12.35	海南
佛手	佛手柑内酯	0.34	四川南充
佛手		0.21	四川南充
佛手	5,7-二甲氧基香豆素	5.01	四川南充
佛手		2.29	四川南充
佛手		1.98	广东
佛手	6,7-二甲氧基香豆素	0.78	四川宜宾市长宁县老翁镇
佛手		0.75	广东
佛手		0.44	四川宜宾市叙州区蕨溪镇后坝村
佛手	7-羟基香豆素	1.6	四川宜宾市屏山县锦屏镇撕栗村
佛手		1.35	四川南充市南部县永红乡
佛手		1.22	四川宜宾市叙州区蕨溪镇后坝村
茯苓	去氢土莫酸	0.7249	安徽
茯苓		0.6461	安徽
茯苓		0.6377	安徽
茯苓	去氢茯苓酸	0.4241	安徽
茯苓		0.3848	安徽
茯苓		0.34	安徽
茯苓	茯苓酸	1.1671	安徽
茯苓		1.051	安徽
茯苓		0.8717	安徽
茯苓	松苓新酸	0.4389	安徽
茯苓		0.3753	安徽
茯苓		0.1499	安徽
蝮蛇	次黄嘌呤	2.9729	吉林通化市辉南县
蝮蛇	肌苷	0.5245	吉林
覆盆子	椴树苷	1.0214	安徽亳州
覆盆子		1.0057	安徽亳州
覆盆子		0.9512	安徽亳州
覆盆子	山奈酚-3-O-芸香糖苷	0.08	浙江金华
覆盆子		0.076	浙江金华
覆盆子		0.076	浙江临安

续表

中药来源	小分子名称	含量（前三位）（mg/g）	产地
甘草	甘草苷	21.7	安徽亳州
甘草		20.8	内蒙古
甘草		13.1	安徽亳州
甘草	甘草酸	81.6	安徽亳州
甘草		78.5	内蒙古
甘草		73.7	安徽亳州
橄榄	羟基酪醇	3.79045	四川凉山彝族自治州
干姜	8-姜酚	1.92	山西
干姜		1.54	山西
干姜	10-姜酚	0.68	山西
干姜		0.53	山西
高良姜		0.7554	湖北
高良姜		0.7015	广西
高良姜	高良姜素	12.68	广东
高良姜		12.26	广东
高良姜	大黄素	17.0375	河北
高良姜		17.0786	河北
高良姜		16.0177	河北
葛根		7.3	陕西安康市镇坪县
葛根		5.93	陕西安康市平利县
葛根	葛根素	65.68	陕西安康市镇坪县
葛根		50.04	陕西安康市平利县
葛根		49.54	陕西安康市平利县
葛根	大豆苷	19.41	陕西安康市平利县
葛根		18.81	陕西安康市平利县
葛根		15.24	陕西安康市镇坪县
葛根	染料木苷	1.75	陕西安康市镇坪县
葛根		0.88	陕西安康市平利县
葛根		0.69	陕西安康市平利县
枸杞子	原儿茶醛	15.264	青海海西州德令哈市尕海镇
枸杞子		5.194	青海海西州
枸杞子		4.358	青海海南州共和县
骨碎补	咖啡酸-4-*O*-*β*-*D*-吡喃葡萄糖苷	0.2061	河南
骨碎补		0.1762	黑龙江
骨碎补		0.1503	湖北
骨碎补	（E）-4-*O*-*β*-*D*-吡喃葡萄糖基香豆酸	0.2243	湖北
骨碎补		0.1922	广西
骨碎补		0.1733	广西

续表

中药来源	小分子名称	含量(前三位)(mg/g)	产地
骨碎补	新北美圣草苷	176.893	黑龙江
骨碎补		176.711	黑龙江
骨碎补		175.902	黑龙江
广藿香	广藿香酮	5.7135	广东
广藿香		4.38	广东
广藿香		2.92	广东
广藿香	黄酮醇	8.72	广东
广藿香		6.12	广东
广藿香		4.33	广东
蛤蚧	尿嘧啶	0.1353	安徽亳州
蛤蚧		0.1056	河南开封
蛤蚧		0.1037	北京
蛤蚧		1.4463	河南开封
蛤蚧		1.3553	吉林辽源
蛤蚧	胆固醇	2.304	北京
蛤蚧		2.205	北京
蛤蚧		2.187	北京
蛤蚧	黄嘌呤	5.1362	安徽亳州
蛤蚧		4.4561	吉林辽源
蛤蚧		3.3109	河南开封
海藻	岩藻糖	12.92	浙江温州市洞头区
海藻		12.74	浙江温州市洞头区
海藻		12.64	浙江温州市洞头区
海藻	岩藻甾醇	0.61	浙江
诃子	1,2,3,4,6-O-五没食子酰葡萄糖	75.4	青海
诃子		66.4	海南
诃子		64.4	新疆
诃子	鞣花酸	21.6	青海
诃子		19.2	新疆
诃子		15.3	广西
诃子	诃子次酸	32.82	广西南宁
诃子		32.28	云南临沧
诃子		30.81	广西南宁
诃子	柯里拉京	25.8	广西
诃子		25.5	海南
诃子		22.8	广东
诃子	没食子酸乙酯	11.6	青海
诃子		10.5	新疆
诃子		8.7	海南

续表

中药来源	小分子名称	含量(前三位)(mg/g)	产地
诃子	诃子鞣酸	122.24	广西南宁
诃子		108.11	广西南宁
诃子		103.38	广东广州
荷叶	荷叶碱	4.211	福建
荷叶		4.154	福建
荷叶		4.012	福建
黑芝麻	芝麻酚	1.2	江苏
黑芝麻		0.95	江苏
黑芝麻		0.9	江苏
黑芝麻	芝麻素	8.09	江苏
黑芝麻		7.31	江苏
黑芝麻		7.28	江苏
黑芝麻	芝麻林素	3.97	江苏
黑芝麻		3.91	江苏
黑芝麻		3.79	江苏
红花	原儿茶酸	34.19	云南大理白族自治州鹤庆县草海镇
红花		31.99	云南大理白族自治州鹤庆县龙开口镇
红花		31.27	云南大理白族自治州祥云县祥城镇箐中村
红花	羟基红花黄色素 A	97.919	云南大理白族自治州南涧彝族自治县拥翠乡
红花		97.292	云南大理白族自治州弥渡县新街镇新胜村
红花		96.04	云南大理白族自治州巍山彝族回族自治县青华乡西窑村
红景天	酪醇	6.3357	西藏那曲
红景天		3.6801	四川甘孜州白玉县
红景天		3.2439	西藏那曲
胡芦巴	胡芦巴碱	3.548	北京
胡芦巴		3.334	河南商丘
胡芦巴		3.176	陕西西安
胡芦巴	4-羟基异亮氨酸	6.1	山东
胡芦巴		4.9	新疆
胡芦巴		4.8	安徽
胡芦巴		0.259	江苏
胡芦巴		0.176	宁夏
湖北贝母	贝母辛	0.7188	湖北

续表

中药来源	小分子名称	含量（前三位）（mg/g）	产地
湖北贝母		0.6537	湖北
湖北贝母		0.4786	湖北
湖北贝母	新贝母碱	0.5416	湖北
湖北贝母		0.3655	湖北
湖北贝母		0.3449	湖北
湖北贝母	西贝母碱苷	0.001422	湖北
湖北贝母		0.001075	湖北
湖北贝母		0.000979	湖北
湖北贝母	贝母新碱	0.7188	湖北
湖北贝母		0.6537	湖北
湖北贝母		0.4786	湖北
花椒	羟基-α-山椒素	469	辽宁沈阳
花椒		458	辽宁沈阳
花椒		412	辽宁沈阳
花椒	羟基-β-山椒素	93	辽宁沈阳
花椒		90	辽宁沈阳
花椒		82	辽宁沈阳
花椒	羟基-γ-山椒素	51.1	辽宁沈阳
花椒		50	辽宁沈阳
花椒		44.7	辽宁沈阳
怀牛膝	β-蜕皮甾酮	0.737	河南焦作市温县赵堡镇南平皋村
怀牛膝		0.644	河南焦作市武陟县大封镇驾部三村
怀牛膝		0.633	河南焦作市武陟县大封镇驾部三村
怀牛膝	25R-牛膝甾酮	0.169	河南焦作市温县赵堡镇南平皋村
怀牛膝		0.152	河南焦作市温县赵堡镇南平皋村
怀牛膝		0.146	河南焦作市武陟县大封镇驾部四村
怀牛膝	25S-牛膝甾酮	0.171	河南焦作市温县赵堡镇南平皋村
怀牛膝		0.158	河南焦作市武陟县大封镇驾部四村
怀牛膝		0.156	河南焦作市温县赵堡镇南平皋村
怀牛膝	竹节参皂苷Ⅳa	1.028	河南焦作市温县赵堡镇北平皋村
怀牛膝		1.028	河南焦作市温县赵堡镇北平皋村
怀牛膝		0.991	河南焦作市温县赵堡镇南平皋村
槐花	芦丁	82.8	湖北恩施
槐花		76.4	安徽
槐花		61.8	河南郑州
槐花		1.1	河南郑州
槐花		1	河南郑州
槐实	槐角苷	93.1	安徽亳州

中药来源	小分子名称	含量（前三位）（mg/g）	产地
槐实		87.3	江西九江
槐实		83.2	河南郑州
黄芥子	芥子碱硫氰酸盐	9.8329	江苏苏州
黄芥子		9.8054	江苏苏州
黄芥子		8.9154	江苏苏州
黄芥子	对羟基苯乙腈	5.4387	江苏苏州
黄芥子		5.421	江苏苏州
黄芥子		2.2477	江苏苏州
黄精	5-羟基麦芽酚	2.041	江苏南京
黄精		1.591	吉林长春
黄精		1.525	浙江
黄精	黄精碱 A	0.027	广东广州
黄精		0.026	江苏南京
黄精		0.014	江苏南京
黄芪	毛蕊异黄酮苷	2.9741	甘肃定西市岷县
黄芪		2.9736	河南
黄芪		2.5402	内蒙古赤峰
黄芪	芒柄花苷	1.5793	内蒙古赤峰
黄芪		1.4423	甘肃定西市岷县
黄芪		1.4412	河南
黄芪	毛蕊异黄酮	1.8809	甘肃定西市岷县
黄芪		1.8754	河南
黄芪		1.4728	山西朔州市应县
黄芪	芒柄花素	1.1013	山西朔州市应县
黄芪		0.1612	宁夏固原市泾源县
黄芪		0.1462	内蒙古包头
黄芪	黄芪甲苷	2.05	甘肃定西市岷县
黄芪		1.82	山西
黄芪		1.47	甘肃甘南藏族自治州
火麻仁	大麻二酚	0.00617	河北安国
火麻仁		0.00607	河北安国
火麻仁		0.00592	河北安国
火麻仁	α-亚麻酸	79.6	河北保定
火麻仁		70	湖北
火麻仁		66.8	浙江
火麻仁	亚油酸	155	河北保定
火麻仁		148	湖北
火麻仁		137	浙江

续表

中药来源	小分子名称	含量（前三位）（mg/g）	产地
火麻仁	棕榈酸	24.9	湖北
火麻仁		23.1	黑龙江
火麻仁		22.9	河北保定
火麻仁	油酸	37.3	/
火麻仁		36.9	河北张家口
火麻仁		35.7	安徽黄山
火麻仁	硬脂酸	8.26	湖北
火麻仁		7.89	湖北
火麻仁		7.81	安徽黄山
积雪草	积雪草苷B	15.24	广西
积雪草		13.81	广西
积雪草		10.54	河南
积雪草	羟基积雪草苷	20.43	广西
积雪草		17.68	广西
积雪草		17.23	广西
积雪草	积雪草苷	23.42	广西
积雪草		22.21	广西
积雪草		19.08	河南
积雪草	羟基积雪草酸	8.87	广西
积雪草		7.76	广西
积雪草		6.87	广西
积雪草	积雪草酸	3.46	广西
积雪草		3.09	四川
积雪草		2.52	河南
蒺藜	海柯皂苷元	71.59	辽宁
蒺藜		57.49	陕西
蒺藜		35.14	内蒙古
蒺藜	替告皂苷元	28.25	辽宁
蒺藜		24.72	河南
蒺藜		13.49	陕西
蒺藜	蒺藜皂苷元	2.289	内蒙古
蒺藜		1.881	河北
蒺藜		1.821	河南
姜黄	姜黄素	38.2	四川成都市双流区
姜黄		29.6	广西桂林
姜黄		24.1	广西
姜黄	脱甲氧基姜黄素	13.8	广西桂林
姜黄		12.3	四川成都市双流区

续表

中药来源	小分子名称	含量（前三位）（mg/g）	产地
姜黄		11	广西
姜黄	双脱甲氧基姜黄素	17.4	广西桂林
姜黄		12.7	四川成都市双流区
姜黄		6.8	陕西商洛
绞股蓝	人参皂苷 Rb1	196.245	云南大理白族自治州
绞股蓝		160.003	湖北武汉
绞股蓝		157.364	云南昆明
绞股蓝	绞股蓝皂苷 XLIX	500.013	湖北
绞股蓝		452.364	湖北
绞股蓝		165.243	江西
绞股蓝	人参皂苷 Rb3	220.321	云南
绞股蓝		210.364	云南
绞股蓝		169.587	湖北
绞股蓝		30.15	江西
绞股蓝		29.65	陕西
绞股蓝	绞股蓝皂苷 A	10.99	陕西
绞股蓝		10.423	陕西
绞股蓝		10.27	陕西
绞股蓝	绞股蓝皂苷 XⅦ	1000.003	湖北
绞股蓝		859.265	湖北
绞股蓝		851.324	云南
金荞麦	儿茶素	15.7935	江苏南通
金荞麦		14.229	江苏南通
金荞麦	原花青素 B_1	20.227	天津
金荞麦		18.7285	天津
金荞麦		15.324	天津
金荞麦	原花青素 B_2	40.9695	天津
金荞麦		40.8835	天津
金荞麦		32.435	天津
金荞麦	原花青素 C_1	22.9985	天津
金荞麦		21.2095	天津
金荞麦		18.978	天津
金银花	异绿原酸	9.994	河南新乡市封丘县
金银花		8.103	河南新乡市封丘县
金银花		7.769	河南新乡市封丘县
韭菜子	胞苷	0.038	安徽宣城
韭菜子		0.038	江苏常州
韭菜子		0.035	吉林

续表

中药来源	小分子名称	含量（前三位）（mg/g）	产地
韭菜子	鸟嘌呤	0.08	山西永济
韭菜子		0.079	河北河间
韭菜子		0.076	安徽宣城
韭菜子	尿苷	0.165	吉林
韭菜子		0.162	山东烟台
韭菜子		0.16	河北河间
韭菜子		0.038	安徽宣城
韭菜子		0.032	山西永济
韭菜子	鸟苷	0.089	河北河间
韭菜子		0.087	吉林
韭菜子		0.082	安徽宣城
韭菜子	胸苷	0.029	河北河间
韭菜子		0.026	吉林
韭菜子		0.022	山西永济
枸杞子	甜菜碱	11.5	安徽亳州
枸杞子		8.2	安徽亳州
枸杞子		7.4	安徽亳州
桔梗	党参炔苷	0.4681	四川马尔康
桔梗		0.3815	山东潍坊
桔梗		0.3049	朝鲜
桔梗	桔梗皂苷 D	2.6731	吉林
桔梗		2.3837	安徽
桔梗		2.2922	安徽
桔梗	桔梗炔苷 A	0.0433	山东潍坊
桔梗		0.0201	湖北十堰
桔梗		0.0139	朝鲜
桔梗	桔梗炔苷 B	0.0823	湖北十堰
桔梗		0.0455	山东潍坊
桔梗		0.0235	吉林延边
菊花	香叶木素	13.2	河南
菊花		13.1	湖北
菊花		11.1	河南
菊花	木犀草苷	30.1	安徽
菊花		26.8	安徽
菊花		24.1	浙江
菊花	新绿原酸	29.7	安徽
菊花		28.7	浙江
菊花		27.8	安徽

中药来源	小分子名称	含量（前三位）（mg/g）		产地
菊花	1,5-二咖啡酰奎宁酸	161.5		河北
菊花		144.8		河北
菊花		135.6		安徽
菊花	3,5-二咖啡酰奎宁酸	107.9		安徽
菊花		101.1		山东
菊花		93.1		安徽
菊花	4,5-二咖啡酰奎宁酸	32.2		浙江
菊花		23.3		安徽
菊花		19.6		浙江
菊苣	羽扇豆醇	21.2		新疆
菊苣		19.5		新疆
菊苣		18.7		新疆
菊苣	秦皮甲素	0.1482		新疆
菊苣		0.1348		新疆
菊苣		0.1258		新疆
菊苣	秦皮乙素	0.0619		新疆
菊苣		0.0531		新疆
菊苣		0.0521		新疆
菊苣	山莴苣苦素	0.528		新疆
菊苣		0.4582		新疆
菊苣		0.4513		新疆
橘红	水合橘皮内酯	4.52		广东化州
橘红		3.97		广东化州
橘红		3.87		广东化州
橘红	橘皮内酯	0.94		广东化州
橘红		0.81		广东化州
橘红		0.76		广东化州
橘红	马尔敏	0.9		广西
橘红		0.83		广东化州
橘红		0.81		广东化州
橘红	葡萄内酯	0.35		广东化州
橘红		0.32		广东化州
橘红		0.28		广东化州
决明子	红镰霉素龙胆二糖苷	9.3		安徽
决明子		6.4		浙江
决明子		6.3		河北
决明子	橙黄决明素-6-*O*-β-*D*-葡萄糖苷	12.3		河南
决明子		9.7		安徽

续表

中药来源	小分子名称	含量（前三位）（mg/g）	产地
决明子		8.6	山东
决明子	决明子苷 C	8.4	安徽
决明子		6.6	甘肃
决明子		5.9	河北
决明子	决明子苷	4.1	浙江
决明子		0.38	甘肃
决明子		0.37	河南
苦丁茶	熊果酸	17.7	海南
苦杏仁	D-苦杏仁苷	45.8	河北
苦杏仁		45.2	内蒙古
苦杏仁		42.5	山西
苦杏仁	L-苦杏仁苷	8.2657	广东广州
苦杏仁		8.2443	广东广州
苦杏仁		8.2132	广东广州
苦杏仁	苦杏仁苷	48.2	吉林
苦杏仁		44.7	黑龙江
苦杏仁		42.5	辽宁
昆布	岩藻黄质	1.37	福建厦门
昆布		1.33	福建厦门
昆布		1.32	福建厦门
莲子心	莲心季铵碱	6.64	湖南
莲子心		5.28	福建
莲子心		5.19	江西
莲子心	去甲乌药碱	0.94	江西
莲子心	香豆酸	12.1	福建
莲子心		11.7	福建
莲子心		10	福建
芦根	阿魏酸	4.9	江苏
芦根		4.1	江苏
芦根		3.6	江苏
芦荟	芦荟大黄素	5	广东
芦荟		4.9	广东
芦荟		4.6	广东
芦荟	芦荟苷	128.8	广东
芦荟		122.5	广东
芦荟		11.88	广东
罗布麻叶	异槲皮苷	7.78	江苏
罗布麻叶		7.63	江苏

中药来源	小分子名称	含量(前三位)(mg/g)	产地
罗布麻叶		7.27	江苏
罗汉果	11-O-罗汉果皂苷 V	0.35	广西桂林市永福县堡里镇
罗汉果		0.324	广西桂林市永福县百寿镇
罗汉果		0.144	广西桂林市临桂区茶洞镇
罗汉果	罗汉果皂苷 V	1.107	广西桂林市永福县堡里镇
罗汉果		1.107	广西桂林市永福县百寿镇
罗汉果		0.699	广西桂林市临桂区茶洞镇
罗汉果	罗汉果皂苷Ⅸ	0.145	广西桂林市永福县堡里镇
罗汉果		0.104	广西桂林市永福县百寿镇
罗汉果		0.065	广西桂林市临桂区茶洞镇
罗汉果	赛门苷 I	0.513	广西桂林市永福县堡里镇
罗汉果		0.191	广西桂林市临桂区茶洞镇
罗汉果		0.172	广西桂林市永福县百寿镇
罗汉果	罗汉果皂苷ⅢE	0.613	广西桂林市永福县堡里镇
罗汉果		0.221	广西桂林市临桂区中庸镇
罗汉果		0.118	广西桂林市临桂区茶洞镇
罗汉果	罗汉果皂苷ⅡE	0.053	广西桂林市永福县堡里镇
罗汉果		0.013	广西桂林市永福县堡里镇
罗汉果		0.013	广西桂林市永福县堡里镇
麦冬	麦冬皂苷 B	0.08226	浙江慈溪市崇寿镇
麦冬		0.08098	浙江慈溪市崇寿镇
麦冬		0.07626	浙江慈溪市崇寿镇
麦冬	麦冬皂苷 D	0.18358	四川绵阳市三台县花园镇
麦冬		0.18209	四川绵阳市三台县花园镇
麦冬		0.17631	四川绵阳市三台县花园镇
麦冬	麦冬皂苷 D'	0.11223	浙江慈溪市崇寿镇
麦冬		0.08761	浙江慈溪市崇寿镇
麦冬		0.08726	浙江慈溪市崇寿镇
麦冬	甲基麦冬黄烷酮 A	0.21959	浙江慈溪市崇寿镇
麦冬		0.19275	浙江慈溪市崇寿镇
麦冬		0.19203	浙江慈溪市崇寿镇
麦冬	甲基麦冬黄烷酮 B	0.26329	浙江慈溪市崇寿镇
麦冬		0.24764	浙江慈溪市崇寿镇
麦冬		0.24525	浙江慈溪市崇寿镇
麦冬	N-反式-p-香豆酰基去甲辛弗林	0.0379	浙江慈溪
麦冬		0.0371	浙江慈溪
麦冬		0.0336	浙江慈溪
麦冬	5-O-甲基麦冬黄烷酮 C	0.0956	浙江慈溪

续表

中药来源	小分子名称	含量（前三位）（mg/g）	产地
麦冬		0.0953	浙江慈溪
麦冬		0.0935	浙江慈溪
麦冬	8-醛基-5-O-甲基麦冬黄烷酮B	0.1362	浙江台州市三门县
麦冬		0.1117	浙江台州市三门县
麦冬		0.1008	浙江台州市三门县
麦芽	辛弗林	161.72	山东
麦芽		161.02	山东
麦芽		160.98	山东
麦芽	大麦芽碱	87.36	山东
麦芽		86.88	山东
麦芽		86.16	山东
麦芽	芦竹碱	42.6	山东
麦芽		40.4	山东
麦芽		39.7	山东
麦芽	麦黄酮	1.71	山东
麦芽		1.68	山东
麦芽		1.58	山东
玫瑰花	3-O-β-葡萄糖槲皮素	2.67	陕西
玫瑰花		2.21	云南
玫瑰花		1.97	新疆
玫瑰花	胡桃宁	1.8	陕西
玫瑰花		1.56	云南
玫瑰花		1.36	新疆
猕猴桃		1.3	陕西西安市周至县
猕猴桃		1.01	陕西西安市周至县
猕猴桃	根皮苷	0.00366	陕西西安市周至县
猕猴桃		0.00356	陕西西安市周至县
猕猴桃	奎宁酸	9.77	陕西西安市周至县
猕猴桃		9.58	陕西西安市周至县
猕猴桃		8.63	陕西西安市周至县
猕猴桃	七叶亭	1.83	贵州
猕猴桃		1.77	贵州
猕猴桃		1.61	贵州
墨旱莲	木犀草苷	2.346	江苏宿迁
墨旱莲		0.579	广西河池市宜州区
墨旱莲		0.413	广东珠海
墨旱莲	芹菜素-7-O-葡萄糖苷	1.125	江苏宿迁
墨旱莲		0.81	广东茂名

中药来源	小分子名称	含量(前三位)(mg/g)	产地
墨旱莲		0.77	广西河池市宜州区
墨旱莲	蟛蜞菊内酯	10.542	江苏宿迁
墨旱莲		4.105	广西河池市宜州区
墨旱莲		2.99	广东珠海
墨旱莲	旱莲苷 A	0.1432	河南南阳市新野县
墨旱莲		0.1423	河南南阳市桐柏县
墨旱莲		0.1319	安徽安庆
墨旱莲	α-三联噻吩	0.0669	河南洛阳市嵩县
墨旱莲		0.0578	河南洛阳市伊川县
墨旱莲		0.0484	河南洛阳市新安县
牡丹皮		36.9	四川
牡丹皮		36.3	四川
牡丹皮	氧化芍药苷	11.7	安徽亳州市魏岗镇
牡丹皮		10.8	安徽亳州市魏岗镇
牡丹皮		10.54	安徽亳州市魏岗镇
牡丹皮		13.56	安徽亳州市魏岗镇
牡丹皮	苯甲酸	21.37	安徽亳州市魏岗镇
牡丹皮		10.83	安徽亳州市魏岗镇
牡丹皮		10.69	安徽亳州市魏岗镇
牡丹皮	苯甲酰芍药苷	18	四川
牡丹皮		17.1	四川
牡丹皮		16.9	四川
牡丹皮	丹皮酚	24	四川
牡丹皮		21.7335	湖北
牡丹皮		21.0016	湖北
牡丹皮	没食子酰甲酯	2.46	安徽亳州市谯东镇
牡丹皮		2.0902	湖北
牡丹皮		1.776	安徽亳州市十八里镇
牡丹皮	1,2,3,6-O-四没食子酰葡萄糖	1.374	湖北
牡丹皮		1.2755	安徽亳州市华佗镇
牡丹皮		1.1932	安徽亳州市十八里镇
牡丹皮	1,2,4,6-O-四没食子酰葡萄糖	1.3311	湖北
牡丹皮		1.2637	安徽亳州市华佗镇
牡丹皮		1.2106	安徽亳州市十八里镇
牡丹皮	牡丹皮苷 C	0.7704	安徽亳州市华佗镇
牡丹皮		0.6173	湖北
牡丹皮		0.5871	山西
牡丹皮	苯甲酰氧化芍药苷	0.8915	安徽亳州市十八里镇

中药来源	小分子名称	含量（前三位）（mg/g）	产地
牡丹皮		0.8586	湖北
牡丹皮		0.7566	山西
牡丹皮	丹皮酚原苷	73.5	四川
牡丹皮		61.6	四川
牡丹皮		54.5	四川
牡蛎	牛磺酸	2.1997	福建厦门
牡蛎		2.1933	福建厦门
牡蛎		2.1896	福建厦门
木瓜		13.333	山东临沂
木瓜		12.033	山东临沂
木香	木香烃内酯	50.4	云南丽江市玉龙纳西族自治县鲁甸乡新主村
木香		45.5	云南丽江市玉龙纳西族自治县鲁甸乡新主村
木香		45.4	云南丽江市玉龙纳西族自治县鲁甸乡新主村
木香	去氢木香内酯	24	云南丽江市玉龙纳西族自治县鲁甸乡新主村
木香		23.7	云南丽江市玉龙纳西族自治县鲁甸乡新主村
木香		23.4	云南丽江市玉龙纳西族自治县鲁甸乡新主村
木贼	蜀葵苷元	0.994	黑龙江齐齐哈尔
木贼		0.988	辽宁大连
木贼		0.956	内蒙古呼和浩特
南五味子		12.45	河南洛阳市洛宁县
南五味子		12.18482	辽宁本溪
南五味子		5.02583	辽宁本溪
南五味子		4.92854	辽宁本溪
南五味子	五味子酯甲	9.084	河南洛阳市洛宁县
南五味子		7.271	河南南阳市内乡县
南五味子		6.655	陕西商洛市柞水县
南五味子	甘五酸	0.285	河南
南五味子		0.263	陕西
南五味子		0.25	湖南
南五味子	黑老虎酸	0.927	山西
南五味子		0.922	陕西
南五味子		0.768	河南
南五味子	五味子酯乙	3.828	河南洛阳市栾川县

续表

中药来源	小分子名称	含量(前三位)(mg/g)	产地
南五味子		3.197	湖北十堰市郧阳经济开发区二道坡村
南五味子		3.152	河南南阳市内乡县
南五味子	五味子酚	2.966	湖北十堰市郧阳经济开发区二道坡村
南五味子		2.94	河南南阳市内乡县
南五味子		2.166	河南洛阳市栾川县
南五味子	安五脂素	6.863	河南洛阳市洛宁县
南五味子		6.477	河南洛阳市栾川县
南五味子		6.363	湖北襄阳
牛蒡子	牛蒡子苷	136.84	四川成都
牛蒡子		135.86	四川成都
牛蒡子		135.29	四川成都
牛蒡子	牛蒡子苷元	23.5	四川成都
牛蒡子		15.08	四川成都
牛蒡子		14.56	四川成都
牛蒡子	3,4-二咖啡酰奎宁酸	27.8	重庆
牛蒡子		25	重庆
牛蒡子		24.8	重庆
女贞子	齐墩果酸	57.5	山东菏泽
女贞子		49.3	山东菏泽
女贞子		41.4	山东菏泽
女贞子		0.38	山西
女贞子		0.286	四川
女贞子	桦木醇	0.43	辽宁大连
女贞子		0.35	辽宁大连
女贞子		0.32	辽宁大连
佩兰	1-甲基-3-甲氧基-4-异丙基苯	0.1446	安徽亳州
佩兰		0.1434	河南商丘
佩兰		0.1326	河南商丘
佩兰	β-石竹烯	0.9357	河南商丘
佩兰		0.7978	安徽亳州
佩兰		0.7537	安徽亳州
佩兰	α-石竹烯	0.1233	江苏宿迁
佩兰		0.1134	安徽亳州
佩兰		0.1029	江苏宿迁
佩兰	氧化石竹烯	0.4279	河南商丘
佩兰		0.3779	河南商丘

续表

中药来源	小分子名称	含量（前三位）（mg/g）	产地
佩兰		0.3578	河南商丘
佩兰	石竹烯	0.996	浙江
佩兰		0.546	安徽
佩兰		0.445	江西
蒲公英	咖啡酰酒石酸	4.41	四川广安
蒲公英		4.23	山西
蒲公英		4.03	甘肃
蒲公英	菊苣酸	5.99	四川
蒲公英		3.48	四川成都
蒲公英		3.46	河北
蒲黄	山柰酚	25.74	河北
蒲黄		25.23	内蒙古
蒲黄		25.22	辽宁
蒲黄	山柰素	0.4173	广西桂林
蒲黄		0.4062	浙江湖州
蒲黄		0.3616	湖北宜昌
蒲黄	异鼠李素	99.67	辽宁沈阳
蒲黄		96.78	辽宁沈阳
蒲黄		93.12	辽宁沈阳
芡实	香芹酚	1.469747	江苏扬州
茜草	茜草素	0.8502	黑龙江哈尔滨
茜草		0.836	黑龙江哈尔滨
茜草		0.8218	黑龙江哈尔滨
茜草	羟基茜草素	1.0505	黑龙江哈尔滨
茜草		1.022	黑龙江哈尔滨
茜草		0.9935	黑龙江哈尔滨
茜草	大叶茜草素	0.5792	黑龙江哈尔滨
茜草		0.56	黑龙江哈尔滨
茜草		0.5471	黑龙江哈尔滨
青皮	橙皮苷	98.501	江西宜春
青皮		98.241	湖南沅江
青皮		96.037	湖南沅江
青皮	芸香柚皮苷	33.066	江西吉安
青皮		30.861	江西吉安
青皮		30.386	湖南沅江
青皮	川陈皮素	15.518	江西宜春
青皮		14.436	浙江衢州
青皮		13.546	浙江衢州

中药来源	小分子名称	含量(前三位)(mg/g)	产地
青皮	橘皮素	6.63	浙江衢州
青皮		6.366	浙江衢州
青皮		5.606	江西宜春
人参	人参皂苷 Rf	8.53	安徽亳州
人参		8.5	安徽亳州
人参		6.04	吉林
人参	人参皂苷 Rc	35.75	安徽亳州
人参		24.2	安徽亳州
人参		19.17	辽宁
人参	人参皂苷 Rb_2	28.15	安徽亳州
人参		20.47	安徽亳州
人参		17.39	辽宁
人参	人参皂苷 Rh_1	3.89	安徽亳州
人参		3.67	安徽亳州
人参		2.41	安徽亳州
人参	人参皂苷 Ro	41.13	安徽亳州
人参		40.27	安徽亳州
人参		32.48	辽宁
人参	人参皂苷 Rg_3	1.63	安徽亳州
人参		1.45	安徽亳州
人参		1.35	河北
人参叶		22.35	上海
人参叶		21.5	上海
人参叶	人参皂苷 F_2	1.43	吉林白山市长白县
人参叶		1.38	吉林集安
人参叶		1.26	吉林白山市靖宇县
人参叶	人参皂苷 Rg_2	1.31	广东
人参叶		0.78	广东
人参叶		0.74	广东
人参叶	人参皂苷 F_5	2.4	吉林白山市靖宇县
人参叶		2.08	吉林白山市抚松县
人参叶		1.97	吉林白山市长白县
人参叶	人参皂苷 F_3	4.5	吉林集安
人参叶		4.28	吉林白山市抚松县
人参叶		4.01	吉林白山市靖宇县
人参叶	人参皂苷 F_1	6.26	吉林集安
人参叶		4.9	吉林白山市抚松县
人参叶		4.46	吉林白山市靖宇县

续表

中药来源	小分子名称	含量（前三位）（mg/g）	产地
人参叶	三七皂苷	0.62	吉林白山市长白县
人参叶		0.55	吉林集安
人参叶		0.53	吉林白山市靖宇县
肉豆蔻	去氢二异丁香酚	0.4551	内蒙古
肉豆蔻		0.2953	内蒙古
肉豆蔻		0.2927	内蒙古
肉豆蔻	樟皮碱 B	13.1	辽宁
肉豆蔻		11.2	辽宁
肉豆蔻		10.1	辽宁
肉桂	肉桂酸	1.65	广西
肉桂		1.65	广西
肉桂		1.32	广西
肉桂	肉桂醇	3.6	国外
肉桂		3.218	广东
肉桂		2.11	广西
肉桂	肉桂醛	64.98	广西
肉桂		63.87	广东
肉桂		62.81	广西
肉桂	2-甲氧基肉桂醛	16.01	广西
肉桂		8.88	广西
肉桂		7.83	广西
肉桂	2-羟基肉桂醛	0.77	广东
肉桂	邻甲氧基肉桂酸	0.08	广东
三七	人参皂苷 Re	42	云南
三七	人参皂苷 Rd	80	云南
三七	人参皂苷 Rg1	297	云南
三七		61.2	云南文山州
三七		59.8	云南文山州
三七	三七皂苷 R1	83	云南
三七		19	云南文山州
三七		18.3	云南文山州
桑白皮	莨菪亭	4.096	河南郑州
桑白皮		4.069	河南郑州
桑白皮		4.043	河南郑州
桑白皮	二氢桑色素	1.2291	贵州
桑白皮		0.7036	安徽亳州
桑白皮		0.6739	四川阿坝州
桑白皮	氧化白藜芦醇	17.12	广西柳州市柳城县冲脉镇冲脉村

中药来源	小分子名称	含量（前三位）（mg/g）	产地
桑白皮		4.11	广西柳州市柳城县冲脉镇冲脉村
桑白皮		3.36	北京市怀柔区西栅子村
桑白皮	桑辛素 O	0.3698	贵州
桑白皮		0.3554	四川阿坝州
桑白皮		0.3273	贵州黔西南州
桑白皮	桑根酮 C	0.8918	四川阿坝州
桑白皮		0.7898	安徽亳州
桑白皮		0.7589	贵州黔西南州
桑白皮	桑皮苷 A	80.41	安徽安庆市岳西县和平乡和平村
桑白皮		56.61	河南省三门峡市灵宝市焦村镇万渡村
桑白皮		54.68	广西柳州市柳城县冲脉镇冲脉村
桑白皮	桑辛素 M-6,3'-*O*-*β*-*D*-葡萄糖苷	5.798	河南郑州
桑白皮		5.771	河南郑州
桑白皮		5.718	河南郑州
桑白皮	5,7-二羟基香豆素	0.4399	河南郑州
桑白皮		0.4396	河南郑州
桑白皮		0.4385	河南郑州
桑白皮	桑辛素 M	2.872	河南郑州
桑白皮		2.872	河南郑州
桑白皮		2.846	河南郑州
桑白皮	桑黄酮 G	32.72	河南郑州
桑白皮		32.65	河南郑州
桑白皮		32.64	河南郑州
桑白皮	桑辛素	7.3107	四川德阳市中江县
桑白皮		6.3718	四川绵阳
桑白皮		6.3205	四川彭州
桑白皮	桑色素	1.1145	云南楚雄
桑白皮		0.7294	四川乐山市井研县
桑白皮		0.6866	贵州安顺
桑白皮	桑根酮 D	3.2843	贵州
桑白皮		1.7182	河北保定
桑白皮		1.624	湖北恩施
桑白皮	桑皮酮 H	9.09	广西桂林市灵川县灵川镇
桑白皮		8.35	广西
桑白皮		7.3	广东梅州
桑葚	花青素 3-*O*-*β*-吡喃葡萄糖苷	0.06666	四川攀枝花
桑葚	*β*-谷甾醇亚油酸酯	0.0135	四川攀枝花

续表

中药来源	小分子名称	含量（前三位）（mg/g）	产地
桑葚	N-乙酰基-L-丝氨酸	0.0104	四川攀枝花
桑葚	叶黄素	0.0155	四川攀枝花
桑枝	桑皮黄素	0.0892	江苏苏州
桑枝		0.0742	江苏苏州
桑枝		0.0642	江苏苏州
沙棘	芹糖甘草苷	0.4239	陕西西安
沙棘		0.2799	陕西西安
沙棘		0.269	陕西西安
沙棘		0.065	青海西宁市大通县
沙棘		0.023	青海西宁
沙棘	科罗索酸	0.306	青海西宁市大通县
沙棘		0.184	青海西宁市大通县
沙棘		0.158	青海西宁市大通县
沙棘	obtusol	0.211	青海西宁
沙棘		0.117	青海西宁
沙棘		0.098	青海西宁
沙苑子	沙苑子苷	1.179	陕西渭南
沙苑子		0.0988	内蒙古
沙苑子		0.098	黑龙江漠河
砂仁		0.292	云南蒙自
砂仁		0.282	老挝
砂仁	水杨酸	0.03189	广东阳春
砂仁		0.02906	广东信宜
砂仁		0.02583	云南西双版纳傣族自治州勐腊县
砂仁	间羟基苯甲酸	0.0347	广东阳春
砂仁		0.0337	广东信宜
砂仁		0.0311	云南西双版纳傣族自治州勐腊县
砂仁	异香草酸	0.00008	广东阳春
砂仁		0.00006	广东信宜
砂仁		0.00003	云南西双版纳傣族自治州勐腊县
砂仁	芥子酸	0.00003	云南西双版纳傣族自治州勐腊县
砂仁		0.00003	广东信宜
砂仁		0.00002	广东信宜
山药	尿囊素	13.28[*]	河南郑州
山药		13.14[*]	河南郑州
山药		12.85[*]	河南郑州

* 单位为 mg/mL。

续表

中药来源	小分子名称	含量(前三位)(mg/g)	产地
山药	苯丙氨酸	0.156	广西玉林
山药		0.153	广西玉林
山药		0.147	广西玉林
山楂	香草酸	0.6092	安徽亳州
山楂	山楂酸	0.146	广东
山楂		0.1375	安徽亳州
山楂		0.1357	安徽亳州
山楂	酒石酸	5.5116	安徽亳州
山楂		5.4959	安徽亳州
山楂		4.5382	安徽亳州
山楂		6.0207	安徽亳州
山楂		5.4391	安徽亳州
山楂		0.9269	安徽亳州
山楂		0.8434	安徽亳州
山楂		4.0732	安徽亳州
山楂		1.9791	安徽亳州
山茱萸	5-羟甲基糠醛	4.993	河南南阳市西峡县
山茱萸		4.621	河南南阳市西峡县
山茱萸		4.599	河南南阳市西峡县
山茱萸	5-羟甲基糠醛	4.993	河南禹州
山茱萸		4.599	河南禹州
山茱萸		4.533	河南禹州
山茱萸	莫诺苷	18.093	河南南阳市南召县
山茱萸		16.844	陕西汉中市佛坪县
山茱萸		16.738	河南平顶山市鲁山县
山茱萸	当药苷	3.85	陕西汉中市佛坪县
山茱萸		3.29	浙江杭州市淳安县
山茱萸		3.28	河南南阳市西峡县
山茱萸	山茱萸苷	0.57	河南洛阳市栾川县
山茱萸		0.561	河南平顶山市鲁山县
山茱萸		0.545	河南南阳市西峡县
山茱萸	马钱苷	11.036	陕西汉中市佛坪县
山茱萸		10.69	浙江杭州市临安区
山茱萸		10.665	山西晋城市阳城县
山茱萸	山茱萸新苷	5.462	陕西汉中市佛坪县
山茱萸		5.313	山西晋城市阳城县
山茱萸		5.127	陕西商洛市丹凤县
升麻	异阿魏酸	2.91	安徽亳州

续表

中药来源	小分子名称	含量(前三位)(mg/g)	产地
升麻		2.35	安徽亳州
升麻		2.08	安徽亳州
升麻	升麻素	0.58156	吉林省吉林市
升麻		0.33408	黑龙江齐齐哈尔
升麻		0.31758	吉林省吉林市
升麻	27-脱氧升麻亭	5.988	陕西安康
升麻		5.325	云南昆明
升麻		4.631	四川成都
生地黄	梓醇	4.5367	河南孟州
生地黄		4.4279	河南焦作市温县
生地黄		4.4219	河南孟州
生地黄	地黄苷 D	2.771	浙江
生地黄		2.091	浙江
生地黄		1.949	浙江
生地黄	地黄苷 A	0.7734	河南孟州
生地黄		0.6459	河南孟州
生地黄		0.6327	河南孟州
生地黄	益母草苷	3.873	浙江
生地黄		1.568	浙江
生地黄		1.404	浙江
生姜	6-姜酚	11.6	湖南
生姜		11.3	湖南
生姜		11.2	湖南
生姜		0.22	河南焦作市博爱县
生姜		0.4	云南曲靖市罗平县
生姜	去甲氧基姜黄素	0.0275	安徽
生姜		0.0147	广东
生姜		0.0108	云南
石斛	丁香酸	0.0628	云南文山州麻栗坡县
石斛		0.0516	福建三明市宁化县
石斛		0.0462	云南文山州
石斛	果糖	11.2	安徽六安市金寨县青山镇汤店村
石斛		11.1	安徽六安市金寨县梅山镇徐冲村
石斛		11.1	安徽六安市霍山县太平畈乡王家店村
石斛	D-无水葡萄糖	1.3	安徽六安市霍山县黑石渡镇朱家畈村
石斛		1.3	安徽六安

续表

中药来源	小分子名称	含量(前三位)(mg/g)	产地
石斛		1.3	安徽六安市霍山县黑石渡镇朱家畈村
石斛	蔗糖	26.7	安徽六安
石斛		26.5	安徽六安市霍山县黑石渡镇朱家畈村
石斛		26.4	安徽六安市霍山县黑石渡镇朱家畈村
石斛	夏佛塔苷	0.0866	广东广州
石斛		0.0794	广东广州
石斛		0.0768	广东广州
石斛	异夏佛塔苷	0.1463	广东广州
石斛		0.1441	广东广州
石斛		0.1358	广东广州
石斛	对羟基肉桂酸	0.0047	浙江宁波市鄞州区
石斛		0.004	福建三明市宁化县
石斛		0.0039	安徽大别山
石斛	3-羟基肉桂酸	0.0094	云南文山州麻栗坡县
石斛		0.0089	浙江台州市仙居县
石斛		0.0085	安徽大别山
石斛	N-p-香豆酰酪胺	0.0046	安徽大别山
石斛		0.0038	浙江台州市天台县
石斛		0.0031	浙江宁波市鄞州区
首乌藤	二苯乙烯苷	5.6059	广东
首乌藤		5.0976	湖北
首乌藤		4.4594	湖北
首乌藤	大黄素-8-β-D-葡萄糖苷	5.9924	湖北
首乌藤		5.4514	四川
首乌藤		5.0094	广东
首乌藤	虎杖苷	3.8436	广东
首乌藤		3.7276	湖北
首乌藤		3.6549	广东
熟地黄	吉奥诺苷 B_1	0.908	内蒙古
熟地黄		0.897	辽宁沈阳
熟地黄		0.762	山东济南
熟地黄	地黄苷	1.187	河南
熟地黄		0.522	内蒙古
熟地黄		0.519	山东济南
酸枣仁	酸枣仁皂苷 B	0.48	山西晋中市榆次区

续表

中药来源	小分子名称	含量（前三位）（mg/g）	产地
酸枣仁		0.451	陕西
酸枣仁		0.44	山西临汾市大宁县
酸枣仁	斯皮诺素	2.24	北京
酸枣仁		2.202	陕西
酸枣仁		1.776	山东
酸枣仁	酸枣仁皂苷 A	1.276	陕西
酸枣仁		1.259	河北
酸枣仁		1.234	辽宁
酸枣仁	酸枣仁皂苷 D	0.341	北京
酸枣仁		0.186	陕西
酸枣仁		0.144	河北
酸枣仁	酸枣仁皂苷 B_1	0.125	山西
酸枣仁		0.096	辽宁
酸枣仁		0.078	陕西
酸枣仁	6‴-阿魏酰斯皮诺素	0.778	陕西
酸枣仁		0.744	河北
酸枣仁		0.737	甘肃
酸枣仁	乌药碱	0.436	山西晋中市榆次区
酸枣仁		0.288	山西运城市闻喜县
酸枣仁		0.164	山西临汾市大宁县
酸枣仁	木兰花碱	1.762	山西晋中市榆次区
酸枣仁		1.33	山西运城市闻喜县
酸枣仁		1.195	山西临汾市大宁县
太子参	鼠李糖	122	贵州
太子参		107.8	贵州
太子参		106.2	贵州
太子参	葡萄糖	77.8	贵州
太子参		56.3	贵州
太子参		52.4	贵州
太子参	半乳糖	168.2	贵州
太子参		153.5	贵州
太子参		152.3	贵州
太子参	木糖	203.7	贵州
太子参		183.6	贵州
太子参		179.9	贵州
太子参	太子参环肽 B	0.33593	江苏南京紫金山
太子参		0.32759	江苏镇江市句容市天王镇马埂村
太子参		0.29811	江苏南京市江宁区吉山

中药来源	小分子名称	含量（前三位）（mg/g）	产地
天冬	薯蓣皂苷元	7.2	贵州遵义
天冬		6.9	贵州贵阳
天冬		6	贵州遵义
天冬	原新薯蓣皂苷	7.2	贵州遵义
天冬		6.9	贵州贵阳
天冬		6	贵州遵义
土茯苓	(-)-表儿茶素	1.381	山东
土茯苓		1.311	广西
土茯苓		1.136	广东
土茯苓	5-O-咖啡酰基莽草酸	26.45	贵州贵阳市清镇市打鼓村
土茯苓		25.31	贵州黔西南州普安县
土茯苓		20.14	贵州省安顺市龙宫镇
土茯苓	新落新妇苷	2.6238	广东
土茯苓		2.4926	广东
土茯苓		2.1184	广东
土茯苓	落新妇苷	48.97	贵州清镇
土茯苓		48.92	广西百色市德保县马隘镇
土茯苓		46.7	贵州黔西南州普安县
土茯苓	新异落新妇苷	1.4098	广东
土茯苓		1.3232	广东
土茯苓		1.0844	广东
土茯苓	异落新妇苷	4.833	广东
土茯苓		4.387	山东
土茯苓		3.908	辽宁
土茯苓	黄杞苷	6.962	贵州黔南州龙里县湾寨乡
土茯苓		5.969	贵州贵阳市清镇市打鼓村
土茯苓		5.698	贵州黔西南州普安县
土茯苓	白藜芦醇	0.29	宁夏青铜峡
土茯苓		0.262	宁夏吴忠市盐池县
土茯苓		0.23	宁夏吴忠市盐池县
菟丝子	绿原酸	57.7	湖南
菟丝子		55.7	湖南
菟丝子		51.3	湖南
菟丝子	紫云英苷	21.8	黑龙江
菟丝子		19.3	内蒙古
菟丝子		12.1	内蒙古
菟丝子	金丝桃苷	104.3	湖南
菟丝子		100.8	湖南

续表

中药来源	小分子名称	含量(前三位)(mg/g)	产地
菟丝子		94.6	湖南
乌梅	柠檬酸	402.41	浙江
乌梅		389.15	四川
乌梅		316.85	四川
乌梅	草酸	12.9	福建
乌梅	苹果酸	18.2	福建
乌梅	抗坏血酸	18.2	福建
乌梅	乳酸	20.9	福建
乌梅	乙酸	16.5	福建
乌梅	琥珀酸	30.9	福建
吴茱萸		3.34	湖南永州
吴茱萸	吴茱萸内酯	0.13	北京
吴茱萸	吴茱萸碱	0.245	北京
吴茱萸	吴茱萸次碱	8.95	北京
吴茱萸	樱桃苷	1.21	湖南永州舜皇山
吴茱萸		0.91	湖南永州舜皇山
吴茱萸		0.73	湖南永州舜皇山
吴茱萸	芹菜素-7-O-新橙皮苷	3.61	湖南永州舜皇山
吴茱萸		1.87	湖南永州舜皇山
吴茱萸		1.38	湖南永州舜皇山
吴茱萸	大波斯菊苷	0.67	湖南永州舜皇山
吴茱萸		0.58	湖南永州舜皇山
吴茱萸		0.32	湖南永州舜皇山
五加皮	丁香苷	6.16	广东
五加皮		6	广东
五加皮		5.48	广东
西红花	西红花苷-I	297.466	西藏拉萨
西红花		236.812	伊朗
西红花		187.3	上海崇明区
西红花	西红花苷-II	106.1	浙江建德
西红花		88.1	浙江建德
西红花		88	安徽亳州
西红花	苦番红花素	184.6	安徽亳州
西红花		172.9	安徽亳州
西红花		164.3	浙江建德
西红花	藏红花酸	263.948	伊朗
西红花		135.36	西藏拉萨
香附	香附烯酮	417.977	广西

中药来源	小分子名称	含量(前三位)(mg/g)	产地
香附		362.7324	山西
香附		344.6539	江西
香附	α-香附酮	181.6156	陕西
香附		142.9547	广东
香附		124.8096	河南
香附	圆柚酮	16.0426	广东
香附		10.4028	广东
香附		8.8188	广东
香附	马兜铃酮	112.4855	陕西
香附		108.1534	广西
香附		83.8034	广西
香薷	麝香草酚	1.01	广东广州
香薷		0.9	广东广州
香薷		0.89	广东广州
香薷	芹菜苷	16.79	浙江
香薷		13.09	江西
香薷		9.84	湖南
香薷	黄芩素-7-甲醚	95.66	江西
香薷		69.37	江西
香薷		61.17	湖南
小茴香	茴香醛	0.3174	贵州毕节
小茴香		0.3143	贵州毕节
小茴香		0.3111	贵州毕节
小蓟		4.1289	河南南阳
小蓟		4.0748	河南南阳
小蓟	黄芩苷	1.4	天津
小蓟		1.52	湖北
小蓟		1.32	陕西
玄参	阿克苷	3.5	广西
玄参		3	广东广州
玄参		2.8	贵州
玄参	苦玄参苷ⅠB	3.1	广东广州
玄参		2.9	贵州
玄参		2.8	广西
玄参	苦玄参苷ⅠA	1.9	广西
玄参		1.7	贵州
玄参		1.5	贵州
玄参	哈巴苷	8.31	浙江金华市磐安县

续表

中药来源	小分子名称	含量（前三位）（mg/g）	产地
玄参		7.18	贵州遵义市道真县
玄参		6.55	浙江东阳
玄参	哈巴俄苷	2.69	四川雅安
玄参		2.62	河南南阳
玄参		2.16	陕西安康市镇坪县
玄参	安格洛苷 C	3.49	陕西安康市镇坪县
玄参		2.89	浙江金华市磐安县
玄参		2.67	河南南阳
野菊花	咖啡酸	12.4	浙江
野菊花		12	浙江
野菊花		11.6	浙江
野菊花		15.07	内蒙古
野菊花	木犀草素-7-O-β-D-葡萄糖苷	1.83	安徽亳州
野菊花		1.32	安徽亳州
野菊花		1.31	山东济南
野菊花	香叶木素-7-O-β-D-葡萄糖苷	0.92	山东济南
野菊花		0.71	山东济南
野菊花		0.33	安徽亳州
益母草	盐酸益母草碱	3.714	江苏宿迁
益母草		3.551	河南南阳
益母草		3.344	山东聊城
益智	益智酮甲	4.2678	云南西双版纳
益智		2.4442	广东阳江市阳东区大八镇
益智		2.4162	广东阳江
益智	杨芽黄素	0.1403	海南万宁市兴隆镇
益智		0.1335	云南西双版纳
益智		0.1297	海南琼中县长兴村
薏苡仁	糠醛	0.00104	江苏
薏苡仁		0.000169	江苏
薏苡仁		0.000301	江苏
薏苡仁	甘油三油酸酯	0.00276	贵州黔西南州兴仁市
薏苡仁		0.00254	贵州黔西南州兴仁市
薏苡仁		0.00216	贵州黔西南州兴仁市
薏苡仁	甘油三亚油酸酯	0.00109	贵州黔西南州兴仁市
薏苡仁		0.00098	贵州黔西南州兴仁市
薏苡仁		0.00096	贵州黔西南州兴仁市
薏苡仁	1,2-亚油酸-3-棕榈酸甘油酯	0.00093	贵州黔西南州兴仁市
薏苡仁		0.00084	贵州黔西南州兴仁市

中药来源	小分子名称	含量(前三位)(mg/g)	产地
薏苡仁		0.00078	贵州黔西南州兴仁市
薏苡仁	1-棕榈酸-2-油酸-3-亚油酸甘油酯	0.00197	贵州黔西南州兴仁市
薏苡仁		0.00185	贵州黔西南州兴仁市
薏苡仁		0.00162	贵州黔西南州兴仁市
银杏叶	银杏内酯 C	1.51	重庆巫山县龙溪镇
银杏叶	银杏内酯 A	2.71	重庆城口县双河乡
银杏叶		1.83	重庆巫山县龙溪镇
银杏叶		0.9	重庆万州区五桥镇
银杏叶	银杏内酯 B	1.64	重庆万州区五桥镇
银杏叶		1.35	重庆城口县双河乡
银杏叶		1.29	重庆巫山县龙溪镇
银杏叶	白果内酯	1.25	重庆城口县双河乡
银杏叶		0.89	重庆万州区五桥镇
银杏叶		0.62	重庆巫山县龙溪镇
淫羊藿	松脂醇二葡萄糖苷	2.607	浙江
淫羊藿		2.544	浙江
淫羊藿		2.366	浙江
淫羊藿	朝藿定 A	2.947	浙江
淫羊藿		2.918	浙江
淫羊藿		2.91	浙江
淫羊藿	朝藿定 B	3.789	浙江
淫羊藿		3.746	浙江
淫羊藿		3.701	浙江
淫羊藿	朝藿定 C	5.015	浙江
淫羊藿		4.998	浙江
淫羊藿		4.731	浙江
淫羊藿	淫羊藿苷	344.9	河南
淫羊藿		346	河南
淫羊藿		334.1	河南
淫羊藿	宝藿苷 I	10.1	河南
淫羊藿		10.1	河南
淫羊藿		9.3	河南
淫羊藿	淫羊藿属苷 A	30.9	河南
淫羊藿		29.6	河南
淫羊藿		29.4	河南
淫羊藿	朝藿定 A1	44.4	河南
淫羊藿		43.9	河南
淫羊藿		41.6	河南

续表

中药来源	小分子名称	含量（前三位）（mg/g）	产地
淫羊藿	鼠李糖基淫羊藿次苷Ⅱ	9.1	河南
淫羊藿		9	河南
淫羊藿		8.9	河南
余甘子	没食子酸	9.4787	广西梧州市藤县和平镇
余甘子		9.375	广西贵港市平南县官成镇
余甘子		9.3031	广西梧州市藤县太平镇
余甘子	没食子儿茶素	0.3783	广西玉林市容县
余甘子		0.3319	广西梧州市藤县太平镇
余甘子		0.2899	广西玉林市容县
鱼腥草	槲皮苷	25.8	贵州铜仁
鱼腥草		23.2	重庆石柱县
鱼腥草		13.4	四川都江堰
远志	细叶远志皂苷	15.6	安徽
远志		12.2	安徽
远志		12.2	安徽
远志	远志山酮Ⅲ	8.57	内蒙古扎兰屯
远志		6.62	辽宁铁岭市西丰县
远志		5.41	甘肃白银
泽泻	23-乙酰泽泻醇C	0.33	四川眉山
泽泻		0.293	四川眉山
泽泻		0.264	四川乐山
泽泻	泽泻醇A	0.728	四川彭山
泽泻		0.714	四川乐山
泽泻		0.681	四川眉山
泽泻	泽泻醇B	2.219	四川彭山
泽泻		2.207	四川彭山
泽泻		2.097	四川都江堰市灌县
泽泻	23-乙酰泽泻醇B	2.729	福建建瓯
泽泻		1.869	福建建瓯
泽泻		1.85	福建建瓯
泽泻	环氧泽泻烯	0.24	四川乐山市井研县
泽泻		0.23	四川都江堰市石羊镇
泽泻		0.23	四川成都市蒲江县
泽泻	泽泻醇F	2.9	山东济南市莱芜区
泽泻		2.65	河北安国
泽泻		2.6	浙江嘉兴
泽泻	24-乙酰泽泻醇A	9.9	广西贵港市木格镇
泽泻		1.29	广西贵港市湛江镇

续表

中药来源	小分子名称	含量（前三位）（mg/g）	产地
泽泻		1.41	广西贵港市桥圩镇
浙贝母	贝母素甲	6.9	浙江金华市磐安县
浙贝母		6	浙江金华市武义县
浙贝母		5.9	浙江宁波
浙贝母	贝母素乙	2.9	浙江金华市磐安县
浙贝母		2.5	浙江宁波
浙贝母		2.2	浙江宁波市象山县
知母	芒果苷	16.9	河北
知母		15.4	河北
知母		14.1	河北
知母	知母皂苷 B Ⅱ	73.6	上海
知母		55.7	河北
知母		53.3	河北
知母	新芒果苷	27.2	北京
知母		25.8	北京
知母		23.4	四川
知母	知母皂苷 A Ⅲ	3.4	上海
知母	异芒果苷	0.77	北京
知母		0.74	北京
知母		0.367	四川
栀子	京尼平苷	69.996	广西南宁市邕宁区
栀子		67.392	江西瑞金
栀子		53.693	江西樟树
栀子	羟基栀子苷	7.451	广西南宁市邕宁区
栀子		5.919	江西瑞金
栀子		5.556	湖北
栀子	鸡矢藤次苷甲酯	2.163	江西瑞金
栀子		1.708	江西
栀子		1.399	四川宜宾
栀子	京尼平龙胆双糖苷	17.94	湖南
栀子		11.455	江西
栀子		11.17	江西樟树
栀子	西红花苷-Ⅲ	1.271	广西南宁市邕宁区
栀子		1.101	江西
栀子		0.997	浙江杭州
栀子	去乙酰车叶草酸甲酯	3.36	湖南
栀子		0.44	湖南
栀子			湖南
枳椇子	二氢杨梅素	19.32	广东
枳椇子		18.766	甘肃

中药来源	小分子名称	含量（前三位）（mg/g）	产地
枳椇子		18.189	广西
枳椇子	二氢槲皮素	3.45	湖北
枳椇子		3.42	云南
枳椇子		1.89	甘肃
枳壳	新橙皮苷	67.428	浙江衢州市常山县
枳壳		61.7	江西
枳壳	圣草次苷	2.6488	浙江衢州市常山县太公山
枳壳		2.4784	浙江衢州市常山县大宝山
枳壳		2.1461	浙江衢州市柯城区曹门村
枳壳	水合橙皮内酯	0.2394	浙江衢州市常山县太公山
枳壳		0.2372	浙江衢州市常山县小翠山
枳壳		0.2231	浙江衢州市常山县大宝山
枳壳	橙皮油内酯	0.0898	浙江衢州市常山县鹭山
枳壳		0.0895	浙江衢州市常山县大宝山
枳壳		0.0891	浙江衢州市常山县太公山
枳壳	枳属苷	5.6	江西樟树
枳壳		5.3	安徽
枳壳		5.2	安徽
枳实	和厚朴酚	7.8	四川成都
枳实		5.6	四川成都
枳实		5.4	四川成都
枳实	厚朴酚	11.1	四川成都
枳实		9.9	四川成都
枳实		7.2	四川成都
枳实	香豆素	9.323	广东
枳实		2.314	广东
枳实		1.831	广西
制大黄	大黄素甲醚	10.2354	河北
制大黄		10.23	河北
制大黄		10.1877	河北
制大黄	大黄酸	1.3247	河北
制大黄		1.3175	河北
制大黄		1.2963	河北
制大黄	大黄酚	5.3058	河北
制大黄		5.0036	河北
制大黄		4.93	河北
紫苏	紫苏酮	2.995	四川眉山
紫苏		1.736	河北安国
紫苏		1.663	河北安国
紫苏	紫苏醛	6.588	四川广安

续表

中药来源	小分子名称	含量(前三位)(mg/g)	产地
紫苏		1.475	河北定州
紫苏		1.452	重庆丰都县
紫苏	野黄芩苷	7.657	河北安国
紫苏		7.471	重庆丰都县
紫苏		7.381	河北安国
紫苏叶		15.96	广东
紫苏叶		10.02	广东